침묵의 살인자, 고지혈증·동맥경화 걱정 없는

콜레스테롤
낮추는 밥상

감 수	: 나카야 노리아키 中谷矩章
요 리	: 이시나베 유타카 石鍋裕, 다구치 세이코 田口成子
사 진	: 오다 마나부 尾田学, 가와우라 켄지 川浦堅至, 나구모 야스오 南雲保夫, 오카다 나쓰코 岡田ナツ子, 난고 도시히코 南郷敏彦, 와타나베 나나 渡辺七奈
디 자 인	: 야마카와 카아이 山川香愛, 시라토 아사코 白土朝子
일 러 스 트	: 도쓰카 게이코 戸塚恵子, 후지요시 타다시 藤吉匡
영양가계산	: 아카호리학원 赤堀料理学院
편 집	: 이토 나오코 伊藤尚子, 아라키 노리코 荒木典子

침묵의 살인자,
고지혈증·동맥경화
걱정 없는

콜레스테롤
낮추는
밥상

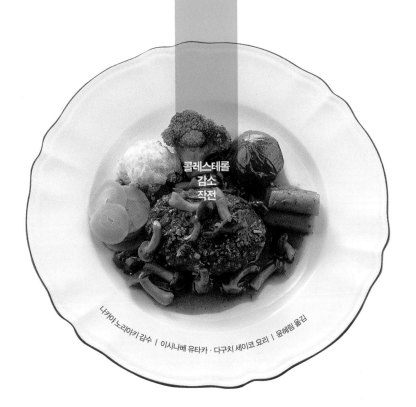

콜레스테롤
감소
작전

나카야 노리아키 감수 | 이시나베 유타카 · 다구치 세이코 요리 | 윤혜림 옮김

전나무숲

콜레스테롤 감소 식단으로
맛있게 먹고 혈관 건강을 지킨다

콜레스테롤이나 중성지방이 지나치게 많은 상태가 지속되는 것을 고지혈증(高脂血症)이라고 한다. 고지혈증은 특별한 증상을 드러내지 않고 깊숙한 곳에 몸을 숨긴 채 묵묵히 동맥경화를 진행시킨다. 그리고 어느 날 갑자기 심근경색이나 뇌경색과 같은 치명적인 질환을 유발하는 무시무시한 질병이다. 고지혈증이 침묵의 살인자라고 불리는 것도 바로 이런 이유에서다.

그렇다면 심근경색이나 뇌경색과 같은 동맥경화성 질환을 막으려면 어떻게 해야 할까? 답은 간단하다. 고지혈증을 비롯한 몇 가지 위험인자를 없애면 된다. 동맥경화의 위험인자에는 가령(加齡)이나 유전과 같은 불가피한 요인도 있지만, 고지혈증, 고혈압, 당뇨병, 흡연, 비만처럼 잘못된 생활습관에서 비롯되는 것이 대부분이다. 그러므로 생활습관을 바로잡으면 동맥경화는 상당 부분 예방할 수 있다.

인류의 역사를 살펴보면 대부분 기아(飢餓)의 시대였다. 그 때문에 우리 신체에는 생명의 유지에 필요한 소중한 콜레스테롤이 되도록 몸밖으로 소실되지 않도록 하는 절약 시스템이 구축되어 있다. 그러나 지금과 같은 포식(飽食)의 시대에는 이 절약 시스템이 오히려 독이 되고 화가 될 수 있다.

인간이 살아가기 위해 필요한 콜레스테롤의 양은 LDL 콜레스테롤로 30mg/dL이라고 한다. 이것을 총 콜레스테롤 수치로 고치면 약 80mg/dL이 된다. 만약 자신의 총 콜레스테롤 수치가 200mg/dL이라면 무려 100mg/dL이 넘는 양의 콜레스테롤을 내 몸에 여분으로 지니고 있는 셈이다. 최근 들어 방송을 통해 콜레스테롤 수치가 높은 편이 좋다는 잘못된 주장이 제기되고 있는데, 이는 신뢰성이 낮은 일부 데이터에 의한 것이므로 결코 그대로 받아들여서는 안 된다. 혈청 총 콜레스테롤 수치가 220mg/dL 이상을 비정상으로 보는 견해에는 그러한 주장보다 수십, 수백 배가 넘는 명백한 근거가 있기 때문이다.

고지혈증의 주된 요인은 생활습관이며, 그중에서도 식생활이 가장 큰 비중을 차지한다. 그렇다면 동맥경화의 최대 위험인자인 고지혈증을 예방 또는 치료하기 위한 바람직한 식생활이란 어떤 것일까? 답은 이 책 속에 있다. 이 책을 몇 번이고 되풀이해서 꼼꼼히 읽고, 식사요법을 완전히 익히도록 한다. 약물요법을 할 때에도, 약효를 최대한 높이려면 식사요법을 병행할 필요가 있다.

매일 맛있게 먹고 건강하게 오래 사는 것이 이상적이다. 맛과 건강은 서로 모순된 듯 보이지만 결코 양립할 수 없는 것은 아니다. 이 책에서 가장 큰 노력을 기울인 것도 바로 어떻게 하면 맛과 건강을 동시에 만족시킬 수 있을까 하는 점이었다. 이 책에서 제안하는 식사요법을 꼭 실천하여 '맛'과 '건강'을 함께 누리는 즐거움을 체험하기 바란다.

식사요법은 지속해야만 효과와 의미가 있다. 지나치게 엄격하면 쉽게 포기하게 된다. 이 책을 통해 식사요법을 무리 없이 꾸준히 실천할 수 있는 비결까지 함께 얻기를 기대해 본다.

나카야 노리아키

맛과 영양, 건강을 두루 갖춘
실용적인 식생활 제안

우리는 세끼 식사에다 참으로 많은 의미를 부여하고 산다. 희로애락을 담는다. 그러다 보니 음식이 응당 갖추어야 할 맛과 영양적인 조건 외에 꼭 없어도 되는 부가적인 요구들이 따르게 된다. '이왕 먹는 김에', '~는 ~답게', '한 끼라도 제대로' 등의 문구가 붙는다. 이왕 먹는 고기는 고기답게 기름이 지글거려야 입에 달라붙는 맛이 좋고, 살코기는 살코기대로 노릇노릇 바싹 구워야 제 맛이다. 생선은 생선답게 짭짤하고 윤기가 자르르 맛깔나게 조려내거나, 칼집을 내 약간 탄듯하게 구워야 보기에도 먹음직스럽다. 김치보다 돼지고기가 더 많이 보여야 김치찌개답고, 부침개는 기름을 넉넉히 두르고 가장자리 바삭바삭하게 구어내야 소리까지 맛있다.

소문난 맛집에 양념이나 반찬이 인색한 법은 없다. 물론 여기에는 온갖 구실이 붙는다. 건강에 좋은 채소를 많이 먹으려니 드레싱이라도 듬뿍 뿌려야 하지 않느냐고 한다. 늘 부실하게 먹으니 한 끼라도 갖춰 먹어야 안심이 된다며 한 번에 몰아서 폭식을 한다. 회식이 잦으면 잦은 대로 집에서라도 제대로 먹어야 한다며 어머니와 아내는 회식의 횟수만큼 진수성찬을 마련한다. 아이들에 대해서도 마찬가지다. 클 때 많이 먹어야 한다며 틈만 나면 먹이고 또 먹인다. 양이 아쉬우면 농축액이니 영양 강화니 하며 질로 보상받으려 한다.

이렇게 우리의 식생활에는 알게 모르게 '진하고 거하게' 먹는 버릇이 생겼다. 이러한 식습관은 영양의 과잉을 초래하고, 그 결과는 고스란히 우리 신체의 겉과 속으로 제 모습을 드러낸다. 때로는 호미로 막을 일을 가래로도 못 막는 사태가 발생하기도 한다. 고지혈증이 되고 동맥경화를 촉진시켜 그 후에 협심증이나 심근경색 같은 관상동맥질환을 일으킬 수 있다고 한다. 이러한 심각한 질환들은 그 위험성에 비해 발병 메커니즘을 제대로 알고 있는 경우가 많지 않다. 나 역시 이 책을 통해 처음으로 콜레스테롤의 역할이며 혈전이 형성되는 과정을 제대로 알았다. 건강 정보와 상식들은 여기저기 넘쳐나지만, 바른 지식과 정확한 이해가 따르지 않으면 오히려 모르는 게 약이 될 수 있다.

'~가 ~에 좋다더라'는 식의 뜬소문 건강법이나 '나 홀로 건강비법'은 효과나 효율을 따지기에 앞서 자칫 위험한 부작용을 초래할 수 있다. 이 책에서는 콜레스테롤과 중성지방의 과다 섭취가 어떤 과정을 통해 어떤 질환을 일으키는지 알기 쉽게 설명하고, 질문과 대답의 형식을 통해 우리가 흔히 갖는 선입견과 오해를 바로잡는다. 또한 간단한 계산에 의해 자신의 현재 건강 상태에 맞는 식사요법의 유형을 결정하고, 이를 위한 나만의 맞춤형 식사 처방전을 제시한다. 수치가 나오면 무조건 번거롭게 생각하지만, 구체적인 목표가 있어야 오히려 실천하기가 쉽다. 수험공부할 때도 벽에 쓴 '합격'이라는 두 글자만 바라보며 무작정 책상 앞에 앉아 있지는 않는다. 하루에 얼마씩 어느 정도의 깊이로 공부할지 구체적인 학습의 목표량과 진도를 계획해야 한다. 식사요법도 마찬가지다. 내용이 구체적이고 체계적일수록 적극적으로 실천할 수 있고 효과도 확실할 것이다. '콜레스테롤·중성지방 감소 작전'이 굳이 '작전'이어야 하는 이유가 여기에 있다.

물론 맞춤형 식사요법이라는 구슬도 꿰어야 건강이라는 보배를 얻을 수 있다. 문제는 매일 꾸준히 꿰어야 한다는 것이다. 식사요법에 실패하거나 포기하는 주된 원인은 지나친 제한이나 맛이 따라 주지 않는 건강식에 있다. 양도 줄이고 염분도 줄이고 기름도 줄인 음식을 무조건 '연하고 담백하게' 느끼라고는 할 수 없다. '심심하고 밍밍하게' 느껴지는 것도 무리는 아니다. 머리로는 이해가 되어도 혀로는 이해를 못할 수 있다. 그러나 이 책에서는 단순히 줄이거나 피해야 하는 것만 언급하지는 않는다. 줄여야 할 것을 일러주면 더 챙겨 먹어야 할 것도 가르쳐준다. 기름을 줄여 맛이 모자라면 서로 다른 맛을 가진 다양한 음식으로 식탁을 꾸미라고 한다. 술도 무조건 멀리하라 하지 않는다. 안심하고 술자리를 즐길 수 있는 술안주 레시피와 선택 요령을 일러준다. 여는 글에도 쓰여 있듯, 이 책의 레시피에는 건강과 맛을 동시에 만족시키려는 노력이 담겨 있다. 건강식이라고 꼭 토속적이고 소박해야만 하는 것은 아닐 것이다. TV 프로그램 등에서 늘 예술 같은 근사한 요리를 선보이던 이시나베 셰프가 등장하여 고콜레스테롤 요리들을 참신한 아이디어로 몸에 좋고 세련된 요리로 바꾸어 놓았으니 기대해 볼 만하다.

이 책은 콜레스테롤과 중성지방의 과다 섭취로 인해 일어날 수 있는 질환의 발병 메커니즘에 대한 상세한 설명과, 그러한 질환을 예방하거나 개선할 수 있는 식품의 유효성분에 대한 지식, 나의 현재 건강 상태를 파악하여 작성하는 맞춤형 식사요법, 콜레스테롤을 줄인 만큼 맛을 더한 레시피 등 다양하고 꼭 필요한 정보와 읽을거리를 충실히 담고 있다. 무엇보다 두드러진 점은 맛을 버리면 건강을 얻게 된다는 믿음이나, 포만감과 행복감을 반비례의 관계에 두어야 하는 건강 공식 대신, 실천 가능한 실용적인 식생활법을 제안한다는 것이다. 이렇게 든든한 길잡이와 도우미를 얻었으니 겨우내 동면하던 몸과 마음을 깨워 건강이라는 정상을 향해 길을 떠날 차례다.

윤혜림

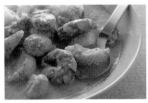 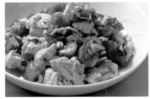 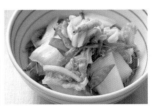

 Part 1

콜레스테롤·중성지방 수치가 높다면
식사요법을 시작한다

콜레스테롤과 중성지방에 대한 바른 지식과 정확한 이해

'콜레스테롤 수치가 높다'는 것은 무슨 뜻일까? · 26

고지혈증, 점성이 생겨 끈적끈적한 혈액이 원인 · 30

그대로 두면, 생명을 위협하는 질병을 초래한다 · 34

자신의 타입에 맞는 식사요법을 시작한다

고지혈증으로 진단받지 않은 사람도 주의한다

타입별 특징과 식사요법 클리닉

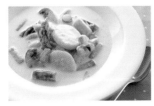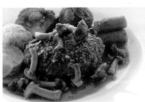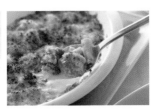

Part 2
의사와 셰프가 제안하는
인기 메뉴 콜레스테롤 감소 작전

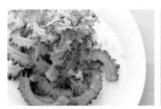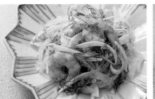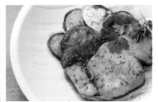

Part 3 콜레스테롤이 쌓이기 전에
식이섬유로 콜레스테롤 수치를 낮춘다

Part 4

EPA, DHA, 대두 단백질로
콜레스테롤과 중성지방 수치를 낮춘다

Part 5

LDL의 산화와 악성화를
항산화 물질로 방지한다

Part 6

맛과 즐거움은 그대로
술안주 콜레스테롤 감소 작전

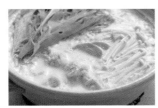
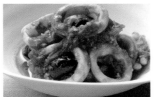
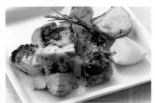

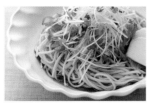 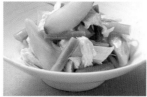 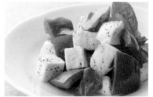

Part 7

Q&A로 풀어보는
콜레스테롤과 중성지방에 관한 궁금증

부록

이 책의 사용법

- 레시피에 나오는 분량은 1작은술 = 5ml, 1큰술 = 15ml, 1컵 = 200ml이다.

- 레시피에 나오는 '맛국물'은 다시마와 가다랑어포를 우려내서 만든 국물이다. 시판 국물을 이용해도 되지만, 소금으로 간을 할 때는 양을 조절해서 넣어야 염분 섭취를 줄일 수 있다.

- 레시피에 나오는 '분말 닭육수(치킨스톡 또는 치킨부용으로 불리며 닭의 고기와 뼈를 장시간 끓여 우려낸 육수 대신 간편하게 사용할 수 있다)'는 표준적인 양으로 표시하였으므로 제품에 따른 맛의 차이를 고려하여 양을 조절해서 사용한다.

- 레시피의 재료에는 물의 분량, 식초물의 식초의 분량, 재료를 데칠 때 사용하는 소금물의 소금의 분량은 따로 표기되어 있지 않으므로 적당한 양을 사용한다.

- 전자레인지를 이용하여 조리하는 경우에는 500W를 기준으로 한다.

- **영양성분의 표시**
  레시피마다 1인분의 영양성분(칼로리, 식이섬유, 콜레스테롤) 함량을 표시했다.

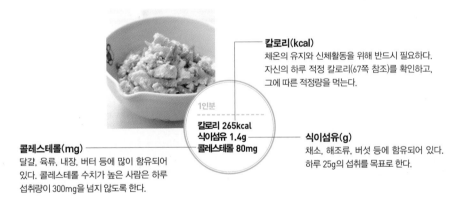

칼로리(kcal)
체온의 유지와 신체활동을 위해 반드시 필요하다. 자신의 하루 적정 칼로리(67쪽 참조)를 확인하고, 그에 따른 적정량을 먹는다.

1인분
칼로리 265kcal
식이섬유 1.4g
콜레스테롤 80mg

식이섬유(g)
채소, 해조류, 버섯 등에 함유되어 있다. 하루 25g의 섭취를 목표로 한다.

콜레스테롤(mg)
달걀, 육류, 내장, 버터 등에 많이 함유되어 있다. 콜레스테롤 수치가 높은 사람은 하루 섭취량이 300mg을 넘지 않도록 한다.

★ 이 책에 나오는 영양성분의 함량은 일본과학기술청 자원조사회 편, 『제5차 개정 일본 식품 표준 성분표』 및 『일본 식품 지용성 성분표』를 바탕으로 기준량을 산출한 뒤 이를 반올림하여 기재한 것이다.

★ 이 책에 나오는 '한식'은 원문에 '일본식 식사'로 표기되어 있으나, 내용에 어긋나지 않는 범위에서 '한식'으로 바꾸어 표기하고, 그에 따라 음식 명칭의 일부를 수정하였다.

★ 이 책에 나오는 고기 부위별 명칭은 장영수(농협축산물 위생교육원)교수가 감수했다.

복잡한 영양성분 계산 없이 콜레스테롤·중성지방을 줄이는 6대 식사 수칙

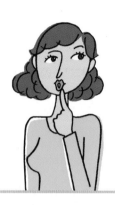

1 콜레스테롤이 많은 식품은 '금지'가 아니라 '절제'해야 한다

콜레스테롤은 우리 신체에 반드시 필요한 중요한 성분이다. 과하면 질병을 초래하지만 지나치게 적은 것도 좋지 않다. 바로 이런 점에서 콜레스테롤 섭취의 핵심은 '적당량'이다. 콜레스테롤이 많은 식품은 무조건 멀리할 것이 아니라, 과하지 않게 섭취해야 한다는 점을 유념한다. 주요 식품의 콜레스테롤 함량은 부록을 참조한다.

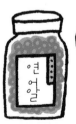

콜레스테롤이 많은 식품 중에는 맛있는 것이 많다.
달걀도 이틀에 한 번꼴은 괜찮다.
생선 알도 먹는 분량을 조절하면 큰 문제는 없다.

2 식이섬유를 충분히 섭취하여 콜레스테롤을 배출한다

식이섬유는 콜레스테롤 수치를 낮추는 작용을 한다. 그 원리를 정확히 이해하여 식이섬유가 가진 유용한 기능을 식생활에 최대한 활용하도록 한다. 식사요법에는 으레 줄이거나 피해야 하는 제한이 따르지만, 식이섬유가 풍부한 식품만은 충분히 먹어도 좋은 고마운 존재다. 듬뿍 먹고 콜레스테롤·중성지방 수치를 낮추고 동맥경화 예방의 효과를 누리자.(114쪽 참조)

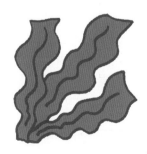

3 일주일에 세 번은 한식, 한 번은 좋아하는 요리를 먹는다

영양성분을 하나하나 따지거나 계산하지 않고도 콜레스테롤 감소 작전을 성공시킬 수 있는 가장 간단한 방법은 한식을 먹는 것이다. 물론 하루 세 끼를 한식만 고집하는 것은 염분을 과다 섭취할 수 있다는 점에서 꼭 바람직한 것은 아니다. 과식하기 쉬운 저녁식사를 일주일에 세 번 한식으로 먹는 것이 좋다. 평소 좋아하는 음식을 갑자기 금지하면 스트레스가 생겨 오히려 역효과가 날 수 있다. 식사요법은 꾸준히 지속해야 효과가 있다. 기름진 튀김이나 고기 요리라도 꼭 먹고 싶다면 일주일에 한 번 정도는 허용한다.

4 영양의 균형을 중시한다

제한식을 시작하면 갑자기 고기 생각이 간절해지거나 메밀국수만 계속해서 먹는 극단적인 사람이 있다. 그런데 중요한 것은 영양의 균형이다. 절대 먹어서는 안되는 음식이란 없고, 그것만 먹어서 좋은 음식도 없다. 지질이나 당질 모두 여러 가지 식재료에서 적정 비율로 섭취해야 효과가 있다. 하루도 빠짐없이 영양성분을 계산하는 것은 사실 실천하기 쉬운 일이 아니다. 그 대신 자신의 적정 섭취량에 해당하는 식품의 양이 어느 정도인지를 기억해두고, 이를 통해 영양의 균형을 맞추는 방법이 더 현명하고 현실적이다. (부록 참조)

5 채소와 과일을 섭취하여 콜레스테롤의 악성화를 막는다

과잉 증가한 콜레스테롤이 동맥경화를 촉진하지 않도록 하기 위한 예방책이다. LDL(low density lipoprotein, 저밀도 지방단백질) 콜레스테롤은 흔히 나쁜 콜레스테롤이라고 부르지만, 실제 혈관에 해를 끼치는 진짜 악성 콜레스테롤은 활성산소 등에 의해 산화한 '변성 LDL'이다. 즉 LDL이 산화되지 않도록 하면 어느 정도는 혈관을 지킬 수 있다는 뜻이다. 산화 방지 작용을 하는 항산화 물질은 채소나 과일, 차 등에 함유되어 있다. 적극적으로 섭취하여 LDL의 악성화를 막도록 한다. (184쪽 참조)

6 생선과 콩 섭취로 콜레스테롤을 줄인다

생선의 기름에 많은 EPA(eicosapentaenoic acid)와 DHA(docosahexaenoic acid), 콩과 콩 제품에 함유된 '대두 단백질'에는 모두 콜레스테롤을 감소시키는 효과가 있다. 생선과 콩 요리를 하루에 한 가지씩 먹도록 한다. (146쪽 참조)

건강 식사법 4대 원칙

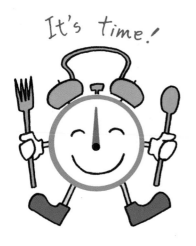

1 시간을 정해서 규칙적으로 먹는다 : 공복 시의 폭식은 최악의 식습관

공복 시에 폭식을 하면 혈당치가 급격하게 오르고, 혈당을 낮추기 위해 인슐린이 한 번에 다량으로 분비된다. 그러면 혈액 속의 당이 한꺼번에 세포로 흡수되어 세포가 비대해지고, 세포 내에서 중성지방의 합성이 진행되어 결과적으로 콜레스테롤 수치가 상승한다. 시간을 정해서 규칙적으로 먹는 것만으로도 과식을 피하고 지방이 필요 이상으로 체내에 축적되는 것을 막을 수 있다.

2 배가 차기 전에 젓가락을 놓고 천천히 먹는다

과식은 물론 빨리 먹는 버릇 역시 중성지방을 늘리는 좋지 않은 식사법이다. 또한 늘 배가 부를 때까지 먹는 편이라면 이제부터는 배의 80%만 채운다는 상한선을 두고 이를 의식하면서 먹도록 한다. 그렇게만 해도 섭취하는 칼로리가 줄어 효과를 볼 수 있다. 그리고 같은 양의 식사라도 잘 씹어서 천천히 먹으면 적은 양으로도 포만감을 느낄 수 있어 과식을 막을 수 있다. 특히 덮밥과 같은 메뉴는 급하게 먹기 쉽고 한 술에 뜨는 양도 많아 과식하기 쉬우므로 주의하도록 한다.

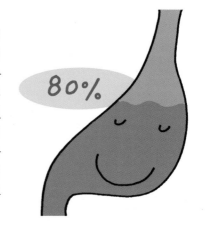

언제 어디서 무엇을 먹든 상관없이 지켜야 하는 식사법의 기본 원칙.
콜레스테롤과 중성지방을 줄이는 필수 조건이다.

3 식이섬유가 많은 음식부터 먼저 먹는다

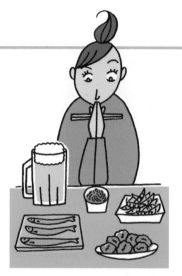

한 번의 식사에서도 먹는 순서에 따라 소화·흡수의 정도
가 달라진다. 가장 먼저 먹은 것일수록 소화·흡수가 좋
다. 따라서 유지나 콜레스테롤이 많은 음식은 나중에 먹고
식이섬유가 많은 음식부터 먼저 먹기 시작한다. 그러면 식
이섬유의 작용에 의해 나중에 먹는 음식 속의 유지나 콜레
스테롤의 흡수를 줄일 수 있다. 술안주를 먹는 순서도 마
찬가지다. 본격적인 안주가 나오기 전에 먼저 해조류의 초
무침처럼 식이섬유가 풍부한 안주부터 먹는 것이 좋다.

"음~, 뭐부터 먹을까?"

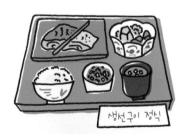

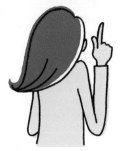

생선구이 정식

4 현명한 외식 메뉴 선택의 키워드 : 정식, 생선, 채소

외식을 할 때는 단품 메뉴보다 주식과 부식, 밑반찬을 고
루 갖춘 정식이나 백반 타입을 선택하는 습관을 들인다. 주
된 반찬은 생선 요리를 고르고, 채소가 적으면 한 가지 더
추가해도 좋다. 외식으로 먹는 음식의 경우 염분과 칼로리,
지질이 과한 경우가 많고, 채소나 콩, 해조류처럼 비타민과
미네랄, 식이섬유를 공급해 주는 식재료가 적은 편이다. 영
양성분 중에서 낮에 모자랐던 분량은 그날 저녁에, 어제 부
족했던 것은 오늘 보충한다. 반대로 지금 너무 많이 먹었다
면 다음 식사의 분량을 줄이는 등 하루나 한 주를 단위로
식사의 양적·질적 불균형을 바로잡도록 한다. 또 같은 음식
을 연이어 먹는 일이 없도록 하는 것도 중요하다.

이것도 조심하세요!

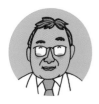

칼로리나 지질의 섭취 외에 조심해야 할 것이 또 있다.
콜레스테롤·중성지방의 감소 효과를 더욱 높이기 위해 꼭 지켜야 하는
주의할 점 몇 가지를 알아보자.

1 염분 섭취량

염분은 콜레스테롤과 중성지방 수치를 낮추는
데는 직접적인 관계가 없지만 과다 섭취하면 혈
압의 상승과 직결되고, 그로 인해 혈관이 받는
영향을 고려하면 결코 무시할 수 없다. 콜레스
테롤과 중성지방 수치가 높으면 동맥경화가 진
행되기 쉬운데, 그것을 촉진하는 요인 중 하나
가 바로 고혈압이기 때문이다. 염분 역시 적당
량을 섭취해야 한다는 점을 유념하고 고혈압증
이 있다면 하루 7g, 예방을 위해서는 10g 정도
로 제한한다.

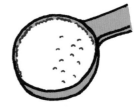

소금 1작은술은 5~6g

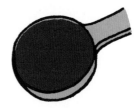

간장 1작은술의 염분은
소금 약 1g에 해당한다.

2 간식과 야식

간식과 야식 역시 하루 세 끼 외의
식사이므로 무심코 먹다 보면 하루
총 칼로리를 훌쩍 넘기고 만다. 게
다가 야식은 먹고 난 뒤 얼마 안 있어 잠자리에 들기
때문에 흡수된 칼로리가 채 소비되지 못하고 세포에
중성지방으로 쌓인다. 그것이 비만을 부르고 중성지
방 수치를 높인다.

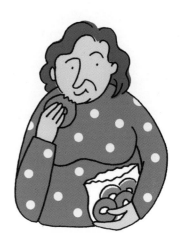

3 적당한 음주량

적당한 양의 알코올은 좋은 콜
레스테롤을 늘려서 건강을 증
진하는 데 도움이 된다. 하루
에 알코올 25g 정도까지를 적당
한 음주량으로 보는 것도 이런 이유에서다. 그러
나 과도한 음주는 중성지방 수치를 높여서 오히
려 역효과를 내기 때문에 반드시 삼가야 한다(적
당한 음주량은 221쪽 참조). 또한 술안주에는 지질이
나 콜레스테롤, 염분의 함량이 많은 것이 있으므
로 무엇을 얼만큼 먹는지에도 신경을 써야 한다.

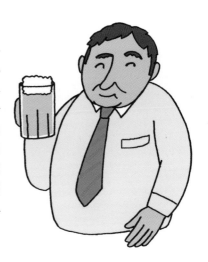

Part 1

콜레스테롤·중성지방
수치가 높다면
식사요법을 시작한다

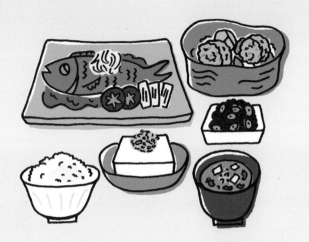

먼저 자신의 혈액과 혈관이 지금 어떤 상태인지 알아보자.
건강검진 결과표를 참조하면서 콜레스테롤과 중성지방에 대해
바르게 알고 정확하게 이해하는 것부터 시작한다.
이를 바탕으로 자신의 현재 상태에 맞는 식사요법의 유형을 결정한다. 이제 실천하는 일만 남았다.
처음부터 너무 무리하지 말고, 그렇다고 중간에 거르는 일이 없도록
지속해서 실천할 수 있는 부분들을 적극적으로 찾아가며 진행한다.
식사요법의 성공 비결은 매일 꾸준히 지속하는 데 있다.

'콜레스테롤 수치가 높다'는 것은 무슨 뜻일까?

콜레스테롤 자체가 나쁜 것은 아니다

콜레스테롤은 우리 체내에 넓게 분포하고 있는 지질의 한 종류다. 콜레스테롤과 마찬가지로 지질의 일종인 중성지방, 유리지방산, 인지질과 함께 지방조직과 간을 비롯하여 근육, 뇌, 혈액 등의 넓은 범위에 존재한다. 그리고 몸 전체의 콜레스테롤 중에서 약 10%가 혈액 속에 존재하는데, 이것이 필요 이상으로 늘어난 상태를 콜레스테롤 수치가 높다고 한다.

콜레스테롤은 마치 우리 몸에 절대 있어서는 안될 몹쓸 존재와 같은 이미지를 갖고 있지만, 사실 콜레스테롤 자체가 나쁜 것은 결코 아니다. 콜레스테롤은 우리 몸에서 중요한 역할을 담당하며 신체기능을 유지하는 데 반드시 필요한 지질이다 (27쪽 그림 참조). 따라서 지나치게 적으면 노화가 빨라지거나 신체의 저항력이 약화되기도 한다.

그런데 콜레스테롤이 문제시되는 이유는, 필요 이상으로 늘어났을 경우 심근경색이나 뇌경색과 같은 무서운 질환의

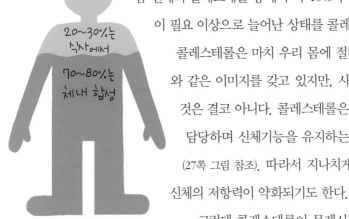

20~30%는
식사에서

70~80%는
체내 합성

콜레스테롤은 체내에서 합성되는 것과
식사를 통해 섭취되는 것으로 구성된다.

위험인자가 되기 때문이다. 이렇게 콜레스테롤이 지나치게 많은 상태를 '고지혈증'으로 진단한다.

콜레스테롤의 70~80%는 체내에서 합성된다

신체기능을 유지하기 위해 필요한 콜레스테롤은 체내에 100~140g 정도 존재한다. 그중 20~30%는 식사를 통해 섭취하는 콜레스테롤이고, 나머지 70~80%는 간이나 소장에서 합성된 것이다.

전체의 약 4분의 3이나 되는 양이 체내에서 만들어진다는 사실은 콜레스테롤이 그만큼 우리 몸에 중요하다는 것을 뜻한다. 동시에 이 사실은 우리가 식사로 섭취하는 콜레스테롤의 양만 줄여서는 콜레스테롤의 수치를 정상으로 회복하는 일이 쉽지 않다는 것을 의미한다. 식사요법의 내용이 복잡해지는 이유가 바로 여기에 있다.

세포막의 재료
체내의 모든 세포막을 구성하는 주요 재료다.

콜레스테롤은 체내의 중요한 부분을 구성하는 재료다.

담즙산의 재료
담즙산은 담즙의 주성분으로 지방의 소화·흡수에 반드시 필요하다.

콜레스테롤의 주요 역할

호르몬의 재료
성호르몬이나 부신피질호르몬 등의 스테로이드호르몬의 재료가 된다.

신경섬유의 재료
신경세포의 신경섬유에 함유되어 있어 정보전달에 반드시 필요하다. 콜레스테롤은 뇌에 약 40g이나 존재한다.

여성의 갱년기는 콜레스테롤 수치의 전환점

　콜레스테롤 증가의 원인은 식생활을 비롯한 잘못된 생활습관, 유전에 의한 체질, 다른 질병의 영향 외에 성별이나 연령과도 깊은 관련이 있다.

　예를 들어, 아래 그림에서처럼 여성의 콜레스테롤 수치는 젊은 연령대에서는 남성보다 낮은 편이지만, 갱년기 이후부터 상승하여 결국 남성의 콜레스테롤 수치를 웃돌게 된다. 이러한 현상의 열쇠를 쥐고 있는 것이 바로 여성호르몬의 하나인 에스트로겐(estrogen)이다. 이 호르몬은 나쁜 콜레스테롤인 LDL 콜레스테롤(32쪽 칼럼 참조)을 줄이고, 좋은 콜레스테롤인 HDL 콜레스테롤을 늘리는 기능을 하여 혈관을 지켜 준다. 그런데 폐경으로 인해 에스트로겐의 분비량이 감소하면 식습관에 따라서는 LDL 콜레스테롤이 늘어나게 되어, 결국 총 콜레스테롤 수치가 높아진다. 지금까지 콜레스테롤 수치에 전혀 문제가 없던 여성이 50세 전후부터 콜레스테롤 수치가 급격하게 상승하는 것은 바로 이런 이유 때문이다. 여성에게 있어 갱년기는 콜레스테롤 수치의 전환점이 되는 시기인 것이다.

　물론 콜레스테롤 수치의 상승은 식사에서 얻는 칼로리나 지질의 과잉 섭취에도 영

●● **혈청 총 콜레스테롤 수치의 성별, 연령대별 추이**

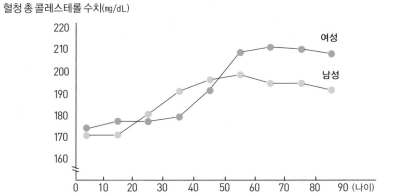

출전 :「최신 현대 내과학 대계(제9권)」, 나카야마서점 간행

28

향을 받는다. 그러나 폐경에 의한 에스트로겐 분비량의 감소는 생리적인 현상이다. 그에 따른 콜레스테롤 수치의 상승도 자연스러운 현상으로 받아들이고, 질병으로 이어지지 않도록 적극적인 관리와 대책을 마련해야 한다.

그렇다면 남성에게 있어 콜레스테롤 수치의 전환점은 과연 언제일까? 활기차게 일하고, 왕성한 식욕으로 후다닥 밥그릇을 비우며, 회식과 술자리가 잦아지면서 배가 나오기 시작하는 '업무능력 절정기'가 바로 그 전환점이다.

중성지방 수치가 높아도 위험하다

중성지방이 혈액 속에 증가하여 기준치를 초과한 상태도 고지혈증으로 진단한다. 콜레스테롤 수치가 높은 경우와 마찬가지로 장래에 생명을 위협하는 질병을 초래할 가능성이 있기 때문이다.

중성지방은 트리글리세리드(triglyceride)라고도 하며, 근육이나 심장 등의 에너지원이 되고, 콜레스테롤과 마찬가지로 신체기능의 유지와 활동에 반드시 필요한 것이다. 중성지방은 지방은 물론이고 당질이나 알코올을 원료로 하여 간에서 합

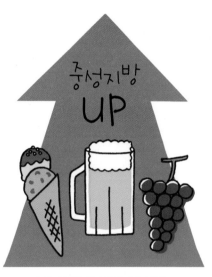

술이나 과일, 과자 등의 과다 섭취는 중성지방 수치를 높인다.

성된다. 곧바로 에너지원으로 쓰이지 않는 과잉 분량의 중성지방은 내장의 주위나 피하의 지방조직 등에 축적되고, 일부는 혈액 속으로 방출된다. 우리 몸에 쌓인 중성지방은 체온을 유지하거나 내장을 보호하는 역할을 하지만, 지나치게 많으면 비만이나 고지혈증 등을 유발하게 된다.

중성지방 수치는 여성에 비해 남성이 더 높은 경향을 보이는데, 이는 알코올 섭취량과 관계가 있다고 본다. 한편, 여성의 중성지방 수치가 높은 원인으로는 과자나 과일의 과다 섭취를 들 수 있다.

고지혈증, 점성이 생겨 끈적끈적한 혈액이 원인

고지혈증

혈액에 점성이 생겨 운반 능력이 떨어진다

혈액 속에 콜레스테롤과 중성지방이 비정상적으로 늘어나있는 상태를 '고지혈증'이라고 한다. 고지혈증에는 4가지 타입이 있다. 콜레스테롤 수치만 높은 타입, 중성지방 수치만 높은 타입, 콜레스테롤과 중성지방 수치가 모두 높은 타입, HDL 콜레스테롤 수치가 낮은 타입이다.

혈액은 정상상태에서는 대체로 맑지만, 고지혈증이나 당뇨병 등의 질병, 수분 부족, 스트레스 등이 원인이 되어 점성이 생길 수 있다. 특히 고지혈증의 경우에는 콜레스테롤이나 중성지방 등의 지질이 혈액 속에 늘어나기 때문에 점도가 증가한다.

혈액은 우리 몸 구석구석까지 산소와 영양소를 운반하는 중요한 역할을 한다. 이러한 혈액이 다니는 길인 혈관을 모두 이어서 한 가닥으로 만들면 지구를 두 바퀴 반이나 돌 수 있는 길이가 된다. 그런데 이 혈관에는 1㎜의 1000분의 1인 마이크로미터(㎛)의 단위로 표시되는 매우 가는 혈관(모세혈관)도 포함되어 있다. 점성이 생겨 끈적

끈적한 혈액이 이러한 혈관 속을 지나서 우리 몸에 충분한 산소와 영양소를 전달하는 것을 불가능하다.

지질은 리포단백질의 형태로 혈액 속을 돌아다닌다

콜레스테롤이나 중성지방이 비정상적으로 많은 상태의 혈액이 혈관을 흐르게 되면 동맥경화가 일어난다고 알려져 있다. 그런데 콜레스테롤이나 중성지방은 지질의 상태로 혈액 속을 돌아다니는 것이 아니다. 더구나 그것들이 혈관 벽에 덕지덕지 들러붙어 동맥경화를 일으키는 것도 아니다. 동맥경화에 이르기까지는 복잡한 메커니즘이 작용하며, 지나치게 늘어난 콜레스테롤과 중성지방이 바로 그 메커니즘의 방아쇠 역할을 하여 동맥경화를 유발하는 것이다.

컬럼 1

리포단백질이란?

혈액의 주성분은 물이다. 콜레스테롤이나 중성지방은 지질이다. 본래 이 두 가지는 서로 섞이지 않는 물과 기름의 관계지만, 혈액 속에서는 지질이 물에 섞이기 쉬운 구조가 되어 물에 용해되어 운반된다. 이 상태를 '리포단백질'이라고 하며, 콜레스테롤과 중성지방 모두 이 리포단백질이 되어 운반된다. 구조적으로 살펴보면, 물에 잘 섞이는 인지질과 단백질이 리포단백질의 표면을 형성함으로써 혈액에 녹아 들어갈 수 있게 되어 있다. 바로 이런 원리로 지질이 우리 몸 구석구석까지 운반되는 것이다.

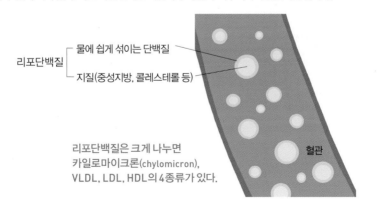

리포단백질

물에 쉽게 섞이는 단백질

지질(중성지방, 콜레스테롤 등)

혈관

리포단백질은 크게 나누면 카일로마이크론(chylomicron), VLDL, LDL, HDL의 4종류가 있다.

31쪽의 [칼럼1]에서도 설명하고 있지만, 혈액 속의 콜레스테롤과 중성지방은 단백질에 둘러싸여 '리포단백질(lipoprotein, 지단백질)'이 되어 혈관 속을 이동한다. 리포단백질은 구성하고 있는 지질의 비율에 따라 크게 4종류로 나누어지며 기능이 서로 다르다.

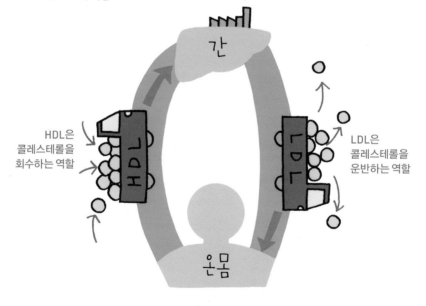

그중 LDL(low density lipoprotein, 저밀도 지단백질)이라는 리포단백질은 콜레스테롤을 많이 포함하고 있어, 이것이 혈액 속에 늘어나면 콜레스테롤 수치가 높아진다. 또한 VLDL(very low density lipoprotein, 초저밀도 지단백질)이라는 리포단백질은 중성지방을 많이 포함하고 있어, 이것이 늘어나면 중성지방 수치가 높아진다. 앞서 말한 고지혈증의 타입은 리포단백질의 종류와 양, 비율의 이상(異常)과 관계가 있으며, 각 타입에 따른 메커니즘에 의해 동맥경화로 진행된다.

●● 다음 사항에 해당하는 사람은 요주의!

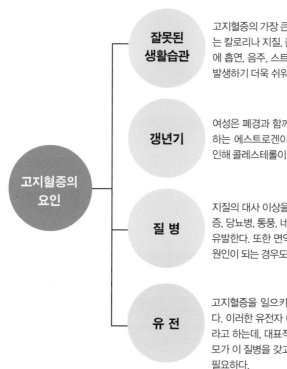

고지혈증의 요인

잘못된 생활습관
고지혈증의 가장 큰 원인이 바로 이것이다. 특히 식사를 통해 얻는 칼로리나 지질, 콜레스테롤의 과다 섭취가 문제가 된다. 여기에 흡연, 음주, 스트레스, 운동 부족, 비만이 겹치면 고지혈증이 발생하기 더욱 쉬워진다.

갱년기
여성은 폐경과 함께 나쁜 콜레스테롤(LDL)을 줄여주는 기능을 하는 에스트로겐이라는 여성호르몬의 분비가 줄어든다. 이로 인해 콜레스테롤이 늘어나서 고지혈증이 되기 쉽다.

질 병
지질의 대사 이상을 일으키는 질병, 예를 들어, 갑상선기능저하증, 당뇨병, 통풍, 네프로제증후군, 만성신부전 등도 고지혈증을 유발한다. 또한 면역억제제, 혈압강하제, 호르몬제 등의 약제가 원인이 되는 경우도 있다.

유 전
고지혈증을 일으키는 유전자를 갖고 있으면 발병률이 높아진다. 이러한 유전자 이상에 의한 고지혈증을 원발성 고지혈증이라고 하는데, 대표적인 것이 가족성 고콜레스테롤 혈증이다. 부모가 이 질병을 갖고 있는 경우에는 조기 진단과 세심한 주의가 필요하다.

그대로 두면, 생명을 위협하는 질병을 초래한다

동맥경화

소리 없이 진행된다

리포단백질 중에서 콜레스테롤을 다량 함유한 LDL이 혈액 속에 늘어나면, 결국 혈관 벽의 내막으로 침투해 들어가 활성산소에 의해 산화된다. 이렇게 산화된 변성 LDL은 백혈구의 일종인 매크로파지(macrophage)라는 세포에 차례차례 먹혀버린다.

매크로파지는 대식세포 또는 탐식세포로도 불리는데, 체내에 침입한 세균 등 신체에 해를 미칠 것으로 인식한 물질을 통째로 삼켜버린다. 그런데 매크로파지는 산화되지 않은 LDL은 그대로 두고 산화된 변성 LDL만 잡아먹는다.

산화된 LDL을 연달아 흡수한 매크로파지는 거품세포(foam cell)가 되어, 그 해를 억제하는 작용을 한다. 그러나 지나치게 포식해 더 이상 처리할 수 없게 되면 사멸해 버린다. 그러면 그 안에 들어있던 콜레스테롤이 방출되어, 혈관 내막 속에 쌓이게 된다. 매크로파지의 잔해와 콜레스테롤이 쌓이면, 그 주위에 여러 가지 세포들이 모여들어 '플라크'라고 불리는 덩어리를 형성하고 이것이 혈관 벽을 두껍게 해서 혈관을 좁게 만든다(187쪽 참조).

혈관이 좁아지면 당연히 혈액이 원활하게 흐르지 못한다. 게다가 매크로파지나 림프구가 쌓인 혈관 부분은 탄력을 잃어 약해진다. 이러한 상태를 동맥경화(動脈硬化)라고 한다. 한편, 중성지방이 많은 경우도 HDL 콜레스테롤의 감소를 초래하며, 그 결과 잉여 콜레스테롤의 회수가 충분히 이루어지지 못하게 되어 동맥경화가 촉진된다.

생명을 위협하는 질병을 초래한다

동맥경화가 진행되면 혈관 벽이 약해진다. 플라크에 균열이 생기고 그곳에 혈소판이 응집하여 혈전(혈액의 덩어리)을 형성한다. 혈전이 혈관을 막으면 생명을 위태롭게 하는 위험한 증상이 일어난다.

가장 무서운 것이 뇌나 심장에 이런 증상이 나타나는 뇌경색, 심근경색이다. 두 가지 모두 혈액의 덩어리가 혈관을 막아서 일어난다. 혈액이 공급되지 않는 허혈(虛血) 상태에서는 조직이 괴사되어 버리므로 최악의 경우 생명을 잃게 된다. 다행히 목숨을 건진다 해도 신체의 마비나 언어장애, 심부전 등의 증상이 남아 생활에서 다양한 제약을 겪어야 한다.

동맥경화는 많든 적든 누구에게나 일어나는 노화 현상의 하나다. 그러나 고지혈증을 비롯한 당뇨병이나 고혈압증 같은 생활습관병, 흡연, 비만 등의 요인이 가세하면 그 진행이 더욱 가속화된다.

동맥경화는 특별한 자각증상 없이 조용히 진행된다. 콜레스테롤이나 중성지방 수치가 높은 것을 알고도 아무런 조처 없이 그대로 방치하면, 어느 날 갑자기 뇌나 심장의 혈관이 막혀서 죽음에 이를 수도 있다는 사실을 기억해야 한다.

●● 동맥경화에서 돌연사까지

동맥경화가 진행되면 협심증이나 심근경색이 발생할 위험이 높아지고 최악의 경우 생명을 잃을 수도 있다.
혈관 속의 모습을 살펴보자.

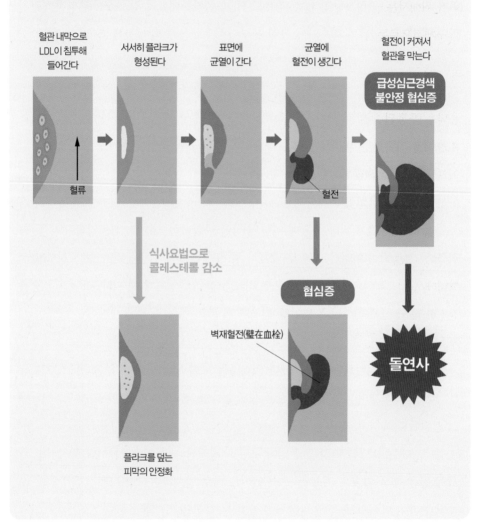

혈관 내막으로
LDL이 침투해
들어간다

서서히 플라크가
형성된다

표면에
균열이 간다

균열에
혈전이 생긴다

혈전이 커져서
혈관을 막는다

급성심근경색
불안정 협심증

혈류

혈전

식사요법으로
콜레스테롤 감소

협심증

벽재혈전(璧在血栓)

돌연사

플라크를 덮는
피막의 안정화

동맥경화를 식사로 예방하고 개선한다

고지혈증은 동맥경화의 주요 원인이므로 빠른 시기에 개선하는 것이 중요하다. 그러기 위해서는 콜레스테롤이나 중성지방이 지나치게 늘어나지 않도록 해야 한다.

구체적으로는 고지혈증 타입(고지혈증 타입의 진단은 41쪽을 참조)에 따라 각각에 알맞은 식생활을 실천하는 것이다. 체중을 관리하고 칼로리와 지방, 염분을 과다 섭취하지 않으며, 식이섬유와 항산화 작용을 하는 식품을 충분히 먹는 것은 모든 타입에 적용되는 공통된 핵심 수칙이다. 이를 기본으로 하고 각 타입에 적합한 식사요법(46~61쪽 참조)을 지속하면 동맥경화를 예방할 수 있다.

또 이미 동맥경화가 진행된 상태라도 식사요법을 통해 혈관 내막에 침투해있는 콜레스테롤을 줄이면 내막이 강화되어 균열이 방지되고, 그 결과 심근경색이나 뇌경색이 예방되는 경우도 있다(36쪽 참조). 혈관 내막의 안정화에는 식사요법이 효과를 발휘한다. 적절한 식사로 동맥경화를 예방하는 것은 물론 개선하는 것도 가능하다는 의미다.

고지혈증에는
4가지 타입이 있다

고지혈증의 타입에 따라 식사요법도 달라진다

자신이 콜레스테롤이나 중성지방 수치가 높다는 것을 알았다면, 이제 어떻게 해야 할까? 반드시 피해야 할 상황은 자신의 상태가 초래할 결과를 빤히 알고서도 아무런 대책 없이 그대로 두어 동맥경화가 진행되고 결국 협심증이나 심근경색, 뇌경색과 같은 생명을 위협하는 질병을 맞이하게 되는 것이다. 그렇게 되지 않으려면 먼저 건강진단 결과를 통해 자신의 현재 상태를 파악하고 고지혈증인지 아닌지를 확인해야 한다.

고지혈증은 혈청 속 지방 성분의 이상(異常)의 종류에 따라 4가지 타입으로 나누어진다. 타입별로 식사요법도 다르므로 자신의 상태에 적합한 식사요법을 찾아야 한다. 이를 위해서 먼저 자신이 고지혈증인지 아닌지를 확인하고, 만약 고지혈증이라면 어떤 타입인지 알아둔다.

다음 단계는 식사요법의 시작이다. 생명을 위협하는 질병이 엄습하기 전에 미리 동맥경화를 예방하고 개선하기 위한 노력을 구체적으로 실천하는 것이다.

이 부분을 확인

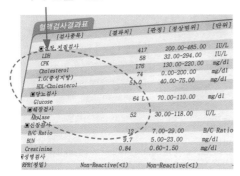

혈액검사결과표 [검사종목]	[결과치]	[판정] [정상범위]	[단위]
■혈관 지질검사	417	200.00-485.00	IU/L
LDH	58	32.00-294.00	IU/L
CPK	176	130.00-220.00	mg/dl
Cholesterol	74	0.00-200.00	mg/dl
T.G(중성지방)	51.0	40.00-75.00	mg/dl
HDL-Cholesterol			
■당뇨검사			
Glucose	64 L	70.00-110.00	mg/dl
■췌장검사			
Amylase	52	30.00-118.00	U/L
■신장검사			
B/C Ratio	12	7.00-29.00	B/C Ratio
BUN	9.7	5.00-23.00	mg/dl
Creatinine	0.84	0.60-1.50	mg/dl
■성병검사			
RPR(정밀)	Non-Reactive(<1)	Non-Reactive(<1)	

자신의 검사 결과 수치를 기입한다

총 콜레스테롤 수치	[　　　　]	mg/dL
HDL 콜레스테롤 수치	[　　　　]	mg/dL
중성지방 수치	[　　　　]	mg/dL
LDL 콜레스테롤 수치*	[　　　　]	mg/dL
체 중	[　　　　]	kg
신 장	[　　　　]	cm

*40 쪽에서 산출한다

건강진단 결과 항목의 용어 해설

고지혈증은 혈액검사 결과를 기준으로 진단하므로, 특히 다음 용어와 표현을 꼼꼼히 살펴본다.

● 혈청

혈액을 채취하여 그대로 두었을 때 응고되지 않고 액체 상태 그대로 남는 부분. 콜레스테롤이나 중성지방이 존재한다.

● 총 콜레스테롤 수치

혈청 속에 존재하는 여러 종류의 콜레스테롤의 합계 수치. 이 수치에는 나쁜 콜레스테롤과 좋은 콜레스테롤의 수치도 함께 포함되어 있는데 세세한 내용은 알 수가 없다. 그러나 나쁜 콜레스테롤이 적은데 총 콜레스테롤 수치만 높아지는 경우는 없기 때문에, 총 콜레스테롤 수치가 고지혈증의 진단 기준으로 사용된다.

● HDL 콜레스테롤 수치

일반적으로 좋은 콜레스테롤이라고 부르는 콜레스테롤이 혈청 속에 어느 정도의 양이 있는지를 알 수 있는 값.

● 중성지방 수치

혈청 속 중성지방의 양을 알 수 있는 값. 중성지방은 섭취한 칼로리의 저장 형태로, 피하지방으로 축적되거나 혈액 속에 존재하면서 필요 부위로 운반된다. 중성지방 수치는 식사의 영향을 받아 식후에는 상승하므로 검사할 때는 12시간 이상의 공복 상태에서 채혈해야 한다.

자신의 나쁜 콜레스테롤(LDL) 수치를 산출한다

건강진단 결과표에 LDL 콜레스테롤의 수치가 나와 있지 않아도 다음 계산식으로 구할 수 있다.

■ 중성지방 수치가 400mg/dL 이하인 경우

LDL 콜레스테롤 수치 ＝ 총 콜레스테롤 수치 － HDL 콜레스테롤 수치

－ 중성지방 수치 × 0.2

나의 LDL 콜레스테롤 수치 ＝ ⬚ (mg/dL) － ⬚ (mg/dL)

－ ⬚ (mg/dL) × 0.2

＝ ⬚ (mg/dL)

■ 중성지방 수치가 400mg/dL 이상인 경우

이 경우는 위 계산식으로 산출할 수 없으므로 혈액검사를 통해 실제 수치를 확인하도록 한다.

고지혈증 A~D타입의 진단

건강진단 결과 및 40쪽에서 산출한 나의 LDL 콜레스테롤 수치를 기준으로 자신이 다음 중 어느 타입에 해당하는지 알아본다.

건강진단 결과의 수치	고지혈증 타입의 분류
혈청 총 콜레스테롤 수치 220mg/dL 이상 LDL 콜레스테롤 수치 140mg/dL 이상 두 가지 모두에 해당한다	**A**타입 콜레스테롤 수치가 높은 타입 해설과 식사요법 → 46쪽
혈청 중성지방 수치 150mg/dL 이상	**B**타입 중성지방 수치가 높은 타입 해설과 식사요법 → 50쪽
LDL 콜레스테롤 수치 140mg/dL 이상 혈청 중성지방 수치 150mg/dL 이상 두 가지 모두 해당한다	**C**타입 콜레스테롤 수치와 중성지방 수치가 모두 높은 타입 해설과 식사요법 → 54쪽
HDL 콜레스테롤 수치가 40mg/dL 미만	**D**타입 좋은 콜레스테롤 수치가 낮은 타입 해설과 식사요법 → 58쪽

● 고지혈증 B타입과 D타입에 모두 해당하는 경우

중성지방과 HDL 콜레스테롤 사이에는 중성지방이 증가하면 HDL 콜레스테롤이 감소하는 관계가 있다. 이 때문에 고지혈증 B타입과 D타입에 모두 해당하는 사람이 매우 많다. 그런데 중성지방 수치를 낮추면 HDL 콜레스테롤 수치가 높아지기 때문에 식사요법에서는 먼저 중성지방의 감소를 우선으로 한다. 따라서 B타입과 D타입 모두에 해당하는 사람은 B타입의 식사요법부터 시작한다.

● 고지혈증 A~D타입 중 어느 타입에도 해당하지 않는 경우

위에서 제시한 고지혈증의 4가지 타입 중 어느 타입에도 해당하지 않는 경우라도 동맥경화 위험군일 가능성이 있다. 만약 동맥경화 위험군이라면 총 콜레스테롤 수치가 220mg/dL 미만이라도 '고지혈증'으로 진단될 수 있다. 다음 페이지에서 확인하도록 한다.

스스로 점검하는 동맥경화 위험군

해당하는 항목이 한 가지라도 있다면 동맥경화 '위험군'이다

43쪽 표의 항목은 모두 동맥경화를 일으키거나 진행시키는 동맥경화의 '위험인자'다. 따라서 해당하는 항목이 하나라도 있다면 당신은 동맥경화 위험군에 속한다. 고지혈증으로 진단받은 사람과 마찬가지로 동맥경화가 될 위험이 있다는 뜻이다. 그리고 고지혈증과 이들 위험인자가 중복되면 고지혈증만 있는 경우보다 동맥경화성 질환의 발생 위험도가 더 높아진다. 또 해당 항목이 많으면 많을수록 위험도는 더욱 높아지게 된다.

이에 관한 대책은 먼저 현재 자신이 갖고 있는 위험인자를 하나씩 줄여가는 것이다. 그대로 두면 결국 동맥경화를 일으키거나 진행시키고 만다. 자신의 위험도에 대응하는 식사법을 식생활에 도입하는 것도 구체적인 노력의 하나다(45쪽 참조).

앞 페이지에서 고지혈증으로 진단받은 사람과 그렇지 않은 사람 모두 다음 항목 중에서 해당하는 것이 있으면 빈 칸에 ✔로 표시한다.
고지혈증은 아니지만 혈관 건강의 관점에서 나도 위험한 상태일 수 있다.

표시	동맥경화의 위험인자
☐	45세 이상의 남성이다. 55세 이상의 여성이다.
☐	비만(BMI가 25 이상)이다. BMI가 25 미만이라도 허리둘레가 남성은 85cm 이상, 여성은 90cm 이상인 경우는 빈 칸에 표시한다. BMI는 44쪽 설명을 참조한다.
☐	고혈압으로 진단받았다.
☐	당뇨병으로 진단받았다.
☐	담배를 핀다.
☐	부모나 형제 중에 심근경색이나 협심증 등 관상동맥질환을 가진 사람이 있다. 조부모가 비교적 젊은 연령대에서 그와 동일한 질환을 앓았던 적이 있다.
☐	몸을 움직이는 일이 적다. (평소에 신체활동이 적거나 주로 앉아서 일을 한다).
☐	스트레스가 쌓여 있다.

스트레스

비만도는 체질량 지수법(BMI)으로 확인한다

체질량 지수법(BMI)을 이용하여 자신이 비만인지 아닌지를 확인한다.
다음 계산식에 따라 계산한 후, 아래 표를 보고 자신의 비만도를 판정한다.
BMI가 25 이상이면 비만으로 판정한다.
질병이 가장 적은 BMI 22를 이상 체중(표준 체중)으로 설정하고 있다.

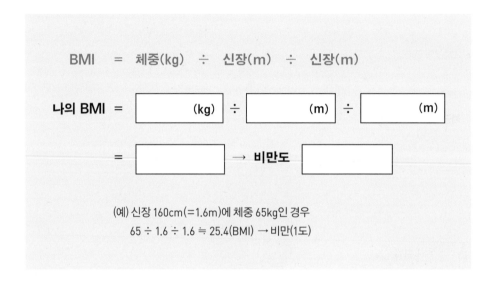

BMI = 체중(kg) ÷ 신장(m) ÷ 신장(m)

나의 BMI = ☐ (kg) ÷ ☐ (m) ÷ ☐ (m)

= ☐ → **비만도** ☐

(예) 신장 160cm(=1.6m)에 체중 65kg인 경우
65 ÷ 1.6 ÷ 1.6 ≈ 25.4(BMI) → 비만(1도)

● **BMI로 비만도 판정**

BMI	비만도
18.5 미만	저체중
18.5~25 미만	보통 체중
22	이상 체중(표준 체중)
25 이상 30 미만	비만(1도)
35 이상 40 미만	비만(2도)
40 이상	비만(3도)

출전 : 일본비만학회 2000

●● 동맥경화 위험군을 위한 식사요법

위험인자가 늘어날수록 동맥경화가 될 위험도가 높아지고 식사요법이 더욱 엄격해진다.
또 나쁜 콜레스테롤(LDL)의 목표 수치도 달라진다.

- **고지혈증은 아니지만 43쪽 표의 동맥경화 위험인자를 가진 사람**
  —— 65쪽의 동맥경화 예방을 위한 식사법을 실천한다.

- **고지혈증 A, B, C타입으로 43쪽 표의 동맥경화 위험인자를 가진 사람**
  —— 각 타입별 식사요법의 2단계 식사법을 실천한다.

- **고지혈증 D타입으로 43쪽 표의 동맥경화 위험인자를 가진 사람**
  —— 61쪽의 2단계 식사법을 실천하면서 설탕 섭취량을 더욱 제한한다.

● 해당하는 동맥경화 위험인자의 개수에 따른 LDL 콜레스테롤의 목표 수치

고지혈증 타입과 그 외	43쪽 표에서 해당하는 위험인자의 개수	LDL 콜레스테롤의 목표 수치
A타입, B타입	없음	160mg/dL 미만
	1개 또는 2개	140mg/dL 미만
	3개 이상	120mg/dL 미만
C타입, D타입	없음 또는 1개	140mg/dL 미만
	2개 이상	120mg/dL 미만
당뇨병 환자	(3개에 해당)	120mg/dL 미만

● 동맥경화를 일으키는 여러 가지 요인

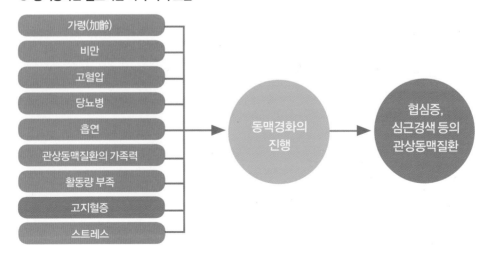

가령(加齡)
비만
고혈압
당뇨병
흡연
관상동맥질환의 가족력
활동량 부족
고지혈증
스트레스

→ 동맥경화의 진행 → 협심증, 심근경색 등의 관상동맥질환

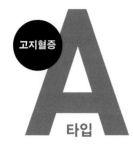

A 타입

타입별 특징과 식사요법 클리닉

혈액 속에 콜레스테롤이
지나치게 늘어나있는 상태

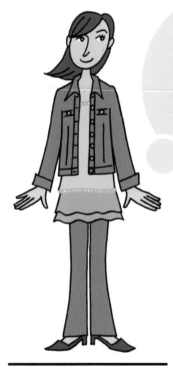

총 콜레스테롤 수치
220mg/dL 이상

LDL 콜레스테롤 수치
140mg/dL 이상

두 가지 모두
해당하는 사람

- 반드시 살찐 사람만 있는 것은 아니다.
  마른 경우도 있다.
- 자각증상이 없다.
- 혈액검사를 통해 처음으로 콜레스테롤
  수치가 높다는 사실을 알았다,
- 식사시간이 불규칙하거나 편식을 하는
  등 식생활이 불안정하다.

　　A타입 고지혈증은 혈액 속의 콜레스테롤이 나쁜 콜
레스테롤(LDL)과 더불어 지나치게 늘어나있는 상태를
가리킨다. 이 두 가지 중 어느 한쪽이라도 증가하면 할
수록 협심증이나 심근경색 등의 심장병이 발생할 위험
이 높아진다. 콜레스테롤 수치를 낮추기 위해서는 약물
치료를 하는 방법도 있지만, 그보다 먼저 생활습관의
개선이 앞서야 한다. 다만, 콜레스테롤 수치는 운동요법
으로 낮추기가 쉽지 않기 때문에 식사요법에 의한 개선
이 필요하다.

　　A타입은 고기 요리에 비해 생선 요리를 적게 먹거나,

과자류를 지나치게 먹는 등 식사 내용의 불균형에서 비롯되는 경우가 많은 유형이다. 따라서 식사요법을 할 때는 먼저 칼로리와 지질의 섭취량을 적정량으로 조절하는 것부터 시작한다. 식단은 평소보다 고기 요리를 줄이고 한식이나 생선 요리를 늘려서 구성한다. 우유나 요구르트에도 지방이 들어 있으므로 지나친 섭취는 피한다. 식이섬유는 콜레스테롤을 줄이는 작용을 하므로, 식이섬유 함유량이 높은 식품을 매끼마다 적극적으로 먹도록 한다.

똑같은 A타입이라도 총 콜레스테롤 수치가 240㎎/dL 미만이고, 좋은 콜레스테롤인 HDL 콜레스테롤이 80㎎/dL 이상인 경우에는 엄격한 식사요법은 필요하지 않다. 그러나 HDL 콜레스테롤의 수치가 아무리 높아도 총 콜레스테롤 수치가 240㎎/dL을 넘는 경우에는 식사요법을 해야 한다.

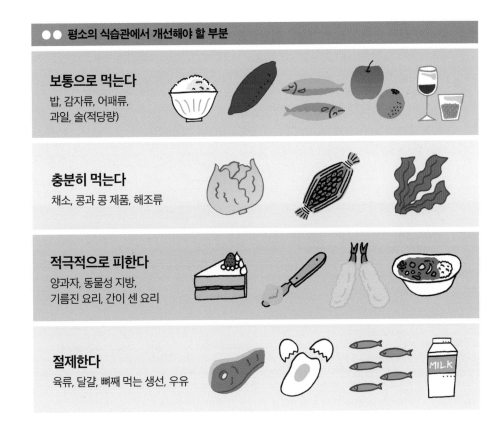

●● **평소의 식습관에서 개선해야 할 부분**

보통으로 먹는다
밥, 감자류, 어패류,
과일, 술(적당량)

충분히 먹는다
채소, 콩과 콩 제품, 해조류

적극적으로 피한다
양과자, 동물성 지방,
기름진 요리, 간이 센 요리

절제한다
육류, 달걀, 뼈째 먹는 생선, 우유

콜레스테롤을 줄이는 식사요법

먼저 1단계 식사법부터 시작한다. 43쪽의 동맥경화 위험인자 중에서 해당사항이 있는 사람은 2단계
식사법부터 시작한다.

1단계 식사법

칼로리와 지질 섭취량은 적정량을 유지하고 식이섬유는 250g을 목표로 한다.

1 자신의 하루 적정 칼로리를 확인하고 그에 따른 적정량을 먹는다

자신의 적정 칼로리를 산출하여(67쪽) 매일 섭취하는 식사량의 목표로 삼는다. 현재 비만인 경우에
는 섭취 칼로리를 더욱 낮춰서 표준 체중(66쪽)을 목표로 체중관리를 한다. 표준 체중 이하라면 칼로
리를 제한할 필요는 없다.

2 자신의 하루 적정 지질 섭취량을 확인하고 그에 따른 적정량을 먹는다

하루 총 칼로리 중 지질에서 얻는 칼로리를 25% 이하로 한다. 자신의 적정 칼로리를 기준으로 적정
지질 섭취량을 산출할 수 있다(67쪽 참조). 지질은 버터나 고기의 기름 부
위처럼 눈에 보이는 것뿐만 아니라, 과자나 우유 등에
도 들어있기 때문에 실제 섭취량을 정확하게 파악하기
가 곤란하다. 따라서 '너무 많이 먹지 않도록' 늘 주
의하는 것이 좋다. 과자가 먹고 싶을 때는 양과자
(케이크, 비스킷, 푸딩 등 밀가루, 버터, 우유, 달걀 등을
재료로 만드는 서양식 과자) 대신 화과자(양갱, 모나
카, 전병 같은 일본의 전통과자)를 선택한다.

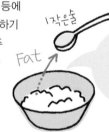

요구르트 100g에는
1작은술에 해당하는
지질이 들어있다.

3 식이섬유 섭취량은 하루 25g을 목표로 한다

식이섬유 중에서도 콜레스테롤 배출 작용을 하는 '수용성 식이섬유'를 많이 섭취한다. 수용성 식이
섬유는 해조류나 잘 익은 과일 등에 함유되어 있다. 주요 식품의 식이섬유 함량은 126쪽을 참조한다.

2단계 식사법

1단계 식사법을 3개월간 실천했으나 콜레스테롤 수치가 낮아지지 않은 경우,
1단계 식사법의 항목 **1**과 **3**에 밑줄 친 항목을 추가하여 2단계 식사법을 실시한다.

1 자신의 하루 적정 칼로리를 확인하고 그에 따른 적정량을 먹는다

3 식이섬유 섭취량은 하루 25g을 목표로 한다

2 **하루 지질 섭취량을 더 줄인다**
지질에서 얻는 칼로리를 총 칼로리의 20% 이하로 한다.

4 **콜레스테롤 섭취량을 하루 300mg 이하로 한다**
부록을 참조하여 콜레스테롤 섭취량을 하루 300㎎ 이하로 한다. 달걀은 일주일에 3개 정도라면 괜찮다.

5 **지방산은 구성 비율을 고려하여 섭취한다**
포화지방산 : 단일불포화지방산 : 다가불포화지방산을
1:1.5:1의 비율로 섭취하는 것이 이상적이다. 그러나 실
제로 이렇게 계산을 하면서 식사를 하는 것은 어려우므
로 되도록 고기 요리를 줄이고 한식으로 먹는 횟수를
늘리도록 노력해야 한다. 한식으로 차린 정식이나 백반
이라면 자연스럽게 이 비율에 가까워진다(지방산에 대한
설명은 266쪽을 참조).

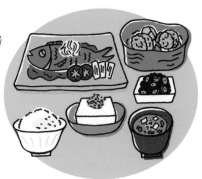

STEP3

3단계 식사법

2단계 식사법을 3개월간 실천했으나 콜레스테롤 수치가 낮아지지 않은 경우,
2단계 식사법의 항목 **1, 2, 3**에 밑줄 친 항목을 추가하여 3단계 식사법을 실시한다.
식사법의 제한이 더욱 강화된다.

1 자신의 하루 적정 칼로리를 확인하고 그에 따른 적정량을 먹는다

2 하루 지질 섭취량을 더 줄인다

3 식이섬유 섭취량은 하루 25g을 목표로 한다

4 **콜레스테롤 섭취량을 하루 200mg 이하로 한다**
콜레스테롤 섭취량을 더 줄인다(부록 참조).

5 **포화지방산 : 단일불포화지방산 : 다가불포화지방산을
0.7 : 1.5 : 1의 비율로 섭취한다**
포화지방산의 섭취량을 줄이기 위해 버터, 생크림, 치즈, 육류의 기름 부위 섭취를 더욱 제한한다.

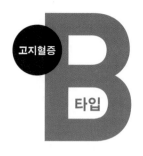

B
타입

타입별 특징과 식사요법 클리닉

혈액 속에 중성지방이
지나치게 늘어나있는 상태

중성지방 수치

150mg/dL 이상

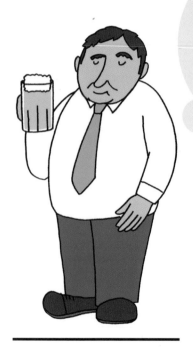

- 살이 찐 경우가 대부분이다.
- 자각증상이 없다.
- 혈액검사를 통해 처음으로 콜레스테롤 수치가 높다는 사실을 아는 경우가 많다.
- 과도한 음주 또는 과자류를 지나치게 먹는 경우가 많다.

중성지방은 피하지방과 같은 지방으로, B타입 고지혈증은 이러한 중성지방이 혈액 속에 비정상적으로 늘어나 있는 상태를 가리킨다. 식사를 통해 섭취하는 총 칼로리가 과다하거나, 특히 당질(탄수화물)에서 얻는 칼로리가 많은 경우에 중성지방 수치가 올라간다. 단것이나 알코올의 과도한 섭취가 원인인 경우도 많다.

중성지방은 그 자체가 혈관에 해를 끼치는 것은 아니지만 간접적인 영향에 의해 동맥경화를 진행시키고 혈전이 형성되기 쉬운 환경을 만든다. 중성지방이 늘어나면 좋은 콜레스테롤이 줄어들고, 나쁜 콜레스테롤은 크기가 작고 산화되기 쉬운 악성 콜레스테롤로 바뀐다. 게다가 혈액 응고인자가 증가하는 등 동맥경화의 발생 위험이 점점 더 높아진다.

식사요법에서는 칼로리의 과잉 섭취를 적정 수준으로 되돌리고, 중성지방을 늘리는 당질의 양을 제한한다. 특히 설탕은 하루 40g까지로 섭취를 억제한다. 설탕을 구성하는 과당은 중성지방의 합성을 촉진하는 작용이 강하다. 포도나 감과 같은 단 과일에는 과당이 많으므로 주의해야 한다. 비만인 경우에는 표준 체중(66쪽 참조)으로 감량하기만 해도 중성지방 수치가 낮아진다.

또한 중성지방의 감소에는 운동요법(247쪽 참조)도 효과적이므로 적극적으로 실천하여 중성지방 수치를 낮추도록 한다.

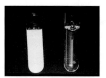

오른쪽 시험관에 들어있는 것은 건강한 사람의 혈청으로 투명하다. 왼쪽은 고지혈증 B타입인 사람의 혈청으로, 중성지방으로 인해 뿌옇게 흐려져 있다. 시험관에는 혈청만 들어 있기 때문에 혈액의 색을 띠고 있지 않지만, 혈청을 분리하기 전의 B타입의 혈액은 딸기우유 같은 색을 띠고 있다.

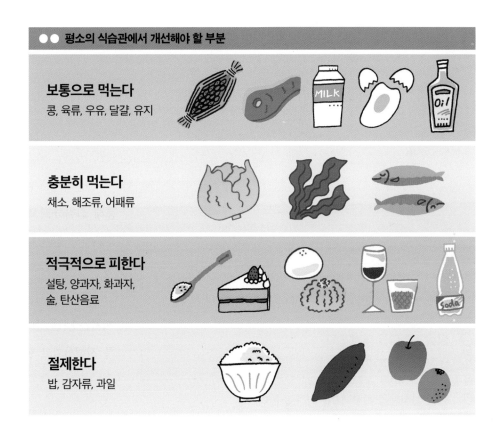

●● 평소의 식습관에서 개선해야 할 부분

보통으로 먹는다
콩, 육류, 우유, 달걀, 유지

충분히 먹는다
채소, 해조류, 어패류

적극적으로 피한다
설탕, 양과자, 화과자, 술, 탄산음료

절제한다
밥, 감자류, 과일

중성지방을 줄이는 식사요법

먼저 1단계 식사법부터 시작한다. 43쪽의 동맥경화 위험인자 중에서 해당사항이 있는 사람은 2단계 식사법부터 시작한다.

1단계 식사법

하루 적정 칼로리와 당질 섭취량을 확인하여 과식하지 않는다.

1 자신의 하루 적정 칼로리를 확인하여 과식하지 않는다

자신의 적정 칼로리를 산출하여(67쪽 참조) 매일 섭취하는 식사량의 목표로 삼는다. 현재 비만인 경우에는 목표 칼로리를 더욱 낮춰서 표준 체중(66쪽 참조)으로 감량한다. 다이어트를 해도 중성지방 수치가 떨어진다.

2 자신의 하루 적정 당질 섭취량을 확인하여 과다 섭취하지 않는다

하루 총 칼로리 중 당질에서 얻는 칼로리를 60% 이하로 한다. 자신의 적정 칼로리를 기준으로 적정 당질 섭취량을 산출할 수 있다(68쪽 참조). 당질은 단것뿐만 아니라 밥, 빵, 감자류 등의 전분에도 많이 들어있다. 영양성분을 계산하지 않고 식사요법을 실천하려면, 부록 '적정 칼로리에 따른 식품별 하루 적정 섭취량'에서 제시하는 분량을 참고한다.

2단계 식사법

1단계 식사법을 3개월간 실천했으나 중성지방 수치가 낮아지지 않은 경우, 1단계 식사법의 항목 **1**에 밑줄 친 항목을 추가하여 2단계 식사법을 실시한다.

1 자신의 하루 적정 칼로리를 확인하여 과식하지 않는다

2 당질 섭취량을 더 줄인다
당질에서 얻는 칼로리를 총 칼로리의 50%로 낮춘다.

3 설탕 섭취량을 하루 40g 이하로 한다
요리에 맛을 내기 위해 사용한 설탕이나 과자에 들어있는 설탕, 커피나 홍차에 넣는 설탕, 잼이나 케첩 등에 들어있는 설탕을 모두 더해서 하루 섭취량이 40g 이하가 되도록 한다. 단맛 나는 모든 식품에 들어있는 설탕의 양에 주의를 기울인다.

4 알코올 섭취량을 하루 25g 이하로 한다

알코올은 간에서 이루어지는 중성지방의 합성을 촉진하므로 과음하면 혈중 중성지방이 늘어난다. 알코올 25g 이하에 해당하는 적절한 음주량은 아래와 같다.

- 맥주는 중간 병 1병 분량, 일본술(사케라고 불리는 쌀로 빚은 일본식 청주)는 1홉 분량, 위스키는 더블 1잔 분량, 와인은 와인글라스 2잔 분량까지가 적정량이다.

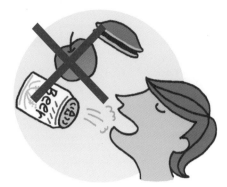

5 과일을 너무 많이 먹지 않는다

과당은 중성지방의 합성을 촉진하므로 과당이 많은 과일은 지나치게 먹지 않도록 한다. 하루 80~100kcal에 해당하는 양을 기준으로 한다(부록 '적정 칼로리에 따른 식품별 하루 적정 섭취량' 참조).

STEP3 3단계 식사법

2단계 식사법을 3개월간 실천했으나 콜레스테롤 수치가 낮아지지 않은 경우, 2단계 식사법의 항목 **1**과 **5**에 밑줄 친 항목을 추가하여 3단계 식사법을 실시한다.

1 자신의 하루 적정 칼로리를 확인하여 과식하지 않는다
5 과일을 너무 많이 먹지 않는다

2 당질 섭취량을 더 줄인다

당질에서 얻는 칼로리를 총 칼로리의 40%로 낮춘다.

3 설탕 섭취량을 더 줄인다

설탕은 요리에 맛을 내거나 커피 등에 넣는 용도로만 한정한다. 설탕이 들어있는 단 과자 등의 가공품은 먹지 않는다.

4 금주

알코올 섭취량을 0으로 한다.

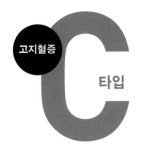

콜레스테롤과 중성지방이
모두 지나치게 늘어나있는 상태

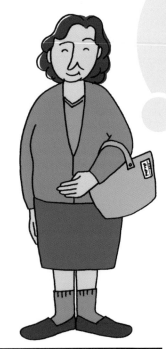

LDL 콜레스테롤 수치
140mg/dL 이상

중성지방 수치
150mg/dL 이상

두 가지 모두
해당하는 사람

- 살이 찐 사람이 많다.
- 자각증상이 없다.
- 식사시간이 불규칙하거나 편식을 한다.
- 과도한 음주 또는 과자류를 지나치게 먹는 경우가 많다.

　　C타입 고지혈증은 혈액 속에 콜레스테롤과 중성지방이 모두 비정상적으로 늘어나있는 상태를 가리킨다. C타입은 A타입과 B타입 양쪽의 원인을 동시에 갖고 있기 때문에 그로 인한 악영향 역시 이중으로 혈관에 작용하게 된다.

　　콜레스테롤 수치는 식사 중 섭취하는 지방이나 콜레스테롤이 많으면 높아지기 쉽고, 중성지방 수치는 당질(탄수화물)이 많으면 높아지기 쉽다. 그렇다면 콜레스테롤과 중성지방 양쪽 다 높은 사람은 지방이나 콜레스테롤, 당질을 모두 과다 섭취하는 경향이 있는 것이다. 이런 이유로 C타입에는 비만인 사람이 많다. 따라서 식사요법에서는 섭취

칼로리를 적정 수준으로 조절하는 것을 최우선으로 삼는다. 체질량 지수법(BMI)(44쪽 참조)에 따라 비만으로 판정된 사람은 체중 감량이 필요하다.

C타입을 위한 식사요법으로는 섭취 칼로리를 제한함과 동시에, 지질과 당질의 섭취 비율을 조절하는 것이 효과를 높이는 포인트다. 총 칼로리를 100이라고 했을 때 지질 25~30 : 당질 50~55 : 단백질 20의 비율이 이상적이다. 그러나 그전에 자신의 콜레스테롤과 중성지방이 증가하는 원인이 무엇인지를 확실히 알아야 한다. 원인을 제거해야 개선할 수 있기 때문이다. 일반적인 원인으로는 육류를 지나치게 먹고 생선은 거의 먹지 않는다, 단것을 버릇처럼 먹는다, 과자를 늘 먹는다, 식이섬유가 많은 식품을 그다지 먹지 않는다 등을 들 수 있다.

중성지방 수치를 낮추는 데는 운동요법도 효과가 있다. 자신에게 맞는 적당한 강도의 운동으로 식사요법의 효과를 높이도록 한다(247쪽 참조).

●● 평소의 식습관에서 개선해야 할 부분

보통으로 먹는다
육류의 살코기 부분

충분히 먹는다
채소, 콩, 해조류, 어패류

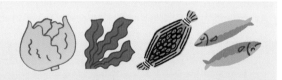

적극적으로 피한다
설탕, 유지(동물성 유지를 줄이고 식물성 유지를 늘린다), 양과자, 화과자, 술, 탄산음료

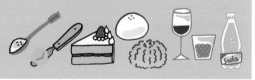

절제한다
우유, 밥, 육류, 달걀, 감자류, 과일

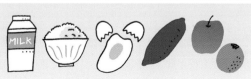

콜레스테롤과 중성지방을 모두 줄이는 식사요법

먼저 1단계 식사법부터 시작한다. 43쪽의 동맥경화 위험인자 중에서 해당사항이 있는 사람은 2단계 식사법부터 시작한다.

1단계 식사법

하루 적정 칼로리와 영양균형을 지켜서 식사를 하며 식이섬유의 섭취를 늘리고 지방과 설탕섭취는 줄인다.

1 자신의 하루 적정 칼로리를 확인하여 과식하지 않는다

자신의 적정 칼로리를 산출하여(67쪽) 매일 섭취하는 식사량의 목표로 삼는다. 현재 비만인 경우에는 목표 칼로리를 더욱 낮춰서 표준 체중(66쪽)으로 감량한다. 체중을 줄이면 콜레스테롤과 중성지방의 수치가 낮아진다.

2 영양의 균형을 고려하여 먹는다

총 칼로리를 100이라고 했을 때 지질 25~30 : 당질 50~55 : 단백질 20의 비율이 되도록 한다. 콜레스테롤과 중성지방 수치를 모두 낮추려, 각 영양소에서 얻는 칼로리가 위와 같은 비율이 되도록 한다. 부록을 참조하여 자신의 적정 칼로리에 따른 식품별 하루 적정 섭취량을 알아두면, 평소의 식사에서 매번 영양성분을 계산하지 않고도 대략 이 비율을 지킬 수 있다.

3 식이섬유 섭취량은 하루 25g을 목표로 한다

식이섬유는 콜레스테롤을 배출하고 포도당의 흡수를 억제하는 작용을 하기 때문에 콜레스테롤과 중성지방의 수치를 낮춰준다. 식이섬유는 하루 25g을 목표로 충분히 섭취하도록 한다. 주요 식품의 식이섬유 함량은 126쪽을 참조한다.

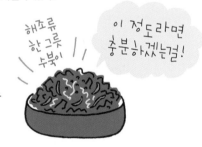

해조류 한 그릇 수북이

이 정도라면 충분하겠는걸!

4 지방산은 구성 비율을 고려하여 섭취한다

포화지방산 : 단일불포화지방산 : 다가불포화지방산을 1 : 1.5 : 1의 비율로 섭취한다(지방산에 대한 설명은 266쪽을 참조). 고기 요리를 줄이고 한식으로 차린 정식이나 백반을 먹는 기회를 늘리면 자연스럽게 이 비율에 가까워진다.

5 설탕 섭취량을 하루 40g 이하로 한다

조림 요리나 과자에 들어있는 설탕, 커피나 홍차에 넣는 설탕, 잼이나 케첩 등에 들어있는 설탕을 모두 더해서 하루 섭취량이 40g 이하가 되도록 한다.

STEP2 2단계 식사법

1단계 식사법을 3개월간 실천했으나 콜레스테롤과 중성지방의 수치가 낮아지지 않은 경우, 1단계 식사법의 항목 **1, 2, 3, 4, 5**에 밑줄 친 항목을 추가하여 2단계 식사법을 실시한다.

1 자신의 하루 적정 칼로리를 확인하여 과식하지 않는다

2 영양의 균형을 고려하여 먹는다

3 식이섬유 섭취량은 하루 25g을 목표로 한다

4 지방산은 구성 비율을 고려하여 섭취한다

5 설탕 섭취량을 하루 40g 이하로 한다

6 어패류를 적극적으로 먹는다

어패류의 기름에 많은 다가불포화지방산에는 중성지방과 나쁜 콜레스테롤을 줄이는 작용을 하는 EPA(에이코사펜타엔산)와 DHA(도코사헥사엔산)가 함유되어 있다. 매일 한 가지씩 생선 요리를 통해 섭취한다.

● EPA와 DHA의 함량, 상위 3위(가식부 100g 중)

EPA	DHA
마래미(1.5g)	도미(1.8g)
정어리(1.4g)	방어(1.8g)
고등어(1.2g)	고등어(1.8g)

7 콜레스테롤 섭취량을 하루 300mg 이하로 제한한다

부록 '적정 칼로리에 따른 식품별 하루 적정 섭취량'을 참조하여 실천한다.

8 알코올 섭취량은 하루 25g 이하로 한다

알코올 25g 이하에 해당하는 적절한 음주량은 221쪽을 참조한다. 3개월간 실천해도 중성지방 수치가 낮아지지 않으면 금주한다.

"다시 3개월간 더 실천해도 콜레스테롤과 중성지방 수치가 모두 낮아지지 않는 경우에는 약물치료를 검토해야 합니다."

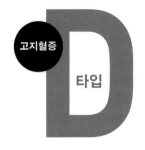

고지혈증 D 타입

타입별 특징과 식사요법 클리닉

좋은 콜레스테롤이
줄어든 상태

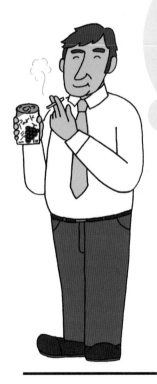

HDL 콜레스테롤 수치
40mg/dL 미만

● 살이 찐 경우가 대부분이다.
● 자각증상이 없다.
● 생활습관에 원인이 있다(편식,
　흡연, 운동 부족 등).

　　D타입 고지혈증은 좋은 콜레스테롤로 불리는 HDL 콜레스테롤이 지나치게 적은 상태다. HDL 콜레스테롤은 동맥경화를 예방하는 쪽으로 작용한다. 따라서 너무 적을 경우에는 동맥경화가 발생할 가능성이 높아지므로, 그 위험도는 나쁜 콜레스테롤이 지나치게 늘어난 경우와 다를 바 없다. 이와 같은 이유 때문에 HDL 콜레스테롤 수치가 40mg/dL 미만을 동맥경화의 위험인자로 규정하고 고지혈증의 유형 중 하나로 보는 것이다. 흔히 수치가 낮은 것에는 관대해지는 경향이 있지만 HDL 콜레스테롤의 경우는 그 작용을 고려하여 그대로 두지 말고 적극적으로 HDL

콜레스테롤 수치를 높이는 노력을 기울여야 한다.

　D타입 중에는 중성지방 수치가 150㎎/dL 이상으로 높은 경우를 자주 볼 수 있다. 중성지방이 늘어나면 HDL 콜레스테롤이 감소하는 관계가 있기 때문이다. 만약 중성지방 수치가 높다면 먼저 B타입의 식사법을 실천한다. 이를 통해 중성지방 수치를 낮춤으로써 좋은 콜레스테롤의 감소를 억제하도록 한다.

　중성지방 수치가 그다지 높지 않은데도 HDL 콜레스테롤 수치가 지나치게 낮다면 분명히 다른 원인이 있을 것이다. 평소 식사의 내용이 부실하거나 다이어트로 육류나 달걀을 극도로 제한했을 경우에도 좋은 콜레스테롤이 줄어들 수 있다. 또한 오메가-6 지방산(함량이 높은 식품은 269쪽 참조)을 과잉 섭취한 경우에도 HDL 콜레스테롤 수치가 낮아진다. 비만, 흡연, 운동 부족, 단것을 자주 먹는 습관, 과도한 음주습관 역시 좋은 콜레스테롤을 감소시키는 요인이다. 의심스러운 요인을 지금의 생활에서 제거하는 것이 개선을 위한 첫걸음이다.

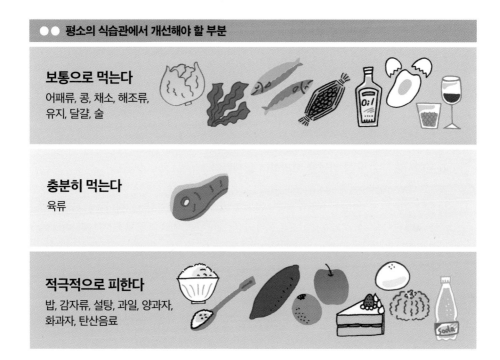

●● 평소의 식습관에서 개선해야 할 부분

보통으로 먹는다
어패류, 콩, 채소, 해조류,
유지, 달걀, 술

충분히 먹는다
육류

적극적으로 피한다
밥, 감자류, 설탕, 과일, 양과자,
화과자, 탄산음료

좋은 콜레스테롤을 늘리는 식사요법

먼저 1단계 식사법부터 시작한다. 43쪽의 동맥경화 위험인자 중에서 해당사항이 있는 사람은 2단계 식사법부터 시작한다.

1단계 식사법

육류 섭취는 늘리고 오메가-3 지방산과 당질을 적정량 섭취한다.

1 육류 섭취를 늘리고 극도의 식사 제한은 하지 않는다

육류에 들어있는 단백질과 포화지방산은 HDL 콜레스테롤의 수치를 높이는 데 필요한 영양소다. 하루에 한 가지 정도는 고기를 이용한 요리를 식탁에 올리도록 한다. 총 콜레스테롤 수치를 낮추기 위해 육류와 기름을 전혀 섭취하지 않은 결과, HDL 콜레스테롤이 줄어든 경우도 있으므로 주의해야 한다.

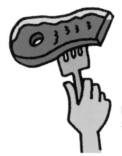

HDL 콜레스테롤이 늘어나도록 매일
적당한 양의 육류를 먹는 것이 중요하다.

2 불포화지방산은 구성 비율을 고려하여 섭취한다

불포화지방산에는 오메가-3 지방산과 오메가-6 지방산이 있는데, 이것을 1 : 3의 비율로 섭취하도록 한다. 오메가-6 지방산은 주로 식물성 기름에 많으며, 이것이 차지하는 비율이 높은 식사를 지속하면 HDL 콜레스테롤 수치가 낮아진다. 육류와 생선을 피하고 채소와 콩류 중심의 식사에다 유지마저 식물성 마가린이나 식용유만 고집하는 경우에 일어날 수 있다. 오메가-3 지방산은 어패류의 기름에 들어있다(269쪽 참조).

3 당질을 과다 섭취하지 않는다

중성지방 수치가 150mg/dL 이하라도 당질은 적정량을 섭취해야 한다. 먼저 자신의 적정 칼로리를 산출한 뒤(67쪽 참조), 그중 당질에서 얻는 칼로리를 50%로 한다(68쪽 참조).

2단계 식사법

STEP2

1단계 식사법을 3개월간 실천했으나 HDL 콜레스테롤 수치가 높아지지 않은 경우
1단계 식사법의 항목 **1, 2, 3**에 밑줄 친 항목을 추가하여 2단계 식사법을 실천한다.

1 육류 섭취를 늘리고 극도의 식사 제한은 하지 않는다

2 불포화지방산은 구성 비율을 고려하여 섭취한다

3 당질을 과다 섭취하지 않는다

4 설탕 섭취량을 하루 40g 이하로 한다

설탕을 지나치게 섭취하면 HDL 콜레스테롤이 감소한다. 요리에 맛을 내거나 과자의 재료로 쓰인 설탕, 커피나 홍차에 넣는 설탕, 잼이나 케첩 등에 들어있는 설탕 등을 모두 더해서 하루 섭취량이 40g 이하가 되도록 한다.

5 알코올 섭취량은 하루 50g 이하로 한다

알코올 50g 이하에 해당하는 적절한 음주량은 다음과 같다.

● 맥주는 중간 병 2병 분량, 일본술은 2홉 분량, 위스키는 더블 2잔 분량, 와인은 와인글라스 4잔 분량이 적정량이다.

"운동은 HDL 콜레스테롤을 증가시키는 데 도움이 되므로 매일 30분 이상 하는 것이 좋습니다. 자신에게 알맞은 운동 강도는 247쪽을 참조하세요."

3개월간 실천해도 HDL 콜레스테롤 수치가 높아지지 않는다면

"HDL 콜레스테롤 수치를 높이는 약은 없기 때문에 LDL 콜레스테롤의 수치를 크게 낮춤으로써 LDL 콜레스테롤과 HDL 콜레스테롤의 균형을 통해 상태를 개선해야 합니다. 이 경우 LDL 콜레스테롤 수치를 120mg/dL 또는 그 이하로 낮추어야 하는 사례도 나옵니다. 자세한 것은 담당의사의 지도를 받도록 하세요."

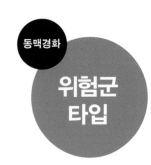

타입별 특징과 식사요법 클리닉

동맥경화의 위험인자를 갖고 있는 상태

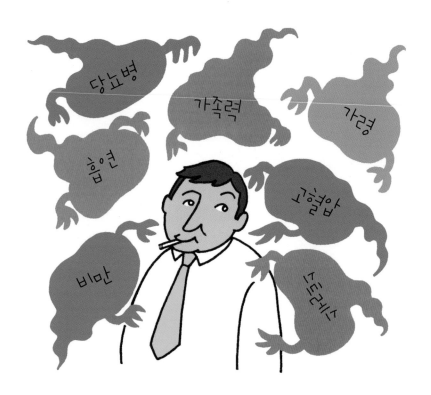

동맥경화가 일으키는 심장병, 그 위험도를 낮추고 해소하려면?

콜레스테롤이나 중성지방이 많아서 문제가 되는 것은 두 가지 모두 동

맥경화를 촉진시켜서 그 후에 협심증이나 심근경색과 같은 관상동맥질환

을 일으킬 위험이 높기 때문이다. 따라서 위험군에 해당하는 사람은 고지혈증과 마찬가지로 동맥경화의 위험군인 셈이다. 머지않아 동맥경화가 일어나거나 아니면 이미 동맥경화가 진행되어 관상동맥질환이 발생할 위험을 내포하고 있다고 할 수 있다.

그러나 다행히도 아직은 위험군인 상태이므로 최악의 사태에 이르기 전에 예방책을 마련할 수 있다. 식사요법을 포함한 생활습관의 개선을 통해 동맥경화를 예방하고 치료하도록 노력해야 한다. 위험군이라도 고지혈증과 중복된 경우가 아니면 65쪽의 '동맥경화를 예방하는 식사법'을 실천한다. 이것은 중년 이후의 누구에게나 권하는 건강식의 설계도다. 고혈압이나 당뇨병이 있는 경우에는 각각의 식사요법을 지키는 것을 전제로 이 식사법을 도입하기 바란다.

위험군을 결정짓는 7대 항목

43쪽의 표에 제시한 항목은 모두 동맥경화의 위험인자다. 가령(加齡)이나 유전처럼 대책을 세우기 곤란한 항목에 대해서는 식사요법을 통해 조금이라도 예방하고 개선할 수 있도록 노력해야 한다. 그 외의 항목에 대해서는 해당하는 위험인자를 제거하는 것이 최선의 해결책이다. 그리고 식사요법을 병행하도록 한다.

■ 요인 1 _ 가령

구미나 일본의 통계를 보면, 남성은 45세부터, 여성은 55세부터 동맥경화성 질환의 사망률과 발병률이 상승한다. 여성의 경우는 단순히 연령보다는 폐경 이후를 위험군에 속할지 아닐지를 결정짓는 경계로 볼 수 있다.

■ 요인 2 _ 비만

영양의 과잉 섭취와 운동 부족이 원인이다. 비만은 고지혈증, 당뇨병, 고혈압과 같은 동맥경화의 위험인자를 동시에 유발한다.

■ 요인 3 _ 당뇨병

당뇨병을 가진 사람은 그렇지 않은 사람보다 협심증이나 심근경색 등의 관상동맥 질환의 발병률이 증가한다. 발병 위험도가 구미에서는 2~6배, 일본에서도 2.6배로 보고된 바 있다. 나쁜 콜레스테롤인 LDL 콜레스테롤의 수치가 120mg/dL 이상인 경우에는 발병 위험도가 더 높아진다. 당뇨병인 경우는 이미 관상동맥질환을 가진 사람과 같은 정도로 위험한 상태라고 할 수 있다.

■ 요인 4 _ 고혈압

고혈압은 세동맥의 동맥경화뿐만 아니라 혈관의 내막이 죽상(粥狀)으로 융기하는 죽상경화성 동맥경화의 명백한 위험인자다.

■ 요인 5 _ 흡연

흡연은 관상동맥질환 및 뇌졸중에 의한 사망에 모두 관련된 위험인자다. 특히 뇌졸중에 의한 사망에서는 흡연자가 비흡연자에 비해 위험도가 3.5~4배나 높은 것으로 밝혀졌다. 무엇보다 금연이 우선이다.

■ 요인 6 _ 가족력

심근경색이나 협심증 등의 관상동맥질환은 발병하기 쉬운 유전 요소가 있다고 보고 가족력도 위험인자로 규정하고 있다. 식사요법을 통해 조금이라도 예방하고 개선할 수 있도록 노력해야 한다.

■ 요인 7 _ 스트레스

스트레스는 지질대사에 이상을 일으켜 나쁜 콜레스테롤인 LDL 콜레스테롤을 증가시키거나 혈압 상승을 유발하기도 한다. 또 스트레스로 인한 지속적인 폭식은 비만의 원인이 되며 결과적으로 동맥경화 위험인자를 하나 더 늘리는 셈이다. 스트레스를 쌓아두지 않는 나름의 대처법이나 해소 수단을 마련하도록 한다.

동맥경화를 예방하는 식사법

고지혈증은 아니지만 동맥경화 위험군에 속하는 사람을 위한 식사법이다. 구체적인 식사량은 부록 '적정 칼로리에 따른 식품별 하루 적정 섭취량'을 참조한다.

자신의 하루 적정 칼로리를 확인하여 적정량을 먹는다
자신의 적정 칼로리를 산출하여(67쪽 참조) 매일 먹는 식사량의 목표로 삼는다. 현재 비만인 경우에는 섭취 칼로리를 더욱 낮춰서 표준 체중(44쪽 참조)으로 감량한다.

영양의 균형을 고려하여 먹는다
총 칼로리를 줄이더라도 섭취한 영양소가 불균형하면 혈중 지질 역시 균형을 이루지 못하여 결국 동맥경화를 일으킨다. 총 칼로리에서 차지하는 각 영양소가 '당질 60 : 단백질 15~20 : 지질 20~25'의 비율을 이루는 것이 이상적이다. 이 비율을 지키려면 부록 적정 칼로리에 따른 식품별 하루 적정 섭취량에서 제시하는 식사량을 기억해 두는 것이 좋다.

콜레스테롤을 과다 섭취하지 않는다
부록 주요 식품의 콜레스테롤 함량을 참조하여 콜레스테롤 섭취량을 하루 300mg 이하로 한다. 당뇨병인 경우는 이보다 더 낮춰서 하루 200mg 이하로 한다.

식이섬유 섭취량은 하루 25g 이상을 목표로 한다
식이섬유는 콜레스테롤을 배출하는 작용을 한다. 하루 25g을 목표로 적극적으로 섭취한다. 주요 식품의 식이섬유 함량은 126쪽을 참조한다.

술은 적당히 마신다
알코올 섭취량은 하루 25g 이하로 절제한다. 알코올 25g 이하에 해당하는 적절한 음주량은 221쪽을 참조한다.

**"식사요법을 실천하기 전에
먼저 나만의 맞춤형 식사 처방전을 작성하세요."**

자신의 하루 적정 칼로리·지방·당질 섭취량을 산출한다

1 표준 체중을 산출한다

빈 칸에 자신의 신장(단위 m)을 넣어 계산한다.

표준 체중(kg) = 신장(m) × 신장(m) × 22*

나의 표준 체중 = ☐(m) × ☐(m) × 22

  = A (kg)

*표준 체중을 산출하기 위한 지수

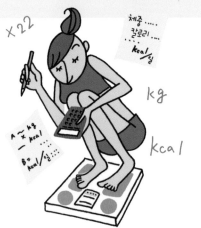

(예) 신장이 163cm인 경우
표준 체중 = 1.63 × 1.63 × 22 ≒ 58.5(kg)

2 하루 적정 칼로리를 산출한다

하루에 섭취하기 알맞은 칼로리(kcal)을 계산한다. 이 수치가 식사요법의 기준이 된다.

하루 적정 칼로리(kcal/일) = 표준 체중(kg) × 25~30*(kcal)

나의 하루 적정 칼로리 = | A (kg) | × | 25~30 (kcal) |

= | B (kcal/일) |

* 표준 체중 1kg당 필요한 칼로리로 활동량의 정도에 따라 달라진다. 고지혈증을 개선하고 동맥경화 위험군에서 벗어나기 위해서는 25~30kcal로 설정한다. 신체 활동이 많은 사람은 30을, 적은 사람은 25를 넣어 계산한다.

(예) 표준 체중이 58.5kg이고 책상 앞에 앉아 일하는 시간이 많아 신체 활동이 적은 경우,
　　하루 적정 칼로리 = 58.4 × 25 = 1,462(kcal/일)

3 하루 적정 지질 섭취량을 산출한다

동맥경화의 예방과 개선을 위해서는 하루 총 칼로리 중 지질에서 얻는 칼로리를 20~25%로 한다. 이 비율에 따른 식사량은 부록 '적정 칼로리에 따른 식품별 하루 적정 섭취량'을 참고한다.

하루 적정 지질 섭취량(g/일) = 적정 칼로리(kcal) × 0.2~0.25* ÷ 9(kcal)

나의 하루 적정 지질 섭취량 = | B (kcal) |

× | 0.25~0.3 | ÷ 9(kcal)

= | (g/일) |

* 하루에 섭취하는 총 칼로리에서 차지하는 지질의 비율을 나타내는 수치다.
　A타입 고지혈증 및 동맥경화 위험군은 0.25(25%)를, 고지혈증 B, C, D 타입은 0.25~0.3(25~30%)을 넣어 계산한다.
　자신이 A타입 고지혈증이고 식사요법을 3개월간 실천해도 효과가 없는 경우에는 0.2(20%)로 낮춰서 계산한다.

(예) 하루 적정 칼로리가 1,465kcal이고 A타입 고지혈증인 경우,
　　하루 적정 지질 섭취량 = 1,465 × 0.25 ÷ 9 ≒ 41(g/일)

4 하루 적정 당질 섭취량을 산출한다

동맥경화의 예방과 개선을 위해서는 하루 총 칼로리 중 당질에서 얻는 칼로리를 50~60%로 한다. 이 비율에 따른 식사량은 부록 '적정 칼로리에 따른 식품별 하루 적정 섭취량'을 참고한다.

하루 적정 당질 섭취량(g/일)＝ 적정 칼로리(kcal) × 0.5~0.6* ÷ 4(kcal)

나의 하루 적정 당질 섭취량 = | B   (kcal) |

× | 0.5~0.6 | ÷ 4(kcal)

= | (g/일) |

＊ 하루에 섭취하는 총 칼로리에서 차지하는 당질의 비율을 나타내는 수치다.
B타입 고지혈증은 0.5(50%)를, A타입 고지혈증 및 동맥경화 위험군은 0.6(60%)을, C·D타입 고지혈증은
0.5~0.6(50~60%)을 넣는다.

(예) 하루 적정 칼로리가 1,465kcal이고 A타입 고지혈증인 경우,

1,465 × 0.6 ÷ 4 ≒ 220(g/일)

Q 아침, 점심, 저녁의 각 섭취량은 앞에서 산출한 적정량을 3으로 나눈 양인가요?

A 정확하게 아침, 점심, 저녁으로 3등분해서 적정량을 먹는 것은 현실적으로 어렵겠지요. 물론 한 끼에 몰아서 과식하는 생활이 지속되면 문제겠지만, 그렇지 않다면 생활방식에 맞추어 하루 동안에 먹은 양을 모두 더했을 때 적정량을 초과하지 않으면 됩니다.

그런데 한 가지 주의할 것은 티타임이나 간식시간에 먹은 것을 제외하면 안된다는 겁니다. 커피에 넣는 설탕이나 크림, 과자나 빵 등 식사 외에 조금씩 먹은 것에도 칼로리가 있고, 지질이나 당질도 들어 있으니까요. 따라서 하루 동안 자신이 먹은 것을 모두 더한 양을 적정량과 비교해야 합니다.

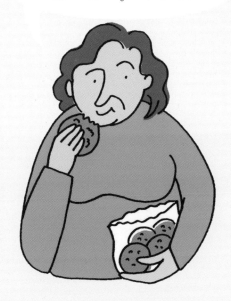

이것도 계산에 넣어야 하는구나!

평소의 식사와 무엇이 어떻게 다른가?
이것이 바로 나의 적정 칼로리에 따른 식품별 하루 적정 섭취량이다

자신의 하루 적정 칼로리(67쪽에서 산출)에 가장 가까운 칸을 찾아 식품별로 하루에 어느 정도의 양을 먹는 것이 적당한지 살펴본다. 평소 자신의 식사와 비교했을 때, 무엇이 부족하고 무엇이 과한지 확인한다.
이 표를 하나의 보기로 삼아 여러 가지 식재료로 바꾸어 가면서 매일의 식사에 활용한다. 식품별로 대략적인 분량을 기억해 두는 것이 요령이다.

* 표 안의 분량은 모두 실제 먹을 수 있는 부분의 양으로 나타낸 것이다.

고지혈증 A, B, C타입의 1단계 식사법과 동맥경화 위험군에 대응한다

총 칼로리 중 당질에서 얻는 칼로리가 60% 이하, 지질에서 얻는 칼로리가 25% 이하가 되도록 한다. 식이섬유는 25g 이상, 콜레스테롤은 300mg 이하로 섭취한다.

하루목표섭취량		1,400kcal/일			1,600kcal/일			1,800kcal/일	
곡류 감미료	밥	남성용 밥공기 ¾공기, 여성용 밥공기 1공기	110g(185kcal)	밥	남성용 밥공기 1공기 여성용밥공기 1⅓공기	150g(158kcal)	밥	남성용 밥공기 1공기조금더되게 여성용밥공기 1½공기	170g(286kcal)
	식빵	1.5cm 두께1장	50g(132kcal)	식빵	2cm 두께1장	60g(157kcal)	식빵	1.5cm 두께1장 반	75g(198kcal)
	메밀국수 (삶은 것)		155g(205kcal)	메밀국수 (삶은 것)		165g(218kcal)	메밀국수 (삶은 것)		190g(251kcal)
	흰 설탕	3⅓큰술	30g(115kcal)	흰 설탕	3⅔큰술	34g(131kcal)	흰 설탕	1¼큰술	38g(146kcal)
	* 과자를 먹거나 술을 마시는 경우는 그 분량의 칼로리만큼 위 식품의 양을 조절한다.								
유지류 종실류	혼합유 (식용유)	약 ⅓큰술	5g(46kcal)	혼합유 (식용유)	½큰술	6.5g(60kcal)	혼합유 (식용유)	⅔큰술	9g(83kcal)
	올리브유	½큰술	6.5g(60kcal)	올리브유	⅔큰술	9g(83kcal)	올리브유	⅔큰술	9g(83kcal)
	깨	⅔작은술	2g(12kcal)	깨	⅔작은술	2g(12kcal)	깨	⅔작은술	2g(12kcal)
어패류 육류 콩 콩 제품	전갱이	⅔마리 (폐기량 포함 145g)	65g(79kcal)	전갱이	4/5마리 (폐기량 포함 180g)	80g(97kcal)	전갱이	1마리 (폐기량 포함 220g)	100g(121kcal)
	닭고기 가슴살 (껍질 없는 것)		45g(55kcal)	닭고기 가슴살 (껍질 없는 것)		65g(79kcal)	닭고기 가슴살 (껍질 없는 것)		95g(115kcal)
	* 전갱이와 닭고기 가슴살(껍질 없는 것)은 모두 지방이 적다. 지방이 많은 어패류나 육류를 먹을 때는 이보다 분량을 줄인다.								
	* 폐기량은 식품에서 먹지 않고 버려지는 부분, 예를 들어 조개의 껍데기와 같은 것을 가르킨다.								
	두부 (단단한 것)			⅓모		100g(72kcal)			
	미소된장 (강한 맛의 담색된장)			미소된장국 1그릇 분량 ⅔큰술		12g(23kcal)			

하루목표섭취량	1,400kcal/일	1,600kcal/일		1,800kcal/일
채소류 감자류 버섯류 해조류 과실류	**채소류 · 감자류** 녹황색채소와 담색채소를 더한 하루 목표 섭취량은 300~350g이다. 이와 함께 감자류도 섭취한다.	시금치	1단	**50g**(10kcal)
		우엉		**30g**(20kcal)
		당근		**30g**(11kcal)
		무		**100g**(18kcal)
		오크라	3개	**20g**(6kcal)
		양파	1/4개	**50g**(19kcal)
		콜리플라워	작은송이2개	**30g**(8kcal)
		곤약	1/4장	**50g**(4kcal)
		감자	1/2개	**50g**(38kcal)
	버섯류 · 해조류 식이섬유를 공급해주는 중요한 식품이다.	새송이버섯	1/2개	**40g**(10kcal)
		큰실말		**50g**(2kcal)
		맛버섯		**20g**(3kcal)
		미역		**20g**(3kcal)
		마른 표고버섯	2장	**6g**(11kcal)
	과일 과일은 하루에 80~100kcal 분량을 먹는다.	사과	1/4개	**75g**(41kcal)
		귤	1개	**100g**(46kcal)
달걀 유제품	**달걀**	달걀	1/2개	**25g**(38kcal)
	유제품	프로세스치즈	1조각	**20g**(68kcal)
		플레인 요구르트	1조각	**120g**(74kcal)

※ 부록 '적정 칼로리에 따른 식품별 하루 적정 섭취량'도 참조한다. 고지혈증 A타입과 B타입의 2단계 식사법을 위한 하루 적정 섭취량이 함께 제시되어 있다.

Part 2

의사와 셰프가 제안하는

인기 메뉴
콜레스테롤 감소 작전

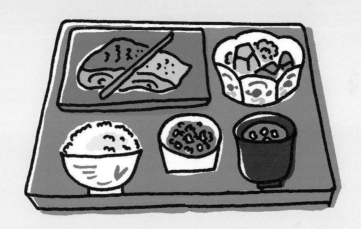

모두가 좋아하는 인기 메뉴일수록
고칼로리, 고지방, 고콜레스테롤인 경우가 많다.
본래는 삼가야 할 요리지만 이제 애써 참을 필요가 없다.
나카야 선생의 날카로운 조언과
이시나베 셰프의 참신한 조리법이 만나 새로운 요리로 태어났다.
콜레스테롤 걱정은 덜고 맛까지 더한
안심 레시피를 지금부터 소개한다.

칼로리·지질의 섭취량을
적정량으로 조절하는 것이
최우선 과제다

콜레스테롤 수치를 낮추려면 콜레스테롤의 섭취량뿐 아니라,
식사를 통해 얻는 칼로리와 지질의 양을 줄이는 것이 중요하다.

칼로리 과다 섭취가 혈중 콜레스테롤 과잉의 원인이다

콜레스테롤은 혈액 속뿐만 아니라 체내 구석구석에 존재하는 지질의 일종이다. 우리는 늘 음식물에서 콜레스테롤을 섭취하고 있지만, 체내에 있는 콜레스테롤의 70~80%는 간에서 합성된다. 그런데도 왜 식사량을 제한해야 하는 것일까? 이유는 우리가 식사를 통해 흡수하거나 체내에 갖고 있는 단백질이나 당질, 지질 모두가 콜레스테롤의 재료가 되기 때문이다.

여분의 칼로리는 콜레스테롤 수치의
상승으로 이어진다.

간에서 합성되는 콜레스테롤의 양은 혈액 속의 콜레스테롤의 양이 일정하게 유지되도록 조절되고 있다. 예를 들어, 식사로 섭취한 콜레스테롤의 양이 많을 때는 합성되는 콜레스테롤의 양이 감소한다.

그러나 지속되는 과식으로 지질의 과다 섭취가 이어지

면 간에서 필요 이상으로 콜레스테롤이 만들어지게 되어 혈액 속의 콜레스테롤이 증가한다.

중성지방 역시 간에서 합성된다. 중성지방은 우리 몸의 에너지원이 되는 중요한 지질이다. 우리 몸속에서는 먼저 당질인 포도당이 에너지원으로 사용되고, 그래도 부족한 경우에는 중성지방이 소비된다. 그러나 활동량이 적거나 활동량 이상으로 지질이나 당질의 섭취량이 많으면 중성지방이 과잉 상태가 된다.

과다 섭취된 당질은 간에서 이루어지는 중성지방의 합성을 촉진한다. 식사를 하면 혈당이 오르고, 그것을 낮추기 위해 췌장에서 인슐린이라는 호르몬이 분비된다. 그런데 이 인슐린은 간에서 이루어지는 중성지방의 합성을 촉진하는 작용을 한다. 즉 당질을 과다 섭취하여 인슐린이 분비되면, 많은 양의 중성지방이 합성되는 것이다. 지나치게 늘어난 중성지방은 피하나 내장 주위에 축적되어 비만의 원인이 된다.

식사에서 얻는 칼로리는 인간이 살아가기 위해 필요한 것이다. 그러나 필요 이상으로 흡수한 후 이를 충분히 소비하지 않으면 혈액 속에 콜레스테롤이나 중성지방이 과잉 상태가 되고, 결국 동맥경화의 원인이 된다. 따라서 콜레스테롤과 중성지방을 줄이려면 먼저 식사에서 얻는 총 칼로리를 줄이는 것이 중요하다.

칼로리 제한으로 내장지방형 비만도 예방한다

콜레스테롤이나 중성지방의 수치가 높은 사람은 대부분 식습관에 그 원인이 있다. 따라서 섭취 칼로리를 제한하지 않으면 콜레스테롤이나 중성지방의 수치가 떨어지지 않는다.

평소 자신이 무얼 어떻게 얼마만큼 먹는지 점검하고, 만약 과식을 하는 편이라면 식사의 양을 바로잡는 것이 고지혈증 개선을 위한 첫걸음이다. 신체를 건강한 상태로 유지하려면 67쪽에서 산출한 자신의 신체 상태에 알맞은 칼로리를 지켜야 한다. 가장 먼저 할 일은 총 칼로리와 지질의 섭취량을 줄이는 것이다.

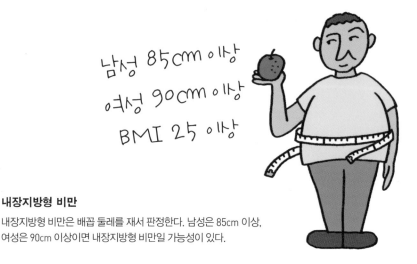

남성 85cm 이상
여성 90cm 이상
BMI 25 이상

내장지방형 비만
내장지방형 비만은 배꼽 둘레를 재서 판정한다. 남성은 85cm 이상,
여성은 90cm 이상이면 내장지방형 비만일 가능성이 있다.

과거 일본인은 서구인에 비해 살이 찐 사람이 별로 없었다. 그러나 최근 비만 인구가 증가하는 추세를 보이고 있다. 2002년 일본의 국민영양조사에 따르면, 30~69세 남성의 약 30%에서 비만도를 나타내는 BMI(44쪽 참조)가 25를 넘는 것으로 나타났다.

과식은 비만으로 이어지고 다시 다양한 생활습관병을 초래하는 큰 요인이 된다. 비만은 피하나 내장 주위에 중성지방이 과잉 축적된 상태다. 그중에서도 내장 주위에 중성지방이 축적된 '내장지방형 비만'은 생활습관병으로 발전하기 쉬운 것으로 알려져 있다. 식사에서 얻는 칼로리와 지질을 제한하면 이러한 내장지방의 축적도 막을 수가 있다.

칼로리를 줄이려면?

하루에 섭취하는 총 칼로리를 줄이기 위해 갑자기 식사를 거르면 신체에 부담을 주게 된다. 게다가 극도로 기름을 제한하면 우리 몸에 필요한 지방산마저 섭취하지 못해 영양의 균형이 무너지고 만다. 그 결과 피로감이나 피부에 트러블이 생기는 증상이 나타난다. 칼로리를 줄이되 건강에 해가 되지 않게 맛있게 먹고 싶다는 마음을 갖는 것은 당연하다. 그런데 유독 맛있는 음식들 중에 콜레스테롤이나 유지의 함량이 높은 경우가 많다. 그렇다고 콜레스테롤 수치를 낮추기 위해 그러한 음식을 무조건 금지하기만 한다면 음식에 대한 만족감이 채워지지 않고, 그 자체가 스트레스가 되어 결국 오래가지 못한다. 그래서 체계적인 식사요법을 통해 적당한 양을 맛있게 먹는 것이 중요하다.

이를 위해 본 장에서는 단순한 양적 제한이 아니라, 유연한 발상으로 현명하게 칼로리를 줄이는 방법을 일러줄 것이다. 카레, 햄버그스테이크, 그라탱 같은 전형적인 서양식 요리도 올바른 재료 선택법과 기름을 적게 쓰는 조리법, 채소를 듬뿍 넣은 식단 구성 등을 적용하면 맛이 주는 만족감은 그대로 지키면서 칼로리를 확실하게 낮출 수 있다. 육류 역시 지질이 적은 부위를 고르거나, 다양한 조리 아이디어를 활용하면 불필요한 지방을 줄일 수 있다.

좋아하는 음식을 억지로 참아가며 스트레스를 받기보다는 안심하고 먹을 수 있는 음식으로 바꾸는 지혜를 발휘한다. 다음 페이지부터 콜레스테롤과 지방의 섭취를 줄이면서 맛있게 먹을 수 있는 요리의 비결을 소개한다. 잘 익혀두어 맛이 주는 즐거움과 이를 통해 얻은 건강을 두루 누릴 수 있는 식생활을 시작하자.

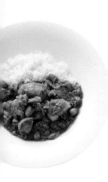

먹고 싶은 고칼로리 요리는 어떻게 하면 좋을까?

의사와 셰프가 펼치는 콜레스테롤 감소 작전
카레 편

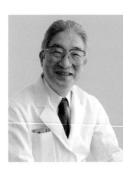

나카야 노리아키 선생

"눈에 보이는 육류의 지방은 되도록
모두 제거하세요. 그리고 고형 카레의 경우는
유지를 줄이는 것이 좋습니다."

눈에 보이는 기름은 되도록 모두 제거한다

나카야　카레는 아이부터 어른까지 누구나 좋아하는 음식이지요. 그런데 카레는 지질이 많아서 칼로리가 높습니다. 고기를 넣을 때는 우선 눈에 보이는 기름을 제거한 후에 사용하는 것이 좋습니다.

이시나베　그렇다면 지방이 적은 부위는 괜찮은가요?

나카야　그렇습니다. 쇠고기나 돼지고기는 살코기가 좋겠지요. 닭고기는 껍질을 벗겨서 사용하고요.

이시나베　닭고기는 껍질이 있어야 맛있을 텐데……. 가능하다면 껍질째 미리 구워서 여분의 기름을 뺀 뒤에 카레에 넣고 끓이는 것은 어떨까요? 그렇게만 해도 기름이 꽤 많이 빠지거든요. 그리고 카레는 국물이 많은 편이라 국물에 녹아 나온 기름이 위에 뜨게 되는데, 이것을 조리 마지막에 말끔히 걷어내도록 하지요.

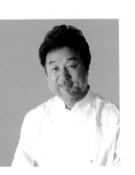

이시나베 유타카 셰프

"닭고기는 구우면 기름이 꽤 많이 빠집니다.
시판되는 고형 카레를 쓰지 않더라도 양파와 콩의
맛을 살리면 맛있는 카레가 만들어진답니다."

카레 가루로 고형 카레를 만든다

나카야 시판되는 고형 카레*에는 의외로 유지가 많습니다. 동물성 유지도 쓰이지요.
지질과 칼로리를 낮추려면 고형 카레에서 유지를 줄이는 것이 좋습니다만.

이시나베 그렇다면 고형 카레 대신 카레 가루**로 카레를 만들어 보는 건 어떨까요?
시판되는 고형 카레를 쓰지 않더라도 채소와 콩의 맛을 충분히 살리면 맛이
깊고 풍부한 카레를 만들 수 있습니다. 잘 볶은 양파는 단맛을 내고, 콩을
삶은 물은 카레의 좋은 맛국물이 됩니다. 콩에 따라서는 카레에 적당한 농
도를 내주기도 하지요. 그런데 어패류라면 콜레스테롤 걱정은 하지 않아도
되나요?

나카야 새우, 오징어, 조개 등에 콜레스테롤이 많은 것은 사실이지만, 간이나 달걀
과 달리 그다지 흡수가 잘 되는 편이 아닙니다. 대략 절반 정도지요. 그리
고 어패류에는 불포화지방산이 많기 때문에 지나치게 예민할 필요는 없을

것 같습니다. 다만, 바지락, 모시조개, 대합 등 내장째 먹는 조개류는 반드시 주의해야 합니다. 콜레스테롤은 내장에 많기 때문이죠. 가리비 패주처럼 근육만 먹는 조개류라면 특별히 문제는 없습니다.

이시나베 그렇군요. 그렇다면 해물 카레에는 가리비 패주를 넣는 게 좋겠군요. 그런데 카레와 함께 먹는 밥의 양은 어느 정도가 좋은가요? 특별히 주의해야 할 점이 있을까요?

나카야 콜레스테롤 수치만 높은 편이라면 밥의 양은 보통이라도 괜찮지만, 중성지방 수치가 높은 편이라면 많이 먹지 말아야 합니다. 백미에 식이섬유가 풍부한 납작보리를 섞어 먹는 것도 좋겠지요. 만약 밥이 적어서 포만감이 들지 않는다면 카레에 채소를 더 넣어서 건지를 푸짐하게 해서 먹는 것도 좋을 것 같습니다.

이시나베 채소는 많은 편이 좋다는 말씀이군요. 그렇다면 샐러드도 곁들여보지요. 반찬 대신 먹을 만한 신선한 샐러드를 카레와 함께 구성해 보겠습니다.

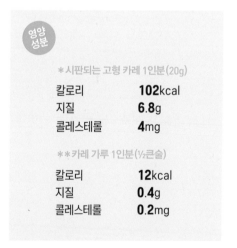

칼로리	지질	콜레스테롤
일반적인 치킨 카레		
690kcal	20.8g	52mg
이 책의 저콜레스테롤 카레		
540kcal	10.7g	47mg
일반적인 해물 카레		
726kcal	17.3g	153mg
이 책의 저콜레스테롤 해물 카레		
409kcal	1.9g	111mg

영양성분

＊시판되는 고형 카레 1인분(20g)

칼로리	**102**kcal
지질	**6.8**g
콜레스테롤	**4**mg

＊＊카레 가루 1인분(½큰술)

칼로리	**12**kcal
지질	**0.4**g
콜레스테롤	**0.2**mg

영양성분의 출전 : 조시에이요우 대학 출판부 간행, 『새로 나온 매일의 식사 칼로리 가이드북』

닭고기와 콩의 저콜레스테롤 카레

저콜레스테롤 카레가 내는 풍부한 맛의 비결은 바로 풍성하게 들어간 양파와 콩 삶은 물을 이용한 국물에 있다.
껍질째 넣는 닭고기는 카레를 끓이기 전에 미리 잘 구워서 기름을 빼는 것이 포인트다.
채소와 고기가 가진 고유의 맛을 충분히 살리면 기름을 적게 써도 맛있는 카레가 만들어진다.
여기에 발사믹 식초의 풍미가 산뜻한 토마토 샐러드를 곁들이면 더 이상 부족함이 없다.

Side Dish 토마토와 양파 샐러드

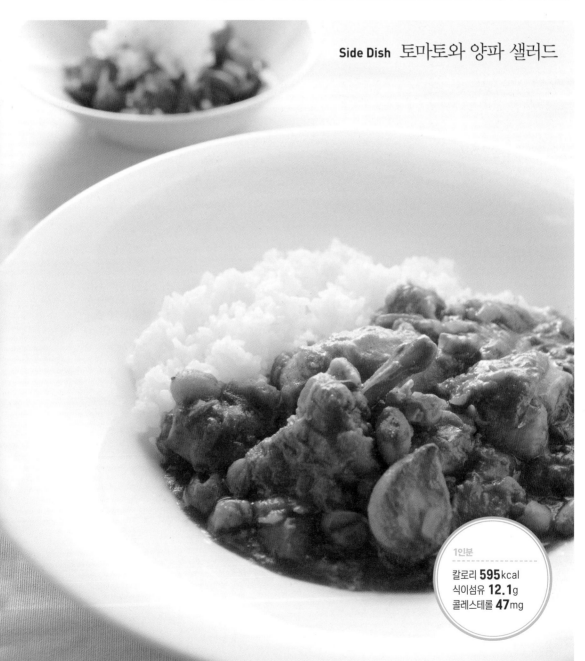

1인분

칼로리 **595**kcal
식이섬유 **12.1**g
콜레스테롤 **47**mg

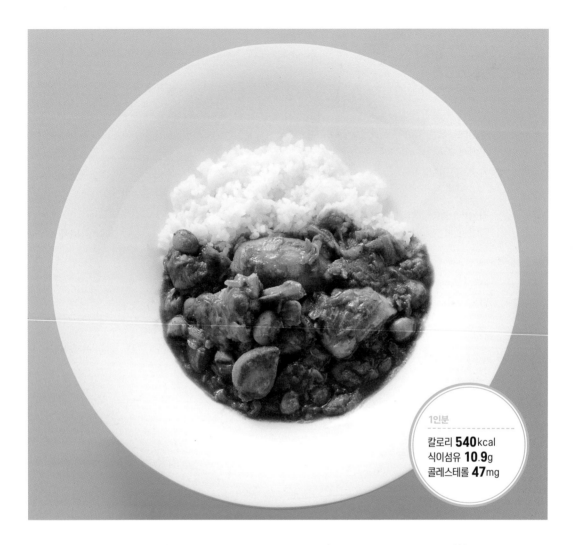

닭고기와 콩의
저콜레스테롤 카레

1큰술 조금 더 되게, 가람 마살라*** 1~2번 뿌릴
정도], 콩 삶은 물 ¾컵, 소금 ⅓작은술, 식용유 조금,
밥 280g

재료(2인분)

닭고기(뼈 있는 넓적다릿살을 토막낸 것) 300g, 마늘 2
쪽, 소금·후추·박력분 적당량씩, 병아리콩·호랑이
콩*(하룻밤 물에 담가 불렸다가 부드럽게 삶은 것. 삶은
물도 사용한다**) 50g씩, 당근 30g, 감자 1개

● **양파소스** : 양파(얇게 썬다) 큰 것 ½개, 토마토 작은
것 1개, 소금 조금, 올리브유 ½작은술, **A**[카레 가루

이렇게 만드세요

① 양파소스 재료의 양파와 토마토를 볼에 담
고, 소금과 올리브유를 뿌린 후 랩을 씌워

* 강낭콩의 일종.

** 마른 콩 25g을 물에 불렸다가 삶으면 50~60g이 된다. 병아리
콩, 호랑이콩 외에 노란콩(메주콩)을 사용해도 된다.

*** 인도나 티베트에서 사용하는 혼합 향신료.

500W의 전자레인지에서 3분간 가열한다. 위아래를 잘 섞어준 후 다시 랩을 씌워 전자레인지에서 1분간 가열한다.

② 토마토의 꼭지를 떼고 과육을 으깨서 양파와 고루 섞은 후 다시 랩을 씌워 전자레인지에서 2분간 가열한다. 랩을 씌운 상태에서 10분 이상 그대로 둔다.

③ 당근은 삼각 모양이 되도록 각을 돌려가며 썬다. 식용유로 볶은 후 뜨거운 물을 끼얹어서 여분의 기름을 뺀다.

④ 감자는 먹기 좋은 크기로 썰어서 삶는다.

⑤ 닭고기에 소금 ½작은술과 후추를 뿌리고 박력분을 묻혀둔다.

⑥ 팬에 식용유를 두르고 ⑤를 껍질 쪽이 밑으로 가도록 해서 굽는다. 굽기 시작할 때 마늘을 넣고 뚜껑을 덮어 닭고기를 속까지 익힌다. 노릇하게 바싹 구워지면 꺼낸다.

⑦ 닭고기를 구웠던 팬의 기름을 닦아내고 ②의 양파소스와 A를 넣고 함께 볶는다. 여기에 콩 삶은 물, 물 1¼컵, 콩을 넣고 위에 뜨는 거품을 걷어내면서 약 10분간 끓인다.

⑧ 간을 보아 양파의 단맛이 충분히 우러났으면 소금으로 간을 맞추고, 마지막에 당근, 닭고기, 감자를 순서대로 넣고 끓인다. 다 끓은 후에 잠시 그대로 두면 맛이 더욱 잘 밴다.

⑨ 그릇에 밥을 담고 카레를 부어준다.

도움말

닭고기는 너무 오래 익히면 살이 퍼석퍼석해지므로 마지막에 넣도록 한다.

세프의 지혜

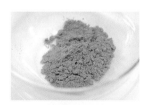

● Point 1

유지가 많은 시판 고형 카레 대신 여기서는 카레 가루를 사용했다. 가람 마살라를 조금 넣어주면 향이 풍부해지고 매운맛이 잘 어우러진다.

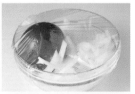

● Point 2

전자레인지를 이용해서 만든 양파소스는 단시간에 소량의 기름으로 간편하게 볶아낸 양파처럼 단맛을 낸다. 가열 후에는 랩을 씌운 상태로 잠깐 그대로 둔다.

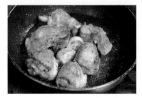

● Point 3

닭고기는 카레에 넣고 끓이기 전에 팬에서 구워 껍질과 고기 사이에 있는 지방을 녹여서 제거한다. 이때 마늘과 함께 구우면 닭고기 특유의 냄새가 없어진다.

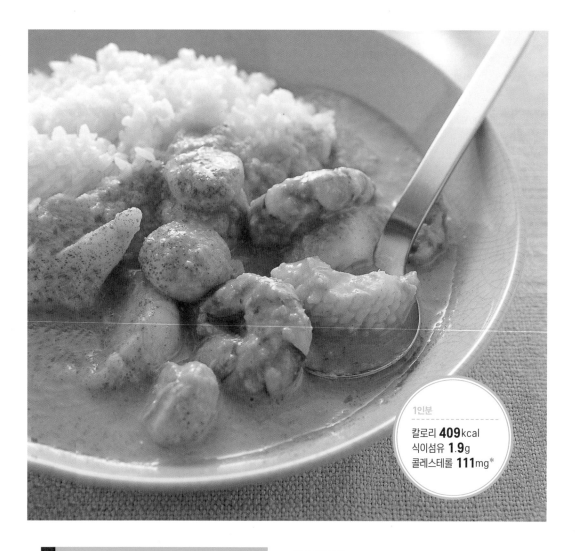

1인분

칼로리 **409**kcal
식이섬유 **1.9**g
콜레스테롤 **111**mg*

저콜레스테롤
해물 카레

매운맛을 줄여 맛이 순하고 부드럽다.
여기서는 우유를 사용했지만, 저지방 우유나 두유를
쓰면 칼로리와 지질을 더 줄일 수 있다.

재료(2인분)

오징어(몸통) 70g, 가리비 패주(냉동) 4개, 새우(냉동)
4마리, 소금·후추(밑간용) 조금씩, 양송이버섯 4개,
A[양파소스(재료와 조리법은 82쪽 참조) 2큰술, 생강
(껍질째 강판에 간 것) 1작은술, 카레 가루 1큰술 조금
더 되게, 가람 마살라(향신료) 1~2번 뿌릴 정도], 우유
2컵, 소금 적당량, 파프리카** 적당량, 밥 280g

* 오징어, 조개, 새우는 소화·흡수율이 그다지 좋지 않기 때문에 실
  제 흡수되는 콜레스테롤의 양은 함량의 절반 정도인 것으로 알려
  져 있다.

** 파프리카 고추를 빻아 만든 진홍색 가루.

① 냉동 가리비 패주와 새우는 냉장고에서 해동
한 후 물기를 닦는다. 새우는 등 쪽의 내장
을 뺀다.

② 오징어는 몸통의 껍질을 깨끗이 벗겨내고,
표면에 격자 모양으로 칼집을 넣어 한 입 크
기로 썬다.

③ 손질한 가리비 패주와 새우, 오징어에 소금
과 후추를 뿌려 밑간해둔다.

④ 양송이버섯은 밑동을 잘라내고 가볍게 물로
씻는다.

⑤ A를 양념절구에 넣고 곱게 갈아서 페이스트
상태로 만든다. 소형 푸드 프로세서에 넣고
갈아도 된다.

⑥ 냄비에 ⑤와 우유를 넣고 잘 섞은 후 끓어
넘치지 않게 가열한다.

⑦ 맛을 보아 양파의 단맛이 충분히 우러났으면
밑간해둔 어패류와 양송이버섯을 넣고 살짝
끓인다. 간을 보아 필요하면 소금을 넣는다.
재료가 다 익었으면 완성이다.

⑧ 그릇에 밥을 담아 카레를 붓고 파프리카를
뿌려서낸다.

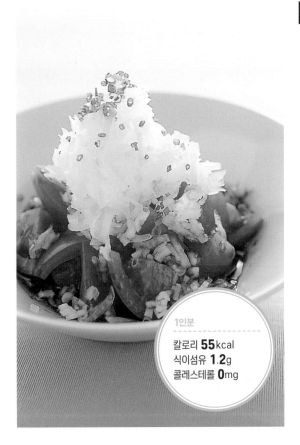

1인분

칼로리 **55**kcal
식이섬유 **1.2**g
콜레스테롤 **0**mg

토마토와 양파 샐러드

재료(2인분)

토마토 작은 것 2개, 양파(다진 것) 2큰술, 발사믹
식초 1큰술, 아보카도 기름 ½큰술, 차이브(송송
썬 것) 적당량

이렇게 만드세요

① 토마토는 꼭지를 떼고 한 입 크기로 썬
다. 양파는 매운맛이 강하면 적당히 물
에 헹군 후에 물기를 짠다.

② 그릇에 토마토를 담고 발사믹 식초와 아
보카도 기름을 뿌린다. 토마토 위에 양
파를 소복하게 올리고 위에 차이브를 뿌
려서낸다.

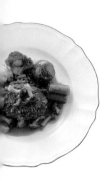

먹고 싶은 고칼로리 요리는 어떻게 하면 좋을까?

의사와 셰프가 펼치는 콜레스테롤 감소 작전

햄버그스테이크 편

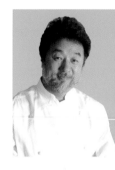

이시나베 유타카 셰프

"고기는 쇠고기 뒷다릿살의 살코기를 사용하지요. 거기에 간장을 기본으로 하고, 버섯 등이 들어간 소스를 부어서 먹는 것은 어떨까요?"

햄버그스테이크, 육류 부위의 선택이 중요하다

나카야 햄버그스테이크는 주재료인 쇠고기 다짐육*에 지방이 많습니다. 콜레스테롤 수치가 높으면 지질의 양을 제한해야 하기 때문에 육류의 선택이 중요합니다.

이시나베 그렇군요. 살코기 부분이 많은 쇠고기 뒷다릿살**이나 보섭살***은 어떨까요?

나카야 좋습니다. 그런데 육류를 구입할 때는 미리 갈아 놓은 고기를 살 것이 아니라, 되도록 직접 보고 살코기 부위를 골라 정육점 등에서 갈아 달라고 하는 것이 좋습니다. 미리 갈아 놓은 고기는 지방이 어느 정도 들어 있는지 알 수가 없으니까요. 그리고 햄버그스테이크 반죽에는 양파와 같은 부재료를 많이 넣는 것이 좋겠지요.

이시나베 그렇다면 양파와 양송이버섯을 넣는 것이 좋겠군요. 양송이버섯은 감칠맛이 있는 버섯이라 지방이 적은 고기라도 맛이 좋아질 겁니다.

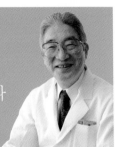

나카야 노리아키 선생

"그것 좋은 생각이군요. 햄버그스테이크는 육류의
어떤 부위를 선택하느냐가 중요합니다. 살코기를 골라
기름을 쓰지 않는 소스로 먹는 것이 좋습니다."

소스, 기름을 쓰지 않은 간장소스가 좋다

나카야 햄버그스테이크는 소스에 유지가 많은 편이라 자신도 모르게 다량의 지질을
섭취할 수 있습니다. 햄버그스테이크와 같은 고기 요리는 기름을 쓰지 않은
소스로 먹는 것이 좋겠지요.

이시나베 간장이 고기 요리에 잘 어울립니다. 간장을 맛국물이나 스프로 묽게 하고 여기
에 양파나 에샬로트, 검은 후추 등을 넣어 그 맛을 강조하면 전체적으로 맛이
뚜렷해져서 고기의 맛이 한층 더 살아납니다. 이번에는 간장을 기본으로 한 소
스에 만가닥버섯을 넣어 보지요. 만가닥버섯은 쇠고기와 맛이 잘 어울리거든요.

채소, 종류별로 다양하고 푸짐하게

나카야 햄버그스테이크에는 채소를 듬뿍 곁들여내는 것이 좋습니다.

이시나베 그렇다면 채소의 양뿐만 아니라 종류도 좀 늘려 볼까요? 당근은 꼭 버터나 설탕으로 윤기나게 조리지 않아도 소금과 레몬즙만으로도 자연스러운 단맛을 낼 수 있습니다. 여기에 비타민C와 식이섬유가 많은 브로콜리와 콜리플라워를 더하고 우엉도 스프로 부드럽게 익혀서 함께 내도록 하지요. 그리고 방울토마토를 오븐에 구워서 곁들일까 합니다. 단맛이 강해져서 맛이 있지요. 한 접시에 오색 채소가 모이면 색깔도 고울 겁니다.

나카야 기름과 칼로리를 낮춰도 곁들이는 채소가 푸짐해서 포만감이 느껴지는 데다 여러 가지 맛의 변화도 즐길 수 있겠군요. 갑자기 저도 먹고 싶어지는데요.

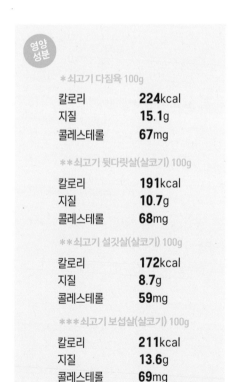

영양성분

*쇠고기 다짐육 100g

칼로리	**224**kcal
지질	**15.1**g
콜레스테롤	**67**mg

**쇠고기 뒷다릿살(살코기) 100g

칼로리	**191**kcal
지질	**10.7**g
콜레스테롤	**68**mg

**쇠고기 설깃살(살코기) 100g

칼로리	**172**kcal
지질	**8.7**g
콜레스테롤	**59**mg

***쇠고기 보섭살(살코기) 100g

칼로리	**211**kcal
지질	**13.6**g
콜레스테롤	**69**mg

칼로리	지질	콜레스테롤
일반적인 데미글라스소스 햄버그스테이크		
558kcal	37.6g	100mg
이 책의 저콜레스테롤 햄버그스테이크		
295kcal	16.2g	93mg

영양성분의 출전: 조시에이요우 대학 출판부 간행, 『새로 나온 매일의 식사 칼로리 가이드북』

저콜레스테롤 햄버그스테이크

쇠고기 뒷다릿살의 살코기에 양파와 양송이버섯을 더해 완자를 빚었다.
색깔 고운 채소를 조금씩 곁들이고 소스에도 아이디어를 발휘했다.
채소와 버섯이 듬뿍 들어가서 부피감도 맛도 만족스러운 햄버그스테이크가 완성되었다.

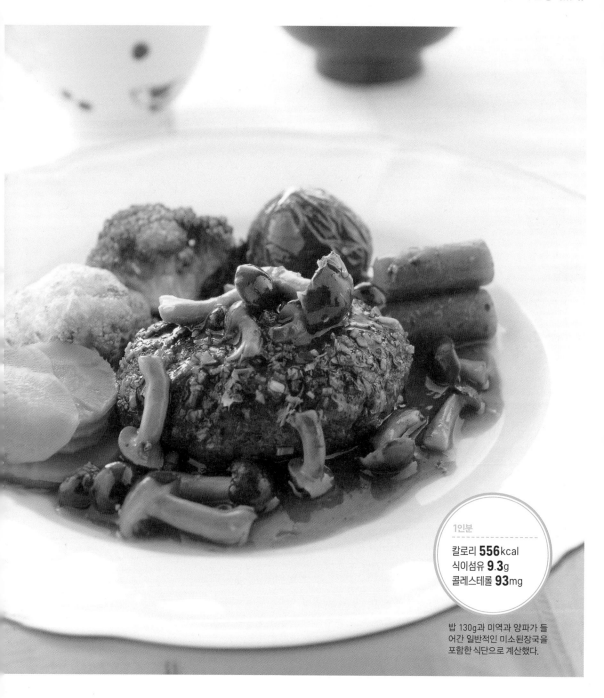

1인분

칼로리 **556**kcal
식이섬유 **9.3**g
콜레스테롤 **93**mg

밥 130g과 미역과 양파가 들어간 일반적인 미소된장국을 포함한 식단으로 계산했다.

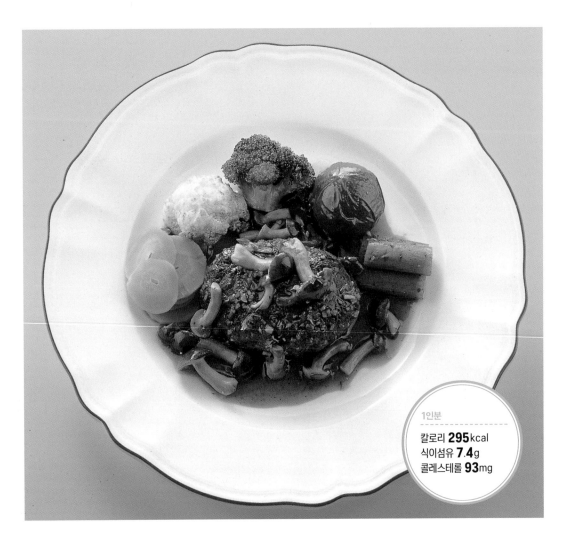

1인분

칼로리 **295**kcal
식이섬유 **7.4**g
콜레스테롤 **93**mg

저콜레스테롤
햄버그스테이크

재료(2인분)

- **고기완자 : A**[쇠고기 뒷다릿살(살코기를 깍뚝썰기 한 것) 120g, 양파 40g, 양송이버섯 40g], 소금 ¼작은술, 후추 조금, 달걀 ½개, 빵가루 1큰술 조금 더 되게, 식용유(구울 때 사용) 1큰술

- **곁들임 채소 :** 우엉(3cm 길이) 6개, **B**[양파(다진 것) 1큰술, 부용*(분말 육수를 온수에 푼 것) 2컵], 당근 (얇고 둥글게 썬 것) 12장, **C**[소금 ⅓작은술, 레몬즙 조금], 방울토마토 2개, 브로콜리 · 콜리플라워(작은 송이) 2개씩

- **버섯소스 :** 만가닥버섯 100g, 마늘(다진 것) 조금, 에샬로트(다진 것) 10g, **D**[간장 1작은술 조금 못 되게, 부용(분말 육수를 온수에 푼 것) ⅓컵], 식용유 · 올리브유 1작은술씩, 파슬리(다진 것) 적당량

* 서양 요리 기본 재료의 하나로 고기, 뼈, 생선 등과 향신료 · 향미 채소 등을 함께 장시간 고아서 만든 맑은 국물이다. 쇠고기, 닭고기, 채소 등 물에 풀어 사용하는 분말 육수도 있다.

❶ 푸드 프로세서에 A를 모두 넣고 갈아서 다 짐육 상태로 만든다.

❷ ❶을 볼에 담고 소금, 후추, 달걀, 빵가루를 순서대로 넣어 끈기가 생기도록 잘 섞어준다. 이것으로 햄버그스테이크의 고기완자가 완성되었다.

❸ 곁들여내는 채소들을 준비한다. 우엉은 B에 넣고 부드럽게 조린다. 다 익으면 그대로 잠시 두어 맛이 배게 한다.

❹ 냄비에 물 ½컵과 C를 넣고 약한 불에서 당근을 부드럽게 익힌다.

❺ 브로콜리와 콜리플라워는 데쳐낸 후 팬에서 표면이 노릇해지도록 살짝 굽는다.

❻ ❷의 고기완자를 반으로 나누어 타원형으로 모양을 빚는다. 팬에 식용유를 두르고 고기완자를 넣어 약한 불에서 굽는다. 한쪽 면이 노릇하게 익으면 뒤집어서 뚜껑을 덮고 찌듯이 굽는다. 먹음직스럽게 구워졌으면 꺼낸다.

❼ 방울토마토는 꼭지를 떼고 170℃의 오븐에서 2분간 굽는다.

❽ 버섯소스를 만든다. 만가닥버섯은 밑동을 잘라내고 가닥을 나눈다. 팬에 식용유를 두르고 만가닥버섯을 볶아서 소금(분량 외)을 조금 뿌린 후에 그릇에 옮겨 담는다.

❾ ❽의 팬에 올리브유를 두르고 마늘과 에샬로트를 볶는다. 향이 나기 시작하면 D와 볶아 놓은 만가닥버섯을 넣고 잘 섞는다.

❿ 그릇에 구워 놓은 고기완자를 담아 소스를 끼얹고 위에 파슬리를 뿌려준다. 곁들임 채소를 함께 담아서 낸다.

도움말

부용은 시판되는 육수를 표시한 양의 물에 풀어서 준비한다

● Point 1

고기완자에 다진 양송이버섯을 넣어 부피감과 맛을 더한다. 양파를 섞어주는 것도 같은 이유에서다. 빵가루는 보통 우유에 적셔서 사용하지만, 여기서는 그대로 쓴다. 빵가루가 채소에서 나오는 수분을 흡수하여 촉촉한 맛을 느끼게 해 준다.

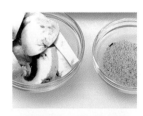

● Point 2

버섯은 볶아 주면 육즙으로 만든 소스에 버금가는 강한 감칠맛을 낸다. 버섯이 들어가면 식이섬유의 양도 늘어난다.

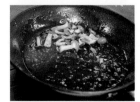

저콜레스테롤 요리의 응용 - 소스 편

일본풍의 맛을 가미하여 몸에 좋고 만들기 쉬우며 어떤 고기 요리에도 잘 어울리는 소스를 만들어 보았다.
특히 아래에 소개하는 살사소스는 '항산화 소스'라고 불러도 좋을 만큼 어떤 요리에도 적극 권하는 건강 소스다.

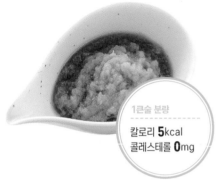

스다치 향미의 무즙 간장소스

햄버그스테이크와 같은 서양식 요리에도 잘 어울린다.

재료(2인분) 무 간 것* ½컵, 간장 3큰술 조금 더 되게, 스다치** 1½개

이렇게 만드세요 무 간 것과 간장을 섞은 후 스다치 즙을 짜 넣는다.

1큰술 분량
칼로리 **5**kcal
콜레스테롤 **0**mg

* 무를 강판에 갈아 가볍게 물기를 짠 것.
** 유자와 비슷하나 크기가 작다. 과육은 신맛이 강하고 특유의 향이 있다.

고추냉이 간장소스

코를 톡 쏘며 맵싸하게 퍼지는 맛과 향이 구운 고기에 그만이다.

재료(2인분) 간장 2큰술, 고추냉이 2작은술 조금 못 되게

이렇게 만드세요 간장에 고추냉이를 넣고 잘 개서 섞는다.

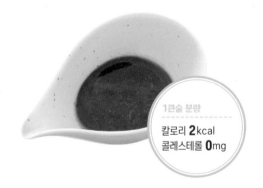

1큰술 분량
칼로리 **2**kcal
콜레스테롤 **0**mg

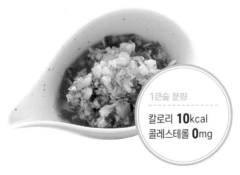

1큰술 분량
칼로리 **10**kcal
콜레스테롤 **0**mg

살사소스

채소의 신선함이 톡톡 살아나는 산뜻한 맛을 즐긴다.

재료(2인분) 홍피망·청피망 ½개씩, 토마토 중간 것 2개, 오이 30g, 양파(다진 것) 1큰술, 차이브·파슬리(다진 것) 1작은술씩, 등자*즙(유자즙이나 오렌지 즙을 써도 된다)·레몬즙 1큰술씩, 마늘 간 것 조금, 카이엔 페퍼** 1작은술, 올리브유 1큰술

이렇게 만드세요 ❶ 피망은 잘게 다진다. ❷ 토마토와 오이는 주사위 모양으로 썬다. ❸ 볼에 등자즙과 레몬즙을 넣고 채소와 마늘, 올리브유, 카이엔 페퍼를 넣어 잘 섞는다.

* 등자나무의 열매. 맛이 시고 쌉쌀하며 향기가 있어 약이나 향수의 원료 등으로 쓴다.
** 남아메리카 원산의 매운 종류의 고추를 말려서 가루로 만든 향신료로 매운맛이 매우 강하다.

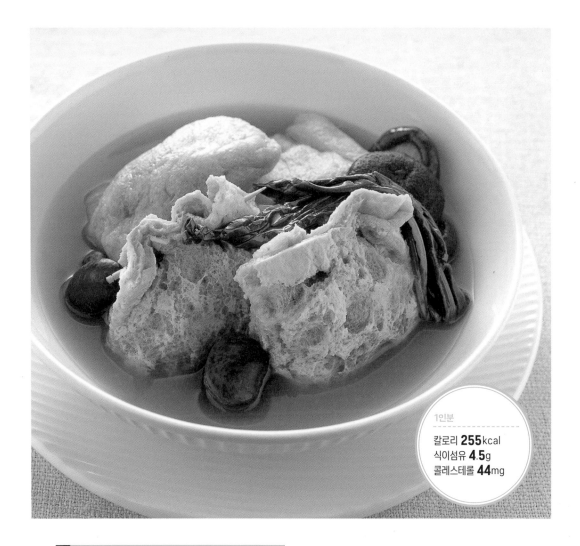

1인분

칼로리 **255**kcal
식이섬유 **4.5**g
콜레스테롤 **44**mg

■ 저콜레스테롤 햄버그스테이크의 응용 요리

쇠고기완자 담은
유부주머니

저콜레스테롤 햄버그스테이크의 고기완자를 이용해
일본풍 반찬 한 가지를 만들어 보았다. 고기의 양은
적은 편이지만, 유부 속에 든 마의 아삭아삭 씹는 맛
을 즐기다 보면 어느새 포만감이 느껴진다.

재료(2인분)

저콜레스테롤 햄버그스테이크의 고기완자 반죽(재료
와 만드는 법은 90쪽 참조) 120g, 유부 2장, 마 80g, 생
표고버섯 4장, 적화강낭콩·흰강낭콩(물에 불려 부드
럽게 삶은 것, 삶은 물도 사용) 4알씩, 부용(분말 육수 1
작은술을 표시된 물에 푼 것) 2컵, 콩 삶은 물 ½컵, 시금
치(데친 것) 적당량

❶ 유부는 뜨거운 물을 끼얹어서 기름기를 빼고 반으로 자른다. 찢어지지 않게 잘린 면을 살살 벌려서 주머니 모양을 만든다. 주머니 4장 중 2장은 뒤집어서 겉이 마주 보게 한다.

❷ 마는 둥글게 썰어 4등분한다. 표고버섯은 기둥을 뗀다.

❸ 햄버그스테이크의 고기완자를 4등분한 후 속에 마 한 개씩을 넣고 둥글게 모양을 빚어 유부 속에 채워 넣는다. 유부주머니의 입구가 벌어지지 않도록 이쑤시개를 끼워서 아물린다.

❹ 냄비에 ❸과 표고버섯, 적화강낭콩, 흰강낭콩, 부용, 콩 삶은 물을 넣고 누름뚜껑*을 덮어 중간 불에서 은근하게 끓인다.

❺ 그릇에 담고 데친 시금치를 함께 낸다.

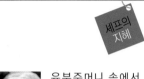

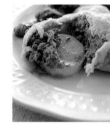

유부주머니 속에서 큼직하게 자른 마가 얼굴을 내민다. 마의 씹는 질감이 자칫 밋밋해질 수 있는 다짐육 요리에 악센트 역할을 한다.

* 냄비 속에 들어갈 만한 크기의 평평한 뚜껑을 재료 바로 위에 덮어 주면, 수분 증발을 막아 적은 양의 조림 국물로도 간이 고루 배고 재료가 잘 익는다.

저콜레스테롤 햄버그스테이크의 응용 요리

채소와 다진 쇠고기 찜

채소와 쇠고기가 여러 겹을 이루어 마치 밀푀유(파이의 켜가 여러 겹을 이루는 패스트리) 같다. 채소와 저콜레스테롤 햄버그스테이크용 고기 반죽을 켜켜이 쌓아 만든다. 전자레인지를 이용하여 간편하게 만들 수 있고 채소도 듬뿍 먹을 수 있다.

재료(6인분)

저콜레스테롤 햄버그스테이크의 고기완자 반죽(재료와 만드는 법은 90쪽 참조) 200g, **A**[양배추 2~3장(120g), 토마토(얇게 썬다) 작은 것 1개, 감자(2~3mm 두께로 얇게 썬다) 중간 것 1개, 콜리플라워(송이를 작게 나눈다) ½단, 브로콜리(송이를 작게 나눈다) ¼단, 양파(얇게 썬다) ½개, 당근(얇게 썬다) 큰 것 ¼개, 생표고버섯 작은 것 8장], 양파소스(양파 ½개, 올리브유·소금 조금씩) 1큰술, 소금 조금

이렇게 만드세요

❶ 표고버섯은 기둥을 뗀다.

❷ 양파소스 재료의 양파를 얇게 썰어 올리브유와 소금을 넣고 잘 버무린 후 랩을 씌워 500W의 전자레인지에서 5분간 가열한다. 꺼낸 후 랩을 씌운 상태에서 10분간 그대로 둔다.

❸ 바닥이 평평한 그릇에 A를 모두 늘어놓고 가볍게 소금을 뿌린 후 랩을 씌워 500W의 전자레인지에서 10분간 가열한다. 꺼낸 후 랩을 씌운 상태에서 10분간 그대로 둔다.

❹ 전자레인지에 사용할 수 있는 그릇*에 재료

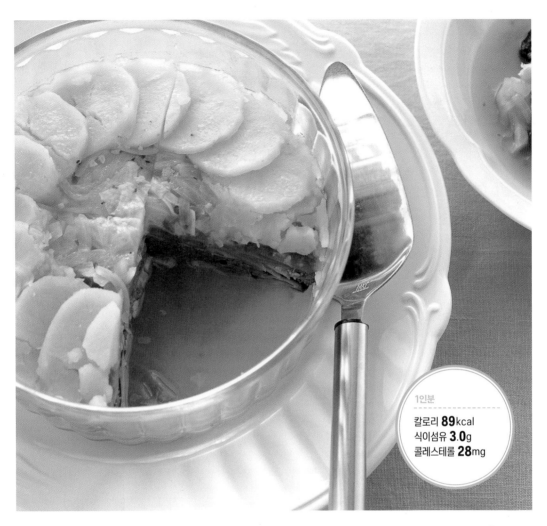

를 순서대로 담는다. 그릇 바닥에 양배추를
깔고 양파, 콜리플라워, 표고버섯, 햄버그스
테이크의 고기완자 반죽, 브로콜리, 당근, 토
마토, 양파소스, 감자를 순서대로 올려 표면
을 평평하게 고르면서 켜켜이 쌓아 준다.

⑤ 랩을 씌우고 전자레인지에서 10~15분간 가
열한다. 꺼낸 후 랩을 씌운 상태에서 10분 이
상 그대로 둔다.

* 이 책에서는 바닥의 지름이 15cm, 높이가 6cm인 유리그릇을 사
용했다.

셰프의
지혜

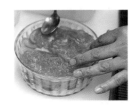

토마토에는 감칠
맛 성분의 요체인
글루탐산이 풍부
하다. 그 맛 성분이
재료 전체에 고루
전해지도록 토마

토를 다른 재료 위에 올릴 때는 숟가락 바닥으로
꾹꾹 눌러가며 꼼꼼하게 채워 넣는다.

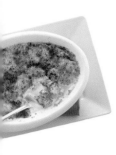

먹고 싶은 고칼로리 요리는 어떻게 하면 좋을까?

의사와 셰프가 펼치는 콜레스테롤 감소 작전
그라탱 편

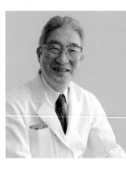

나카야 노리아키 선생

"우유나 유제품의 지방에는
포화지방산이 많기 때문에 과다 섭취하면
콜레스테롤 수치에 영향을 주게 됩니다."

우유 · 유제품의 과다 섭취를 피한다

나카야   그라탱도 많은 사람들이 좋아하는 양식 중의 하나지요. 우유와 유제품을 사용한 대표적인 요리입니다. 콜레스테롤 수치는 육류와 같은 동물성 식품에 많은 포화지방산을 과다 섭취하면 높아지고, 생선이나 식물성 기름에 많은 불포화지방산을 많이 섭취하면 낮아집니다. 그런데 우유나 유제품에는 포화지방산의 일종인 미리스틴산(myristic acid)이 많기 때문에 과다 섭취할 경우 콜레스테롤 수치가 크게 오르게 됩니다.

이시나베   그렇다면 우유는 마시지 않는 편이 좋은가요?

나카야   그렇지는 않습니다. 우유에는 칼슘을 비롯하여 우리 신체에 필요한 영양소가 들어있기 때문에 섭취를 권장하는 식품입니다. 그러나 지나치게 마시면 콜레스테롤에도 영향을 미치게 되지요. 하루에 1잔 정도라면 괜찮습니다.

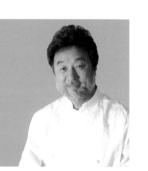

이시나베　콜레스테롤 수치가 높은 사람은 그라탱은 먹지 않는 것이 좋은가요?

나카야　그라탱을 먹은 날은 우유를 마시지 않거나 유제품을 덜 먹거나 하면 괜찮습니다. 그라탱을 먹고 또 우유를 마시면 결국 과다 섭취하게 되겠지요. 너무 어렵게 생각하지 말고 하루의 총 섭취량 또는 1주일 단위로 균형을 이루도록 조절해가면 됩니다.

그런데 그라탱을 만들 때 기름을 줄일 수 있는 좋은 방법이 혹 없을까요?

이시나베　부드러운 두부(보통 찌개용 두부)와 마를 이용하면 버터나 밀가루를 전혀 쓰지 않아도 크리미한 화이트소스를 만들 수가 있지요.

나카야　그것 좋은 방법이군요.

이시나베　방금 말씀드린 화이트소스는 도리아나 화이트스튜에도 이용할 수 있습니다. 맛도 꽤 좋으니 댁에서도 꼭 한 번 만들어 보시기 바랍니다.

치즈대신 빵가루와 올리브유로 식감을 살린다

나카야　그라탱은 치즈도 듬뿍 사용하지요? 치즈 없이 그라탱을 맛있게 먹을 수
　　　　있으면 좋겠는데요.

이시나베　그렇다면 빵가루와 올리브유*를 쓰도록 하지요. 치즈 가루를 사용하지
　　　　않아도 고소한 풍미와 바삭한 식감이 살아있게 구워질 겁니다.

빵은 식이섬유가 많은 호밀빵, 통밀빵을 먹는다

나카야　그런데 최근 빵을 즐겨먹는 사람이 많아지면서 이런 경우도 있더군요. 어
　　　　떤 환자의 콜레스테롤 수치가 갑자기 높아져서 원인을 조사했더니 매일
　　　　크루아상을 먹는다는 사실을 알게 되었습니다. 치아 상태가 좋지 않아서
　　　　부드러운 빵을 먹게 되었다고 하더군요. 그런데 이 빵에 버터가 많이 사
　　　　용된다는 사실을 알지 못했던 모양입니다. 콜레스테롤이나 중성지방 수
　　　　치가 높은 사람은 유지를 많이 사용한 빵에 주의해야 합니다. 되도록 식
　　　　이섬유가 많은 호밀빵이나 통밀빵을 먹는 것이 좋습니다.

* 올리브유 : LDL 콜레스테롤을 줄여주는 올레산(단일불포화지방산)이 많다.

칼로리	지질	콜레스테롤
일반적인 치킨 그라탱		
647kcal	29.5g	105mg
이 책의 저콜레스테롤 채소 그라탱		
208kcal	11.6g	9mg

영양성분의 출전: 조시에이요우 대학 출판부 간행, 『새로 나온 매일의 식사 칼로리 가이드북』

저콜레스테롤 채소 그라탱

버터나 기름, 밀가루를 쓰지 않고 대신 부드러운 두부와 마, 우유로 만든 특제 화이트소스를 사용한다.
재료를 믹서로 갈아 걸쭉하게 졸여주면 버터 없이도 깊고 풍부한 맛을 내는 크리미한 소스가 완성된다.

Side Dish 콩과 토마토 샐러드, 호밀빵

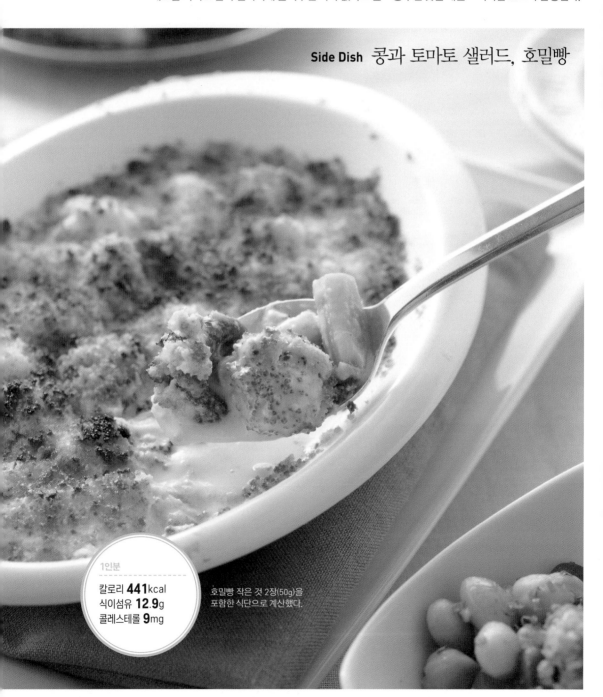

1인분

칼로리 **441**kcal
식이섬유 **12.9**g
콜레스테롤 **9**mg

호밀빵 작은 것 2장(50g)을
포함한 식단으로 계산했다.

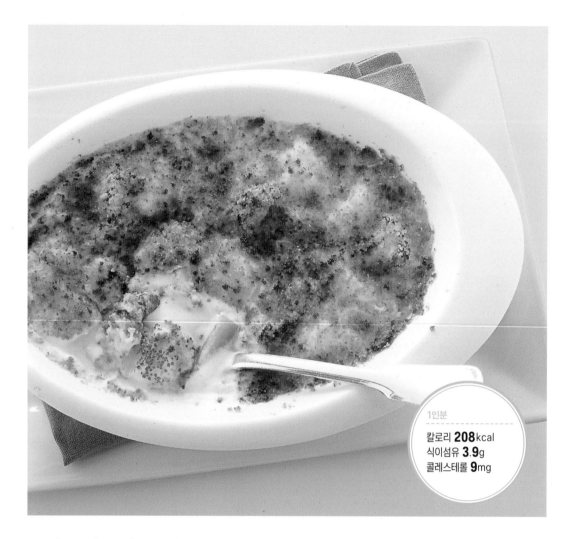

1인분

칼로리 **208**kcal
식이섬유 **3.9**g
콜레스테롤 **9**mg

저콜레스테롤 채소 그라탱

재료(2인분)

저콜레스테롤 화이트소스(101쪽 참조) 전량, 콜리플라
워(송이를 작게 나눈다) ¼단, 브로콜리(송이를 작게 나눈
다) ¼단, 순무 1개, 당근 ⅕개, 생표고버섯 2장, 빵가루 1
큰술, 올리브유 1큰술

이렇게 만드세요

❶ 순무는 4등분하고 당근은 3cm 길이의 럭비

공 모양(또는 굵직한 막대 모양)으로 썬다. 표고
버섯은 기둥을 떼고 갓을 먹기 좋은 크기로
자른다.

❷ 바닥이 평평한 그릇에 채소와 버섯을 늘어놓
고 소금을 뿌린 후 랩을 씌워 500W의 전자레
인지에서 2분간 가열한다. 꺼낸 후 랩을 씌운
상태에서 10분간 그대로 둔다.

❸ 빵가루에 올리브유를 넣고 손으로 잘 섞는다.

❹ 그라탱 접시에 ❷를 담고 화이트소스를 붓는
다. 위에 ❸을 뿌려 마무리하고 170℃의 오븐
에서 표면이 노릇해질 때까지 굽는다.

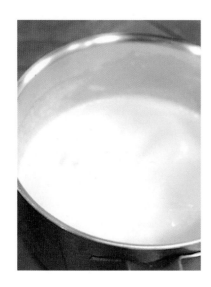

저콜레스테롤 화이트소스

재료(2인분)

두부(부드러운 것) 150g, 우유 150g, 마 80g, 소금 1g

이렇게 만드세요

① 소금 외의 재료를 모두 믹서에 넣고 부드러워질 때까지 갈아준다.

② 냄비에 ①을 넣고 나무주걱으로 냄비 바닥을 긁듯이 저어주면서 약한 중간 불에서 타지 않게 졸인다.

③ 주걱을 들어보아 걸쭉하게 흐를 정도의 농도*가 되었으면 소금으로 간을 맞춘다.

* 계절이나 마의 부위에 따라 농도가 조금 달라진다.

셰프의 지혜

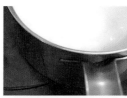

● **Point 1**

화이트소스는 타지 않도록 불 조절에 신경을 쓴다. 마는 뿌리 쪽에 가까운 부분을 구입하면 농도가 진한 소스를 만들 수 있다.

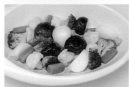

● **Point 2**

그라탱에는 다양한 종류의 재철 채소와 버섯류를 함께 넣는다. 부피감은 있지만 칼로리는 낮다.

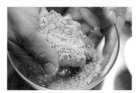

● **Point 3**

치즈 가루 대신 사용하는 빵가루는 마른 바게트 빵을 갈아서 쓰면 한결 더 고소한 풍미를 즐길 수 있다.

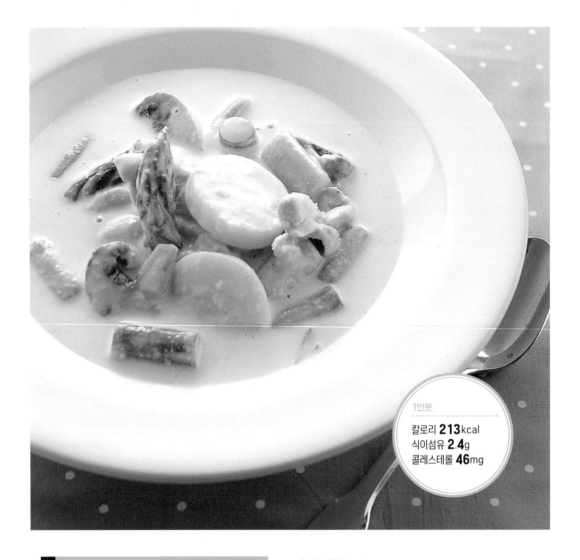

저콜레스테롤 화이트소스의 응용 요리

닭고기와 양송이버섯의 저콜레스테롤 크림스튜

저콜레스테롤 화이트소스를 이용하여 화이트스튜를 만들어 보자. 고기는 지방이 적은 닭고기 안심살을 쓰고 채소는 아스파라거스를 넣는다. 껍질 없는 닭고기 가슴살이나 재철 채소로도 맛있게 만들 수 있다.

재료(2인분)

저콜레스테롤 화이트소스(재료·분량·만드는 법은 101쪽을 찾아본다) 전량, 닭고기 안심살 110g, 양송이버섯 100g, 마 80g, 그린아스파라거스 2개, 소금·후추 조금씩

❶ 그린아스파라거스는 뿌리 쪽의 단단한 부분을 잘라낸다. 끓는 물에 소금을 조금 넣고 데친 후 2~3cm 길이로 자른다.

❷ 양송이버섯은 밑동을 잘라내고 도톰하게 썬다.

❸ 마는 3~5mm 두께로 둥글게 썬다.

❹ 닭고기는 힘줄을 제거하고 얇게 저며 썬 후 소금과 후추를 뿌려 둔다.

❺ 냄비에 화이트소스를 넣고 데우다가 마, 양송이버섯, 그린아스파라거스를 순서대로 시

간 간격을 두고 넣어 익힌다. 마지막에 닭고기를 넣는다.

❻ 닭고기가 다 익었으면 그릇에 담는다.

세프의 지혜

닭고기 안심살은 오래 가열하면 감칠맛이 없어지므로 조리 마지막에 넣어 지나치게 익히지 않도록 한다.

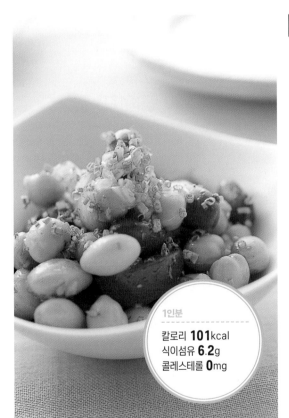

1인분
칼로리 **101**kcal
식이섬유 **6.2**g
콜레스테롤 **0**mg

Side Dish

콩과 토마토 샐러드

재료(2인분)

방울토마토 3개, 병아리콩·붉은강낭콩·호랑이콩(하룻밤 물에 담가 불렸다가 부드럽게 삶은 것) 30g씩, **드레싱**[양파(다진 것) 1작은술, 마늘(다진 것) 조금, 발사믹 식초 1작은술, 올리브유 1작은술, 소금 조금], 차이브(송송 썬 것) ½작은술

이렇게 만드세요

❶ 방울토마토는 꼭지를 떼고 반으로 자른다.

❷ 드레싱 재료를 모두 섞는다.

❸ 볼에 방울토마토와 콩, 섞어놓은 드레싱을 넣고 맛이 고루 배도록 잘 버무린다.

❹ 그릇에 담고 위에 차이브를 뿌려서낸다.

즐겨먹는 평범한 샐러드에도 콜레스테롤 감소 작전은 계속된다

감자 샐러드 두 가지

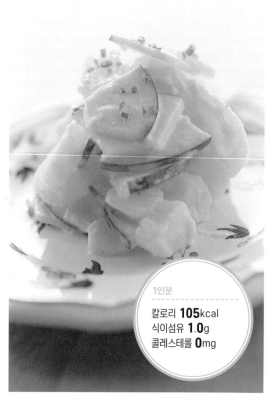

1인분

칼로리 **105**kcal
식이섬유 **1.0**g
콜레스테롤 **0**mg

드레싱 1큰술 분량

칼로리 **28**kcal
콜레스테롤 **0.01**mg

감자와 사과 샐러드

두부로 만드는 부드러운 드레싱을 사용한다.

재료(4인분)

사과 ½개, 감자(삶아도 잘 부서지지 않는 품종) 1개,
셀러리 1/5줄기, 소금·후추·식초 조금씩

● 드레싱 : **A** [두부(부드러운 것) 90g, 올리브유
1~2큰술, 양파 10g, 마늘 1g, 식초 1작은술, 소
금 1g], 차이브(송송 썬 것) 적당량

이렇게 만드세요

❶ 감자는 껍질째 삶아서 뜨거울 때 껍질을
벗기고 얇게 썬다.

❷ 썰어놓은 감자를 식기 전에 늘어놓고 소
금, 후추, 식초를 순서대로 뿌려서 밑간해
둔다.

❸ 사과는 껍질째 은행잎 모양으로 얇게 썰
어 소금물에 담가 둔다.

❹ 셀러리는 겉의 질긴 섬유질을 벗겨내고 얇
게 썬다.

❺ A를 모두 믹서에 넣고 곱게 갈아준다.

❻ 물기를 뺀 사과, 감자, 셀러리를 볼에 담고
❺의 드레싱을 2큰술 넣어 버무린다.

❼ 그릇에 담아 차이브를 뿌려서낸다.

감자 샐러드에는 의외로 마요네즈가 많이 사용되기 때문에
칼로리와 지질, 콜레스테롤의 과다 섭취가 우려된다.
마요네즈를 줄이거나 아예 사용하지 않는 안심 레시피를 소개한다.

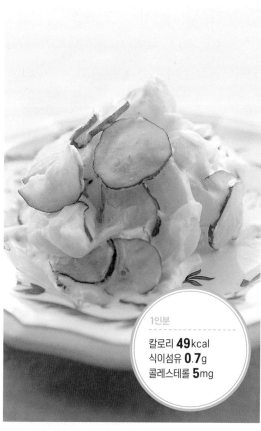

1인분

칼로리 **49**kcal
식이섬유 **0.7**g
콜레스테롤 **5**mg

드레싱 1큰술 분량

칼로리 **58**kcal
콜레스테롤 **5**mg

감자와 오이 샐러드

소량의 마요네즈를 우유로 묽게 만들어 쓴다.

재료(4인분)

감자(삶아도 잘 부서지지 않는 품종) 1개, 오이 ½개,
양파 ⅛개, 소금·후추·식초 조금씩

● **드레싱** : 마요네즈 1큰술, 우유 1큰술

이렇게 만드세요

① 감자는 껍질째 삶아서 뜨거울 때 껍질을
벗기고 3㎜ 두께로 썬다.

② 썰어놓은 감자를 식기 전에 늘어놓고 소금,
후추, 식초를 순서대로 뿌려서 밑간해둔다.

③ 오이와 양파를 얇게 썰어 볼에 담고 소금
을 뿌려 함께 버무린다. 물에 살짝 헹군
후 종이타월에 싸서 물기를 꼭 짠다.

④ 마요네즈에 우유를 넣고 묽게 만든다.

⑤ 볼에 물기를 짠 오이와 양파를 담고 ④의
드레싱을 뿌린다. 마지막에 감자를 넣고
버무린다.

세프의
지혜

감자는 뜨거울 때 썰어, 식기 전에 도마처럼 평
평한 곳에 늘어놓고 재빨리 밑간을 한다. 그러
면 감자의 단면에 맛이 잘 배고 모양도 망가지
지 않는다.

따뜻한 채소 샐러드 두 가지

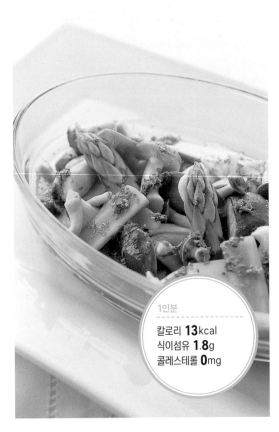

1인분

칼로리 **13**kcal
식이섬유 **1.8**g
콜레스테롤 **0**mg

드레싱 1큰술 분량

칼로리 **5**kcal
콜레스테롤 **0**mg

버섯과 아스파라거스의 차조기 향미 샐러드

식이섬유가 풍부한 저칼로리 샐러드.

재료(4인분 · 드레싱은 만들기 적당한 분량)

그린아스파라거스 2개, 생표고버섯 4장, 새송이버섯 2장, 만가닥버섯 1팩, 부용 1컵(분말 육수를 적당한 양의 물에 푼 것), 소금 · 후추 조금씩

● **차조기 드레싱 :** 푸른 차조기(굵게 다진다) 20장, **A**[식초 ½컵, 간장 1큰술 조금 더 되게, 레몬즙 ⅕개 분량]

이렇게 만드세요

1. 그린아스파라거스는 3cm 길이로 자른 후 뾰족한 앞부분은 그대로 두고 나머지는 길이로 반 가른다.

2. 표고버섯은 기둥을 떼고 갓을 4~6개로 자른다. 새송이버섯은 3cm 길이로 잘라 얇게 썬다. 만가닥버섯은 밑동을 잘라내고 가닥을 나눈다.

3. 차조기 드레싱의 재료를 모두 섞는다.

4. 내열용기에 그린아스파라거스와 버섯류, 부용을 넣고 소금 · 후추를 뿌린다. 김이 오르는 찜기에 넣고 약 1분간 찐다. 뜨거울 때 드레싱을 넣고 버무려준다.

채소를 익혀서 넉넉하게 먹고 식이섬유도 듬뿍 먹기로 하자.
드레싱에 변화를 주면 채소를 더 맛있게 먹을 수 있다.
맛 궁합이 좋은 채소와 그에 어울리는 드레싱을 소개한다.

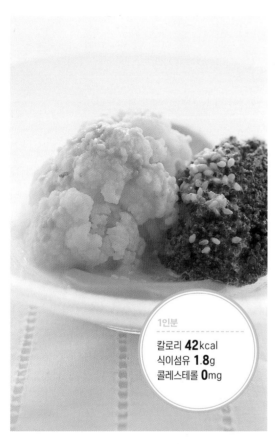

1인분

칼로리 **42**kcal
식이섬유 **1.8**g
콜레스테롤 **0**mg

드레싱 1큰술 분량

칼로리 **31**kcal
콜레스테롤 **0**mg

꽃채소와 당근의
흰깨 향미 샐러드

고소하고 담백한 맛의 흰깨 드레싱을 뿌려 먹는다.

재료(4인분 · 드레싱은 만들기 적당한 분량)

당근(3mm 두께로 둥글게 썬 것) 6장, 브로콜리 80g,
콜리플라워 80g, 부용 ¼컵(분말 육수를 적당한 양
의 물에 푼 것)

● **흰깨 드레싱 :** 청주 2½~3큰술, **A**[간장 2큰술,
흰깨 페이스트* 1큰술], 볶은 흰깨 1큰술

이렇게 만드세요

❶ 브로콜리와 콜리플라워는 송이를 작게
나눈다.

❷ 냄비에 당근, ❶의 브로콜리와 콜리플라
워, 부용을 넣고 뚜껑을 덮어 찌듯이 익
힌다.

❸ 다 익었으면 채소를 꺼내고, 남은 국물은
드레싱용으로 사용한다.

❹ 흰깨 드레싱을 만든다. 작은 냄비에 청주를
넣고 가열하여 알코올 성분을 날린 후 ❸의
국물에 넣는다. 여기에 A를 넣고 함께 잘
섞은 후 볶은 흰깨를 넣고 마무리한다.

❺ 그릇에 채소를 담고 드레싱을 끼얹어서
낸다.

* 깨를 갈아서 페이스트 형태로 만든 것.

고기 요리에서 줄이는 비결

육류는 부위에 따라 지질의 양이 크게 다르다. 그러므로 먼저 지질이 적은 부위를 골라야 한다.
그리고 거기에서 다시 지방분을 제거한다.
이렇게만 해도 육류의 지질과 콜레스테롤을 꽤 많이 줄일 수 있다.

Point 1_ 육류는 지질이 적은 부위를 고른다

육류는 부위에 따라 지질의 함량에 차이가 있다(111쪽 참조). 어느 부위에 지질이 많은지 또는 적은지를 잘 알아두고 구입할 때는 되도록 지질이 적은 부위를 고른다.

■ 쇠고기

쇠고기에서 지질이 가장 많은 부위는 양지이고, 지질이 가장 적은 부위는 설깃살의 살코기 부분이다. 얇게 썬 것을 구입할 때는 설깃살이나 뒷다릿살의 살코기 부분을 고르는 것이 좋다.

추천

설깃살(살코기)
지질 8.7g(100g 중)

요주의

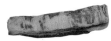

양지
지질 50g(100g 중)

■ 돼지고기

돼지고기에서 지질이 가장 많은 부위는 삼겹살이고, 지질이 가장 적은 부위는 안심살이다. 어깨살이나 뒷다릿살의 살코기 부분도 지방이 비교적 적다.

추천
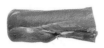
안심살
지질 1.7g(100g 중)

요주의
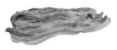
삼겹살
지질 40.1g(100g 중)

■ 닭고기

닭 안심살이나 가슴살은 지질이 적은 부위다. 특히 닭 안심살은 육류 중에서 가장 지질이 적은 부위이고, 닭 가슴살(껍질 제거) 역시 저지방이라서 단백질을 충분히 섭취하되 지방은 줄이고 싶은 사람에게 권하는 부위다.

추천
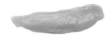
안심살
지질 0.8g(100g 중)

요주의

다릿살(껍질 있는 것)
지질 14g(100g 중)

Point 2 _ 요리 전에 눈에 보이는 지질은 모두 제거한다

■ 기름 부위를 떼어낸다

스테이크용 쇠고기 채끝(소의 허리 상부의 살)은 기름 부위가 많아 무게의 약 반이 지질이다. 기름 부위는 조리 전에 떼어낸다. 기름의 풍미를 남기고 싶다면 그대로 조리한 후 먹을 때 제거한다.

돼지고기 등심살은 기름이 붙어있는 경우 100g 중에 지질이 20g 이상을 차지하므로 지질함량이 높은 편이다. 역시 기름 부위를 떼어내고 조리한다.

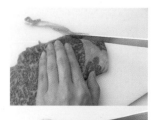
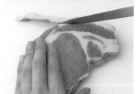

■ 껍질을 벗긴다

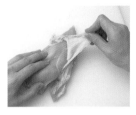

닭고기는 껍질 주변에 지방이 붙어있다. 껍질이 없는 닭 가슴살은 안심살 다음으로 저지방 부위라서 권할만하지만, 껍질이 붙어있으면 100g당 지질함량이 10g 이상 늘어난다. 그러므로 껍질은 벗겨내고 조리하는 것이 좋다.

Point 3 _ 조리과정에서 기름을 제거한다

■ 데쳐서 제거한다

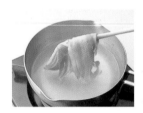

기름이 있는 부위를 얇게 썬 고기는 끓는 물에 살짝 데치기만 해도 어느 정도 기름을 제거할 수 있다. 그러나 돼지고기 덩어리는 지방이 매우 많기 때문에 미리 물에 삶거나 데친 후에 요리에 사용한다. 껍질 있는 닭고기를 사용할 때는 찌거나 또는 찌듯이 삶으면 기름이 빠지고 살도 부드럽게 익는다. 베이컨은 돼지고기 삼겹살이나 등심살 등을 가공한 것이므로 지방이 많다. 요리 전에 미리 데쳐서 사용한다.

■ 그릴을 이용해서 제거한다

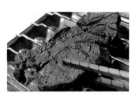

고기는 프라이팬보다는 그릴이나 석쇠에 구우면 기름이 더 잘 빠진다. 고기 속에 들어있는 지방은 칼로 떼어내기 어려운데, 그릴이나 석쇠와 같은 구이망을 이용하면 그런 지방도 제거할 수 있다.

■ 구워서 제거한다

뼈에 붙어있는 뒷다릿살처럼 껍질이 잘 벗겨지지 않는 부위는 구워서 기름을 뺀다. 카레처럼 은근히 끓이는 요리에 사용할 때는 먼저 구운 후에 넣어서 끓이면 지방분이 줄고, 고기의 맛 성분도 달아나지 않는다. 베이컨은 팬에 기름을 두르지 않고 그대로 잘 볶아서

지방을 녹여내고 사용한다.

■ 끓여서 걷어낸다

고기를 넣어 데치거나 끓인 물에는 맛 성분과 함께 기름도 녹아 나온다. 이것을 육수 등으로 활용할 때는 위에 둥둥 뜨는 기름을 걷어내거나 차게 식혀, 하얗게 굳은 기름을 깨끗하게 걸러낸 후에 사용한다.

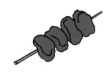

간은 저지방 식품이지만 콜레스테롤 함량이 높다

닭, 돼지, 소의 간은 100g 중 지질함량이 3~4g 정도로 적은 편이다. 그러나 콜레스테롤 함량은 모두 최고 수준에 속한다. 그중에서 가장 높은 것은 닭의 간으로 100g 중에 370mg의 콜레스테롤이 들어있다. 꼬치 요리 등으로 닭의 간을 먹다 보면 콜레스테롤의 하루 목표 섭취량인 300mg을 훌쩍 넘어설 수 있다. 콜레스테롤 수치가 높은 사람은 조심하도록 한다.

●● **육류의 부위*별 지질함량(함량이 적은 순서대로 나열)** 　수치는 모두 식품 100g 중의 함량

지질함량	육류 부위	콜레스테롤 양
0.9g 이하	닭고기 안심살	67mg
1.0~2.9	닭고기 가슴살(껍질 제거)	70mg
	돼지고기 안심살	65mg
3.0~3.9	닭 간	370mg
	돼지 간	250mg
	소 간	240mg
	닭고기 다릿살(껍질 제거)	92mg
4.0~4.9	돼지고기 등심살(살코기)	61mg
	돼지고기 설깃살(살코기)	68mg
	돼지고기 뒷다릿살(살코기)	70mg
5.0~9.9	닭고기 다짐육	75mg
	쇠고기 설깃살(살코기)	59mg
	쇠고기 뒷다릿살(살코기)	68mg
10.0~14.9	닭고기 가슴살(껍질 있는 것)	79mg
	닭고기 다릿살(껍질 있는 것)	98mg
15.0~19.9	쇠고기 다짐육	67mg
	돼지고기 다짐육	76mg
	돼지고기 뒷다릿살(기름 붙은 것)	71mg
	쇠고기 뒷다릿살(기름 붙은 것)	73mg
20.0~39.9	쇠고기 설깃살(기름 붙은 것)	68mg
	돼지고기 설깃살(기름 붙은 것)	70mg
	돼지고기 등심살(기름 붙은 것)	62mg
	쇠고기 채끝(살코기)	72mg
40.0~49.9	돼지고기 삼겹살	70mg
	쇠고기 채끝(기름 붙은 것)	86mg
50.0g 이상	쇠고기 양지	98mg

* 닭고기는 영계, 쇠고기는 일본산 쇠고기, 돼지고기는 중형종(中型種) 품종의 수치를 개제했다(다짐육, 간은 제외).
영양성분 자료의 출처 : 일본과학기술청 자원조사회 편, 「제5차 개정 일본 식품 표준 성분표」

조리과정에서
줄이는 비결

조리에 사용하는 기름의 양은 어떻게 조리하느냐와 어떤 식재료를 선택하느냐에 따라 달라진다.
맛은 지키고 지질만 줄이는 비결을 익혀두자.

기름 사용량을 줄이는 6가지 조리 노하우

■ 수지 가공된 팬을 사용한다

테플론이나 실버스톤 등 수지 가공된 팬을 사용하면 잘 눌어붙지 않아 기름을 적게 써도 된다.

■ 전자레인지를 이용한다

양파 등의 채소는 프라이팬에 볶는 대신 전자레인지를 이용해서 조리하면 기름 사용을 줄일 수 있다.

■ 채소는 데친 후에 볶는다

볶음요리에서 채소를 볶을 때 미리 데치거나 전자레인지로 가열한 후에 볶으면, 처음부터 바로 볶는 것보다 기름이 적게 든다.

■ 재료는 큼직하게 썬다

같은 분량의 재료라도 큼직하게 썰면 전체 표면적이 작아지므로 표면에 묻는 기름의 양이 줄어든다. 조림이나 볶음, 샐러드 등에 사용하는 채소는 조금 크게 자르도록 한다.

■ 기름은 계량해서 사용한다

기름은 보통 병이나 용기에서 직접 따라 쓰는 경우가 많은데, 그러다 보면 자신도 모르게 사용량이 많아지기 쉽다. 계량스푼 등에 덜어서 양을 재어 사용하는 습관을 들이도록 한다.

■ 튀김옷은 얇게 입힌다

튀김은 튀김옷이 두꺼울수록 기름을 더 많이 흡수하게 되어 칼로리가 높아진다. 튀김옷을 최대한 얇게 입히는 것이 기름을 적게 쓰는 요령이다.

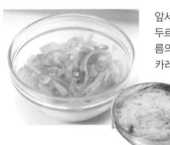

앞서 소개한 저콜레스테롤 카레에 등장하는 '양파소스'는 팬에 기름을 두르고 양파를 볶는 과정을 생략하고, 대신 전자레인지로 가열하여 기름의 사용량을 크게 줄였다.
카레뿐만 아니라 다른 요리를 만들 때도 활용하도록 한다.

전자레인지에 가열 후

식탁 위에서 드레싱이나 마요네즈를 치운다

드레싱에는 지질이 많기 때문에 살짝만 뿌려도 1~2큰술에 해당하는 칼로리가 추가된다. 밥 ½공기에 맞먹는 칼로리가 더해지는 셈이다. 또한 마요네즈는 지질과 함께 콜레스테롤도 많다. 채소 샐러드 등을 만들 때는 미리 간을 해두고, 기름이 들어있는 드레싱이나 마요네즈를 식탁에서 치우자.

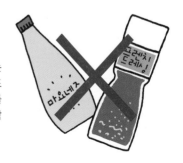

Part 3

콜레스테롤이 쌓이기 전에

식이섬유로
콜레스테롤 수치를 낮춘다

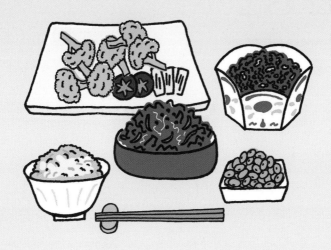

식이섬유하면 장의 청소부 역할을 먼저 떠올리지만,
사실 식이섬유는 콜레스테롤의 배출에도 크게 기여한다.
매일 충분한 양의 식이섬유를 섭취하면 콜레스테롤 수치를 낮추는 데 도움이 된다.
고지혈증을 위한 식사요법에서는 아무래도 여러 가지 제한이 따르지만,
식이섬유만큼은 적극적으로 섭취할 것을 권한다.
지금부터 소개하는 풍부한 식이섬유 요리가 콜레스테롤의 배출을 돕고,
더불어 포만감까지 더해줄 것이다.

식이섬유,
콜레스테롤 수치를 낮추는
유익한 성분

두 종류의 식이섬유

식이섬유는 주로 식물성 식품에 많이 함유되어 있다. 그 종류도 다양한데 물에 녹는지의 여부에 따라 '수용성 식이섬유'와 '불용성 식이섬유'의 두 종류로 크게 나누어진다.

■ 수용성 식이섬유의 특징

해조류나 곤약, 잘 익은 과일 등에 많다. 물에 녹는 성질이 있으며, 녹으면 젤리 상태가 되어 점성이 늘어난다. 불용성 식이섬유보다 콜레스테롤 수치를 낮추는 작용이 더 뛰어나다.

■ 불용성 식이섬유의 특징

물에 녹지 않는 식이섬유로 수분을 흡수하면 팽창한다. 주로 식물의 세포벽에 존재하며 밀기울이나 콩류, 무말랭이 등에 많다.

식이섬유의 효용

식이섬유는 체내에 흡수되지는 않지만 '제6의 영양소'로 불릴 만큼 건강 유지에 반드시 필요한 성분이다. 식이섬유는 소화관을 이동하는 동안 우리 신체에 유익하고 다양한 작용을 한다.

식사를 하면 우리가 먹은 음식물은 위와 십이지장에서 분해되어 소장에서 흡수된다. 음식물에 함유된 지방은 간에서 분비되는 담즙의 도움으로 소화·흡수된다. 이 담즙의 주성분은 담즙산인데, 담즙산은 콜레스테롤을 재료로 해서 만들어진다. 담즙산은 장관 내에서 지방의 소화·흡수를 돕는 역할을 하고, 이를 마치면 장벽으로 흡수되어 간으로 되돌아온다. 그리고 다시 소화액으로 이용된다.

식이섬유가 많은 음식을 먹으면 소화·흡수의 속도가 느려지므로 음식물은 소장 내를 천천히 이동하게 된다. 그 사이 식이섬유는 장관 내의 콜레스테롤이나 담즙산을 흡착하여 그대로 대장으로 운반해서 체외로 배출시킨다. 그 결과 음식물을 통해 흡수된 콜레스테롤과 담즙의 콜레스테롤, 그리고 담즙산의 흡수가 줄게 되고, 이는 곧 콜레스테롤 수치의 저하로 이어진다.

반대로 식이섬유가 부족한 음식을 먹으면 소화·흡수가 빨라지므로 콜레스테롤 등이 쉽게 흡수된다. 바로 이런 이유 때문에 콜레스테롤 수치가 높은 사람은 식이섬유가 많은 식사를 하는 것이 중요하다.

●● 수용성 식이섬유의 종류

식이섬유명	함량이 높은 식품
펙틴(pectin)*	잘 익은 과일 등
식물성 겸(구아 겸 guar gum)	나무껍질, 과일나무 등
점질물(만난 mannan)	구약감자 등
해조다당류	해조류

●● 불용성 식이섬유의 종류

식이섬유명	함량이 높은 식품
셀룰로오스(cellulose)	곡류, 콩류, 밀기울 등
헤미셀룰로오스(hemicellulose)	곡류, 콩류, 밀기울 등
펙틴	덜 익은 과일이나 채소 등
리그닌(lignin)	코코아, 콩류 등

*펙틴은 식물 세포의 구성 성분으로 과일이나 채소에 많은데, 익은 정도에 따라 함유된 종류(수용성, 불용성)가 다르다.

식이섬유는 우리 몸에 어떤 작용을 하는가?

●● 담즙산과 식이섬유의 기능

담즙산은 콜레스테롤을 재료로 해서 만들어지는 담즙의 주성분이다. 간에서 만들어지고 담낭에 저장되어 십이지장으로 분비된다. 담즙산은 소화액으로 기능하여 지방의 소화·흡수를 돕고, 그 역할을 마치면 장에서 흡수되어 간으로 되돌아온다. 그리고 다시 담즙의 성분이 되어 십이지장으로 분비된다. 즉 담즙산은 간과 장을 순환하고 있다. 그 담즙산을 장내에 있는 식이섬유가 흡착하여 체외로 배출시킨다. 그러면 담즙산의 순환량이 줄게 되고, 그로 인해 부족한 분량을 채우기 위해 체내의 콜레스테롤을 써서 새로 담즙산이 만들어진다. 그러므로 결과적으로 체내의 콜레스테롤이 감소하게 된다.

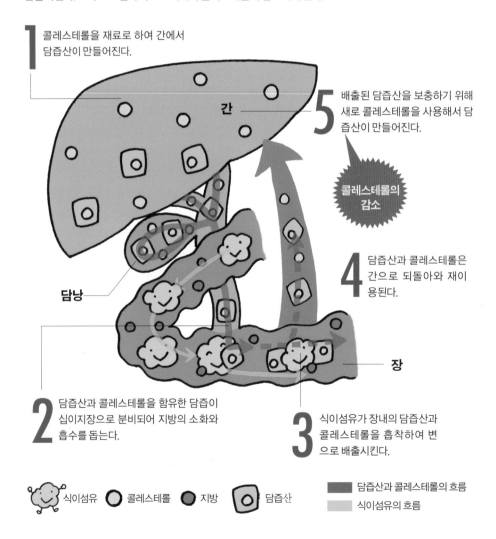

1 콜레스테롤을 재료로 하여 간에서 담즙산이 만들어진다.

간

5 배출된 담즙산을 보충하기 위해 새로 콜레스테롤을 사용해서 담즙산이 만들어진다.

콜레스테롤의 감소

담낭

4 담즙산과 콜레스테롤은 간으로 되돌아와 재이용된다.

장

2 담즙산과 콜레스테롤을 함유한 담즙이 십이지장으로 분비되어 지방의 소화와 흡수를 돕는다.

3 식이섬유가 장내의 담즙산과 콜레스테롤을 흡착하여 변으로 배출시킨다.

식이섬유 ○ 콜레스테롤 ● 지방 ◻ 담즙산

■ 담즙산과 콜레스테롤의 흐름
■ 식이섬유의 흐름

입

씹는 횟수를 늘려
과식을 막는다

식이섬유가 많은 식품은 단
단하거나 질긴 것들이 많기
때문에 자연히 씹는 횟수가
늘어나고, 이 때문에 포만감
이 쉽게 느껴져서 과식을 막
을 수 있다.

위

포만감을 느끼게 한다

음식물의 일부는 위에서 소화돼
흡수되기 쉬운 상태가 되지만, 식
이섬유는 소화되지 않고 위에 오
래 머무른다. 그 때문에 식이섬유
가 많은 음식은 식이섬유가 적은
음식에 비해 적은 양으로도 포만
감을 더 쉽게 느끼게 된다.

소장

천천히 이동하면서
잉여 콜레스테롤을 흡착한다

수용성 식이섬유는 음식물이나
소화액의 수분에 녹아 걸쭉한
상태가 된다. 그리고 소장 내를
천천히 이동하면서 콜레스테롤
과 담즙산을 흡착하여 대장으로
운반한다. 콜레스테롤이 체내로
흡수되는 것을 방해함으로써,
결과적으로 콜레스테롤 수치가
낮아진다.

대장

장내 환경을 개선하고
변을 신속하게 몸밖으로 배출한다

수용성 식이섬유는 유익한 세균으로 불리는 장내
세균의 먹이가 되기도 한다. 식이섬유를 많이 섭취
하는 식생활을 유지하면 비피더스균과 같은 유익
한 세균이 늘어나, 유해한 세균의 증식을 억제하고
대장의 환경을 바로잡는다. 또한 수용성 식이섬유
는 수분을 흡수하여 팽창하므로 변의 부피를 늘리
고 변통을 좋게 한다. 불용성 식이섬유를 많이 섭
취하면 대장 내에 불필요한 것이 머무는 시간이 짧
아지므로 변비 해소에도 도움이 된다.

식이섬유의
하루 목표 섭취량은
25g 이상이다

콜레스테롤 수치가 높은 사람은 식이섬유를 하루에 25g 이상 섭취하도록 한다.
하루 세 끼의 식사에서 다양한 종류의 식품을 통해 충분한 양의 식이섬유를 먹도록 한다.

식이섬유하면 어떤 식품이 떠오르는가? 식이섬유는 주로 채소에 많을 것으로 생각되지만 사실은 해조류나 버섯, 곤약, 콩류, 곡물 등에도 풍부하게 들어있다.

하루 25g의 식이섬유를 섭취하려면, 오른쪽에 있는 사진의 식재료처럼 친숙한 식품으로 다양하게 구성하여 골고루 먹는 것이 포인트다. 식이섬유는 한 가지 채소에서 다량으로 섭취하기가 어렵기 때문에 조금씩 먹더라도 다양한 종류의 식품을 먹는 편이 더 효율적이다.

식품 중에는 수용성 식이섬유 함량이 높은 것과 불용성 식이섬유 함량이 높은 것이 있다. 콜레스테롤 수치를 낮추는 작용은 수용성 식이섬유가 더 뛰어나지만, 양쪽다 우리 몸에 필요한 것이므로 균형 있게 섭취하는 것이 중요하다. 많은 종류의 식품을 먹으면 다양한 생리작용을 하는 식이섬유를 동시에 섭취할 수 있고, 그만큼 우리몸에 유익한 여러 가지 효용을 기대할 수 있다.

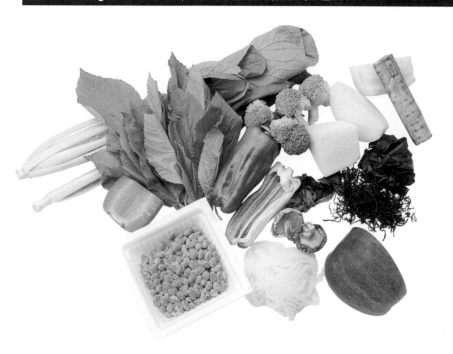

채소

고마츠나 ················	80g	식이섬유 1.5g
모로헤이야 ·············	20g	식이섬유 1.2g
브로콜리 ················	50g	식이섬유 2.2g
피망 ·····················	50g	식이섬유 1.2g
당근 ·····················	50g	식이섬유 1.3g
연근 ·····················	40g	식이섬유 0.8g
우엉 ·····················	40g	식이섬유 2.3g
양파 ·····················	50g	식이섬유 0.8g
무 ·······················	50g	식이섬유 0.7g

해조류 · 버섯 · 곤약

미역(불린 것) ···········	20g	식이섬유 1.2g
톳(건조) ················	8g	식이섬유 3.5g
검은 목이버섯(건조) ···	2g	식이섬유 1.1g
마른 표고버섯 ···········	2g	식이섬유 0.8g
실곤약 ···················	50g	식이섬유 1.5g

콩 · 콩제품

낫토 ·····················	50g	식이섬유 3.4g

과일

사과 ·····················	100g	식이섬유 1.5g

무리 없이 꾸준히 실천할 수 있는 식이섬유 섭취법

■ 한식 중심으로 식단을 구성한다

한식 식단은 식이섬유를 쉽게 섭취할 수 있는 음식들로 구성되어 있다. 예를 들어, 밥에 된장국, 김, 시금치나물만 먹더라도 콩, 해조류, 채소 등의 식품에서 식이섬유를 섭취하게 된다. 밥을 주식으로 하면 식이섬유가 많은 반찬이 자연히 늘어나게 된다.

■ 평소의 식사에 식이섬유가 많은 식품을 한 가지 더 추가한다

분주한 아침에 빵과 커피만 준비했다면, 그리고 곁들여 먹을 것까지 만들 여유가 없다면, 여기에 과일을 추가한다. 귤 1개로 약 1g, 키위 1개로 2.1g의 식이섬유를 섭취할 수 있다. 또한 채소나 과일로 만든 주스(145쪽 참조)를 음료수로 마시면, 식이섬유뿐만 아니라 신체에 필요한 비타민류도 효율적으로 보충할 수 있다.

■ 한 끼에 섭취하는 식이섬유의 기준량은 약 8g이다

하루 25g의 식이섬유를 하루 세 끼로 섭취하는 경우, 한 끼당 섭취하는 식이섬유의 기준량은 약 8g이다. 먼저 이 양을 기억하도록 한다. 구내식당의 메뉴에 영양성분 표시가 있으면 식이섬유의 양을 확인한다. 콜레스테롤 수치가 높은 사람은 지질이 적고 식이섬유가 많은 메뉴를 선택한다. 시판되는 식품이나 채소주스에도 영양성분이 표시되어 있으므로, 식이섬유가 어느 정도 함유되어 있는지 잘 살펴보고 선택하도록 한다.

■ 채소는 생으로 먹기보다 익혀서 먹는다

채소 샐러드를 한 그릇 수북이 담아 먹고 나면, 이제 식이섬유 섭취량은 충분하겠구나라고 생각하기 쉽지만 사실은 그렇지 않다. 생채소에는 수분이 많기 때문에 꽤 많이 먹은 듯해도 실제 먹은 양은 얼마 되지 않는다. 채소는 생으로 먹는 것보다 익혀서 먹는 편이 더 많은 양을 먹을 수 있고, 식이섬유도 풍부하게 섭취할 수 있다.

■ 현미, 보리 등 정제도가 낮은 주식을 선택한다

주식으로 먹는 곡류를 정제도가 낮은 것으로 바꾸기만 해도 식이섬유 섭취량이 크게 늘어난다. 쌀밥의 경우 한 공기의 식이섬유 함량은 0.5g 정도지만, 배아미(배아 부분을 남기고 쌀겨만 제거한 것)나 현미로 바꾸면 식이섬유가 2~4배나 증가한다. 납작 보리를 섞어 지은 보리밥도 좋다.

한편, 빵을 주식으로 하는 경우 식빵 1장(50g)에 들어있는 식이섬유는 1.2g인 것에 비해, 호밀빵에서는 2.8g의 식이섬유를 얻을 수 있다. 또한 시리얼 종류는 소량으로 식이섬유를 듬뿍 섭취할 수 있는 식품이다. 면류 중에서는 우동보다 메밀국수에 식이섬유가 높은 편이다. 식이섬유가 부족하다고 생각되면, 흰색의 정제도 높은 주식 대신 거뭇거뭇한 색의 정제도 낮은 주식을 선택한다.

●● 한 가지 식품으로 하루에 25g의 식이섬유를 섭취하려면?

채소에 식이섬유가 많다고는 해도 한 가지 채소로 식이섬유 25g을 섭취하기란 쉽지 않은 일이다. 시금치라면 약 4단 반, 우엉은 2~3대, 양상추나 오이는 2kg 이상을 먹어야 한다. 결코 만만치 않은 양이다. 식이섬유는 채소를 비롯하여 해조류, 버섯, 곤약, 콩류 등 다양한 식품에서 고루 섭취하는 것이 바람직하다.

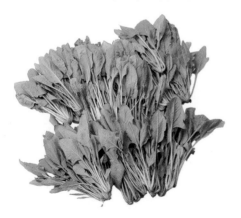

25g의 식이섬유를 섭취하려면 시금치는
약 890g(약 4단 반)을 먹어야 한다.

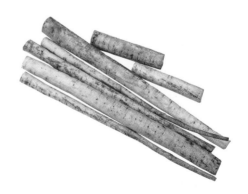

25g의 식이섬유를 섭취하려면 우엉은 약 440g
(2~3대 조금 더 되는 양)을 먹어야 한다.

식이섬유 섭취량,
평소 식사에서
한 가지씩 늘린다

식이섬유 함량이 높은 식품 한 가지만 더 식탁에 올려도 하루 목표 섭취량 25g에 가까워진다.
다양해진 맛의 변화도 즐기고 건강도 챙기는 지혜로운 방법이다.

    일본인들이 평소 식생활에서 섭취하는 식이섬유의 양은 충분한 편이 아니라고 한다. 2002년 일본의 국민영양조사에 따르면 일본인의 식이섬유 하루 섭취량은 14.2g으로 목표 섭취량인 25g에서 10g이나 모자라는 것으로 나타났다.

    50여 년 전만 해도 일본인들은 20g이 넘는 양의 식이섬유를 섭취하고 있었다. 그러던 것이 현재의 수치까지 감소된 원인 중 하나로 서구화된 식생활을 들 수 있다. 우리도 평소의 식생활을 살펴보고 만약 서구식 식사에 치우쳐있다면 지금부터라도 한식 중심의 식생활을 지키도록 애써야 한다.

    10g의 식이섬유를 한 가지 식품으로 얻기는 어렵지만 채소, 콩류, 과일, 건조식품, 해조류, 버섯 등의 다양한 식품에서 조금씩 섭취하면 쉽게 보충할 수 있다. 특히 요즘 들어 잘 먹지 않게 된 식품이나 반찬을 살펴보자. 의외로 식이섬유 함량이 높은 것들이 많다. 먼저 어떤 식품에 식이섬유가 많은지를 알아두고, 매일 식탁에 올리는 적극적인 노력이 필요하다.

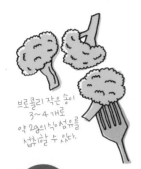

브로콜리 작은 송이
3~4 개로
약 2g의 식이섬유를
섭취할 수 있다.

식이섬유가 많은 채소하면 먼저 우엉을 떠올리겠지만, 그 밖의 다른 채소에도 꽤 많은 양의 식이섬유가 들어있다. 특히 먹기 쉽고 함유량도 많은 것이 바로 브로콜리와 콜리플라워다. 주요리에 작은 송이 3~4개만 곁들여도 식이섬유 섭취량이 약 2g 늘어난다. 식이섬유는 점성이 있는 오크라나 모로헤이야에도 풍부하다. 무침이나 나물 요리 한 가지로 오크라는 약 2g, 모로헤이야는 약 3g의 식이섬유를 제공해 준다. 특히 모로헤이야는 스프로 만들면 더 많은 양을 먹을 수 있다.

콩류에도 식이섬유가 많다. 그중 병아리콩의 식이섬유 함유량은 최고 수준이다. 물에 불린 병아리콩을 작은 그릇에 한 그릇 담은 양으로 약 6g의 식이섬유를 섭취할 수 있다. 또 강낭콩이나 팥, 노란콩에도 식이섬유가 많다. 콩으로 흔히 만드는 단맛 나는 콩조림 외에도 카레나 샐러드, 스튜, 스프, 한식 반찬 등 콩을 활용할 수 있는 요리는 무척 다양하다. 설탕을 사용하지 않는 요리라면 중성지방 수치가 높은 사람도 안심하고 먹을 수 있다.

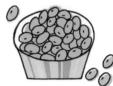

노란콩은 작은 그릇 하나로
약 2g의 식이섬유를 섭취할 수 있다.

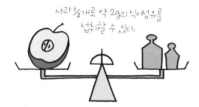

사과 1/2개로 약 2g의 식이섬유를
섭취할 수 있다.

과일은 되도록 제철에 나오는 것을 선택한다. 잘 익은 과일에는 잉여 콜레스테롤을 몸밖으로 배출시키는 수용성 식이섬유가 많이 들어있다. 특히 사과와 키위에는 식이섬유가 풍부해서 1회 섭취량으로 약 2g의 식이섬유를 얻을 수 있다. 또한 귤과 같은 감귤류는 얇은 속껍질과 흰 부분에도 식이섬유가 많으므로 벗겨내지 말고 먹거나 그대로 갈아서 주스로 만들어 먹어도 좋다.

무말랭이는 식이섬유가 풍부하여 건조 상태 10g으로, 2~3g의 식이섬유를 얻을 수 있다. 초무침이나 조림 요리 등에 무말랭이를 넣어주면 식이섬유량이 늘어난다. 그리고 곶감이나 말린 자두, 말린 살구, 말린 무화과 등의 말린 과일에도 식이섬유가 풍부하다. 단, 한 가지 주의할 점이 있다. 말린 과일은 당질의 함량도 높은 편이다. 따라서 중성지방 수치가 높은 사람은 너무 많이 먹지 않도록 한다.

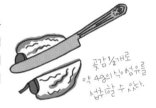

곶감 1/2개로
약 4g의 식이섬유를
섭취할 수 있다.

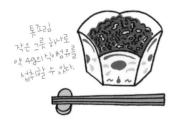

톳조림
작은 그릇 하나로
약 4g의 식이섬유를
섭취할 수 있다.

해조류에는 수용성 식이섬유가 풍부하게 들어있다. 그러나 한꺼번에 많은 양을 먹지는 못하기 때문에, 여러 가지 요리에 조금씩 사용하여 식탁에 올리는 횟수를 늘리는 편이 효율적이다. 톳은 조림 외에 쌀에 섞어 밥을 짓거나 샐러드 등에 넣으면, 식이섬유 섭취량을 1~2g 늘릴 수 있다. 또 된장국이나 맑은 장국, 스프 등의 국물요리에 미역이나 도로로 다시마(식초에 절여서 부드럽게 만든 다시마의 절단면을 가지런히 겹친 다음 표면을 얄팍하게 깎아낸 것)를 넣으면 식이섬유가 약 1g 늘어난다.

버섯은 식이섬유의 보고다. 일반 채소처럼 매일 식탁에 올리기를 권한다. 생버섯 중에서 식이섬유가 특히 많은 것은 새송이버섯으로 단 한 개로 3g의 식이섬유를 얻을 수 있다. 마른 버섯 중에서는 목이버섯이나 마른 표고버섯에 풍부하다. 버섯에는 불용성 식이섬유가 많은 편이지만, 콜레스테롤을 줄여주는 수용성 식이섬유도 함유되어 있다. 국물요리에 이용하면 국물에 녹아 나온 수용성 식이섬유까지 듬뿍 섭취할 수 있다.

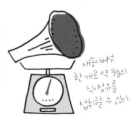

새송이버섯
한 개로 약 3g의
식이섬유를
섭취할 수 있다.

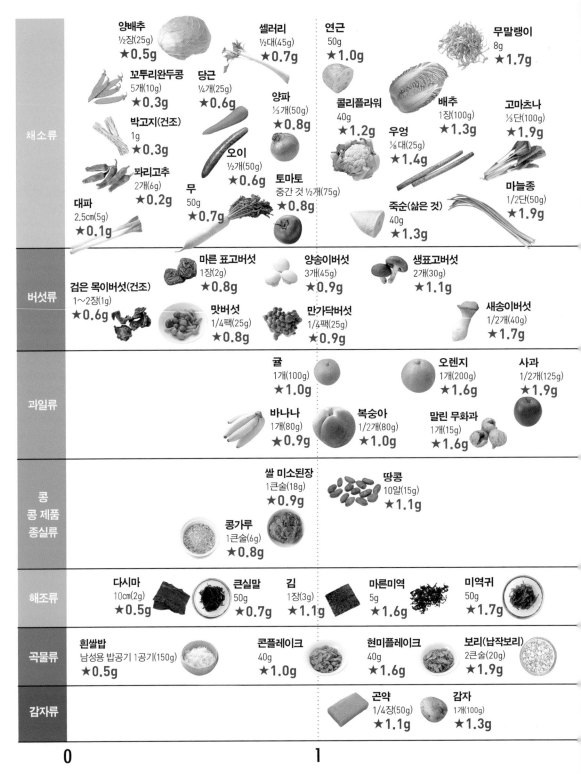

채소류

양배추 ½장(25g) ★0.5g
셀러리 ½대(45g) ★0.7g
연근 50g ★1.0g
무말랭이 8g ★1.7g

꼬투리완두콩 5개(10g) ★0.3g
당근 ¼개(25g) ★0.6g
양파 ⅓개(50g) ★0.8g
콜리플라워 40g ★1.2g
배추 1장(100g) ★1.3g
고마츠나 ⅓단(100g) ★1.9g

박고지(건조) 1g ★0.3g
오이 ½개(50g) ★0.6g
우엉 ⅛대(25g) ★1.4g

꽈리고추 2개(6g) ★0.2g
무 50g ★0.7g
토마토 중간 것 ½개(75g) ★0.8g
죽순(삶은 것) 40g ★1.3g
마늘종 1/2단(50g) ★1.9g

대파 2.5cm(5g) ★0.1g

버섯류

검은 목이버섯(건조) 1~2장(1g) ★0.6g
마른 표고버섯 1장(2g) ★0.8g
양송이버섯 3개(45g) ★0.9g
생표고버섯 2개(30g) ★1.1g

맛버섯 1/4팩(25g) ★0.8g
만가닥버섯 1/4팩(25g) ★0.9g
새송이버섯 1/2개(40g) ★1.7g

과일류

귤 1개(100g) ★1.0g
오렌지 1개(200g) ★1.6g
사과 1/2개(125g) ★1.9g

바나나 1개(80g) ★0.9g
복숭아 1/2개(80g) ★1.0g
말린 무화과 1개(15g) ★1.6g

콩 콩 제품 종실류

쌀 미소된장 1큰술(18g) ★0.9g
땅콩 10알(15g) ★1.1g

콩가루 1큰술(6g) ★0.8g

해조류

다시마 10cm(2g) ★0.5g
큰실말 50g ★0.7g
김 1장(3g) ★1.1g
마른미역 5g ★1.6g
미역귀 50g ★1.7g

곡물류

흰쌀밥 남성용 밥공기 1공기(150g) ★0.5g
콘플레이크 40g ★1.0g
현미플레이크 40g ★1.6g
보리(납작보리) 2큰술(20g) ★1.9g

감자류

곤약 1/4장(50g) ★1.1g
감자 1개(100g) ★1.3g

0   1

시금치
1/3단 조금 못 되게
(80g)
★**2.2g**

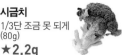
브로콜리
60g
★**2.6g**

모로헤이야
1/2단(50g)
★**3.0g**

오크라
5개(40g)
★**2.0g**

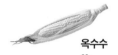
옥수수
80g
★**2.4g**

하루 목표 섭취량 25g
식품에 함유된
식이섬유의 양(g)

식품의 1회 분량
(한 번에 쉽게 먹을 수 있는 양)에 함유된
식이섬유의 양을 나타낸다.

잎새버섯
3/4팩(75g)
★**2.0g**

* 식품명 아래의 수치 : 식품의 1회 분량
★ 표시가 있는 수치 : 식이섬유 함량

팽이버섯
1봉지(50g)
★**3.9g**

키위
1개(85g)
★**2.1g**

말린 살구
2개(30g)
★**2.9g**

곶감
1/2개(30g)
★**4.2g**

말린 서양자두(푸룬)
5개(40g)
★**2.9g**

밤
4개(55g)
★**2.3g**

노란콩(건조)
20g
★**3.4g**

팥(건조)
20g
★**3.6g**

콩비지
50g
★**5.8g**

병아리콩(건조)
20g
★**3.3g**

강낭콩(건조)
20g
★**3.9g**

톳(건조)
5g
★**2.2g**

막대한천(건조)
1/2개(4g)
★**3.0g**

다시마채
10g
★**3.9g**

현미밥
(남성용 밥공기)
1공기(150g)
★**2.1g**

호밀빵
작은 것 2장(50g)
★**2.8g**

메밀국수(삶은 것)
1봉지(150g)
★**3.0g**

밀기울이 들어있는 시리얼
40g
★**13.0g**

실곤약
약 1/3사리(75g)
★**2.2g**

토란
100g
★**2.3g**

고구마
100g
★**2.3g**

2

3

식품의 1회 분량에 함유된 식이섬유의 양(g)

* 출전 : 일본과학기술청 자원조사회 편, 『제5차 개정 일본 식품 표준 성분표』

식이섬유를 2g 이상 섭취할 수 있는 반찬

식이섬유는 장관 내의 콜레스테롤을 흡착하여 배출시킨다. 하루 25g의 식이섬유 섭취량을 목표로 매끼 식사에 식이섬유가 풍부한 반찬 한 가지를 더 곁들여 먹자. 바로 먹을 수 있도록 밑반찬으로 만들어두는 것도 좋은 방법이다.

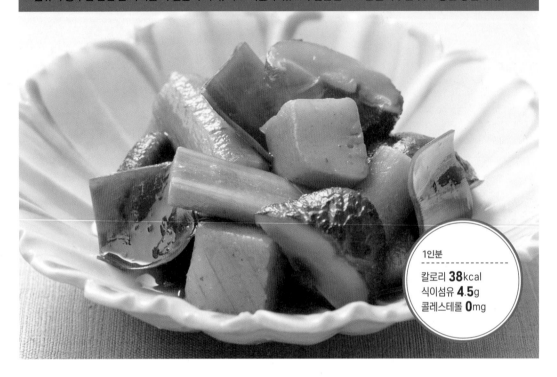

1인분

칼로리 **38**kcal
식이섬유 **4.5**g
콜레스테롤 **0**mg

곤약과 다시마 조림

곤약과 다시마는 조금 큼직하게 썬다. 씹는 질감을 즐기다 보면 포만감이 생긴다.

재료(4인분)

곤약 200g, 우엉 80g, 다시마 20cm, 마른 표고버섯 4장, 조림장(간장 1큰술, 설탕 1½큰술)

이렇게 만드세요

❶ 마른 표고버섯은 물에 불린 후 기둥을 떼고, 갓이 큰 것은 반으로 자른다.

❷ 그릇에 물 3컵을 붓고 다시마를 담가 약 30분간 둔다. 불린 다시마는 사방 3~4cm 크기로 자르고, 다시마 불린 물은 나중에 조림물로 사용한다.

❸ 우엉은 껍질을 긁어내고 4~5cm 길이로 자른다. 다시 길이로 반 가르고, 물에 15분 정도 담가 떫은맛을 우려낸다.

❹ 곤약에 소금 1작은술을 뿌리고 주무르듯 잘 비벼준 후 물로 헹구어낸다. 양면에 어슷하게 칼집을 넣고 한 입 크기로 썰어 찬물에서부터 데친다.

❺ 냄비에 표고버섯, 우엉, 다시마, 곤약, ❷의 조림물을 넣고 누름뚜껑을 덮어 끓인다.

❻ 약 20분 후에 조림장 재료를 넣고 더 조리다가, 조림 국물이 ⅓정도로 졸아들면 불을 끄고 그대로 두어 맛이 배게 한다.

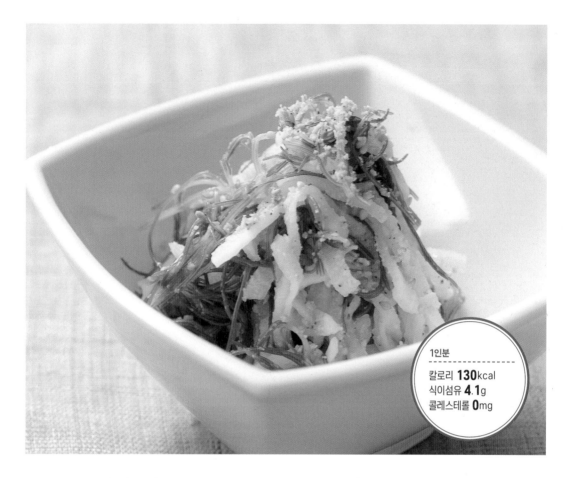

1인분

칼로리 **130**kcal
식이섬유 **4.1**g
콜레스테롤 **0**mg

무말랭이 깨초 무침

식이섬유 풍부한 무말랭이로 만든 무침 요리.
깨초의 적당한 산미가 입 안 가득 퍼진다.

재료(2인분)

무말랭이(건조) 15g, 수송나물 50g, 깻가루 2큰술,
무침장(식초 1½큰술, 설탕 1큰술, 소금 조금)

이렇게 만드세요

❶ 무말랭이는 물에 담가 약 30분간 불린다.
끓는 물에 3~4분간 데친 후 체에 밭쳐 물
기를 빼고 먹기 좋은 크기로 썬다.

❷ 수송나물은 뿌리 부분을 잘라내고 끓는 물
에 살짝 데친 후 찬물에 헹구어 물기를 짜
고 3~4cm 길이로 썬다.

❸ 볼에 깻가루와 무침장 재료를 넣고 섞어둔
다.

❹ ❸에 무말랭이와 수송나물을 넣고 버무려
서 그릇에 담아낸다.

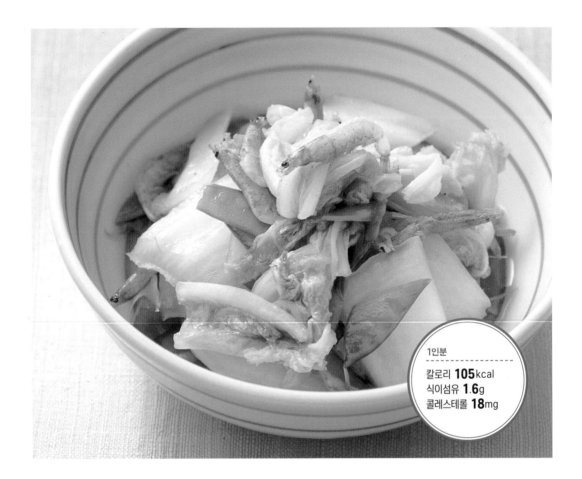

1인분
- - - - - - - - - - - - - -
칼로리 **105**kcal
식이섬유 **1.6**g
콜레스테롤 **18**mg

배추와
사쿠라새우 조림

배추는 익히면 부피가 크게 줄어든다.
제철인 겨울에 듬뿍 먹어두자.

재료(2인분)

배추 200g, 꼬투리완두콩 20g, 사쿠라새우(건조) 5g,
조림장(맛국물 ¼컵, 조미술 1큰술, 간장 ½큰술, 소금
조금), 식용유 1큰술

이렇게 만드세요

❶ 배추는 줄기와 잎을 나눈다. 줄기는 2cm 폭
　으로 저며 썰고, 잎은 큼직큼직하게 썬다.

❷ 꼬투리완두콩은 질긴 섬유질을 제거하고 어
　슷하게 반으로 자른다.

❸ 냄비에 식용유를 두르고, 먼저 배추의 줄기
　부터 볶다가 잎을 넣고 함께 볶는다.

❹ 배추가 나른하게 익으면 꼬투리완두콩, 조
　림장 재료, 사쿠라새우를 순서대로 넣고
　3~4분간 조린다.

뿌리채소의 콩비지 조림

식이섬유 풍부한 콩비지를 이용한 조림 요리.
콩비지는 기름을 잘 흡수하므로 조리할 때 기름을
너무 많이 사용하지 않도록 한다.

재료(4인분)

콩비지 160g, 닭고기 가슴살(껍질 제거) 50g, 우엉
50g, 당근 50g, 꼬투리강낭콩 20g, 목이버섯(건조)
2g, 생강(다진 것) 5g, 맛국물 2컵, 조림장(설탕 3큰술,
저염간장 2½큰술), 식용유 1큰술, 참기름 ½큰술

이렇게 만드세요

❶ 목이버섯은 물에 불린 후 밑동을 잘라내고
곱게 채 썬다.

❷ 우엉은 껍질을 긁어내고 얇게 연필을 깎듯

칼로 비껴 썬 후, 물에 담가 떫은맛을 우려
낸다. 당근도 연필을 깎듯 칼로 비껴 썬다.

❸ 꼬투리강낭콩은 소금물에 데쳐 1cm 길이로
썬다.

❹ 닭고기는 사방 1.5cm 크기로 썬다.

❺ 팬에 식용유를 두르고 중간 불에서 콩비지
를 2~3분간 볶는다.

❻ 냄비에 참기름을 두르고 닭고기, 우엉, 생강
을 넣어 살짝 볶다가 당근, 목이버섯을 넣고
함께 볶아준다. 닭고기의 표면이 익으면 맛
국물을 넣고 5~6분간 끓인다.

❼ ❻에 꼬투리강낭콩과 ❺의 볶아놓은 콩비지
를 넣고 조림장 재료로 맛을 낸 후, 국물이
없어질 때까지 바짝 조린다.

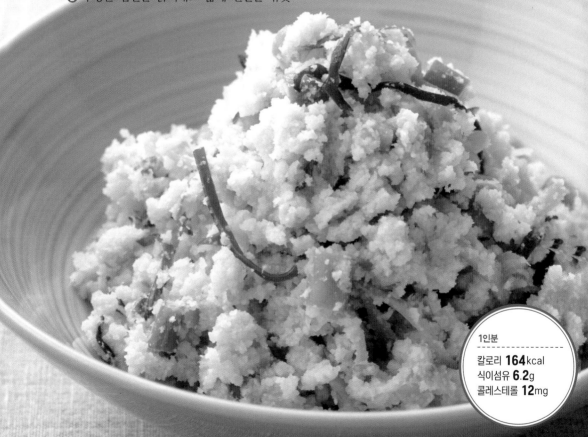

1인분
칼로리 **164**kcal
식이섬유 **6.2**g
콜레스테롤 **12**mg

131

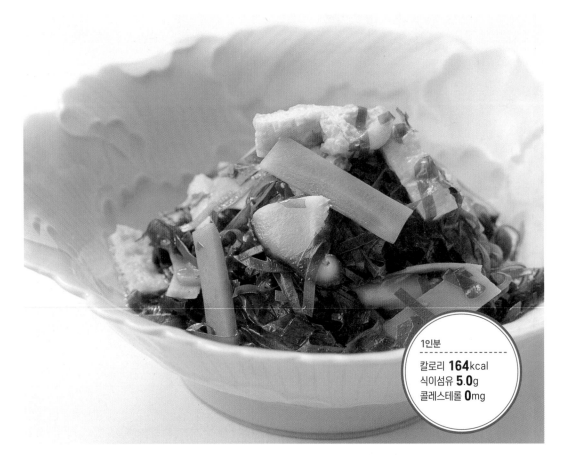

다시마채 조림

빨리 익고 먹기도 편한 다시마채로 식이섬유는 물론
미네랄까지 듬뿍 섭취한다.

재료(2인분)
- -

다시마채*(건조) 20g, 당근 30g, 유부 1장, 마른 표고
버섯 2장, 조림장(저염간장 1½~2큰술, 조미술 1큰술,
설탕 ½큰술), 식용유 1큰술

이렇게 만드세요
- -

❶ 다시마채는 넉넉한 양의 온수에 담가
20~30분간 불린다. 불린 물은 나중에 조림
물로 사용할 용도로 1컵만 따로 남겨둔다.

❷ 당근은 3cm 길이의 납작한 막대 모양으로
썬다.

❸ 유부는 끓는 물을 끼얹어서 기름기를 빼고
직사각형으로 썬다.

❹ 마른 표고버섯은 물에 담가 불린 후 기둥을
떼고 갓을 얇게 썬다.

❺ 냄비에 식용유를 두르고 먼저 당근을 볶다
가, 다시마채를 넣고 함께 볶는다. 당근이
나른하게 익으면 ❶의 조림물, 유부, 표고버
섯 불린 것, 조림장 재료를 넣는다. 중간 불
에서 조리다가 조림 국물이 ⅓로 줄어들면
불을 끈다.

* 다시마를 삶은 후 가늘게 썰어 네모난 틀에 펼쳐 말린 것.

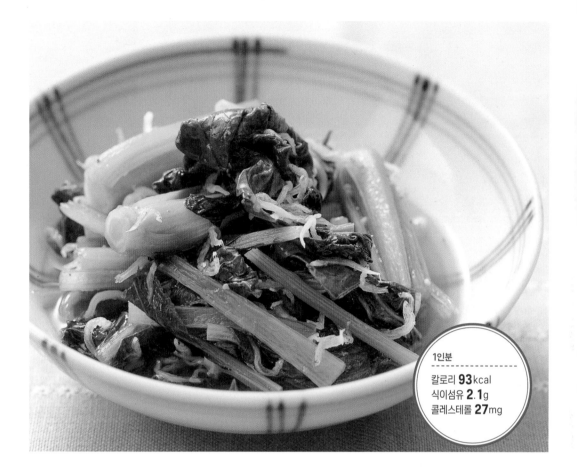

1인분
- - - - - - - - - -
칼로리 **93**kcal
식이섬유 **2.1**g
콜레스테롤 **27**mg

고마츠나와 잔멸치 조림

고마츠나는 쓰거나 아린 맛이 없어 국물 자작한 조림 요리에 알맞다. 조림 국물은 염분을 줄여 조금 심심하게 마무리한다.

재료(2인분)

고마츠나** 220g, 잔멸치 10g, 조림장(맛국물 ¼컵, 간장 ½큰술, 설탕 ⅓작은술), 식용유 1큰술

이렇게 만드세요
- -

❶ 고마츠나는 4~5cm 길이로 자른 후 줄기와 잎을 나눈다.

❷ 냄비에 식용유를 두르고 고마츠나의 줄기부터 먼저 볶는다. 1~2분 후에 잎을 넣고 함께 볶는다.

❸ ❷에 조림장 재료와 잔멸치를 넣고 2~3분간 조린 후 불을 끈다.

도움말

잔멸치의 염분에 따라 간장의 양을 조절하여 넣는다.

** 일본이 원산지로 시금치와 모양이 비슷하며 11~3월이 제철이다. 칼슘, 철, 카로틴, 식이섬유의 함량이 높다.

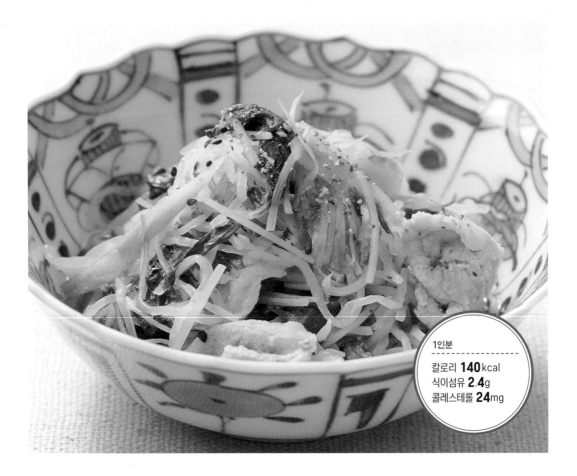

실곤약과 돼지고기의
담백한 조림

고기가 주재료인 조림 요리에는 실곤약을 적절히 활용
하여 식이섬유의 양을 늘린다.

재료(4인분)

실곤약 150g, 돼지고기(얄팍하게 썬 것) 150g, 우엉
80g, 파드득나물 ½단, 맛국물 2½컵, 조림장(저염간장
2큰술, 조미술 2큰술, 청주 1큰술), 칠미 가루* 조금

이렇게 만드세요

❶ 돼지고기는 먹기 좋은 크기로 썬다.

❷ 우엉은 껍질을 긁어내고 연필을 깎듯 칼로 비
껴 썬 후 물에 담가 떫은맛을 우려낸다.

❸ 실곤약은 찬물에서부터 삶는다. 체에 밭쳐
물기를 빼고 먹기 좋은 크기로 자른다.

❹ 파드득나물은 3~4cm 길이로 썬다.

❺ 냄비에 맛국물과 돼지고기를 넣고 가열한다.
위에 떠오르는 거품을 걷어내고 우엉, 실곤
약을 넣어 4~5분간 끓인다.

❻ ❺에 조림장 재료를 넣고 다시 7~8분간 조린
후 마지막에 파드득나물을 넣는다. 한소끔 끓
인 후 그릇에 담고 칠미 가루를 뿌려서낸다.

* 향신료의 일종으로 고추를 기본으로 생강, 차조기 열매, 산초, 진피,
깨, 마 열매를 섞어 가루로 만든 것

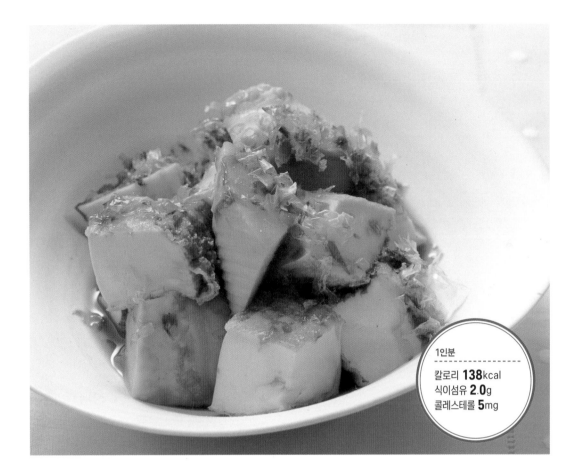

1인분

칼로리 **138**kcal
식이섬유 **2.0**g
콜레스테롤 **5**mg

죽순과 튀김두부의
가다랑어포 조림

콜레스테롤의 흡수를 줄여주는 식이섬유와 대두 단백질을 함께 얻는다.

재료(2인분)

죽순(삶은 것) 100g, 튀김두부* ⅔장(100g), 가다랑어포 5g, 맛국물 1컵, 조림장(간장 1½큰술, 설탕 1½큰술, 조미술 1큰술)

이렇게 만드세요

❶ 죽순은 삼각 모양이 되도록 각을 돌려가며 한 입 크기로 썬다.

❷ 튀김두부는 체에 밭쳐 뜨거운 물을 끼얹어서 기름기를 빼고 한 입 크기로 썬다.

❸ 냄비에 맛국물, 죽순, 튀김두부를 넣고 누름뚜껑을 덮어 약한 중간 불에서 가열한다. 5~6분간 끓인 후 조림장 재료를 넣는다.

❹ 조림 국물이 1/3정도로 졸아들면 가다랑어포를 넣고, 재료 전체에 고루 묻도록 잘 버무린 후 그릇에 담는다.

* 두부를 약 2cm 두께로 잘라 기름에 튀긴 것.

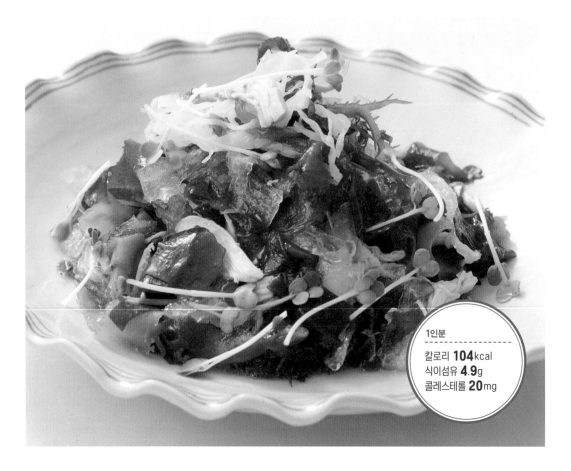

해초 샐러드

해조류에 함유된 수용성 식이섬유는 콜레스테롤을
감소시키는 효과가 있다.

재료(2인분)

모둠 해조류(건조) 15g, 마른미역 10g, 닭고기 가슴살
60g, 무순 ½팩, 닭고기 밑간(청주 1큰술, 소금 조금),
드레싱(식초 1큰술, 분말 닭육수 1큰술, 간장 2작은술,
식용유 2작은술)

이렇게 만드세요

❶ 모둠 해조류와 마른미역은 따로 물에 담가
   불린다. 모둠 해조류는 먹기 좋은 크기로 손
   으로 뜯어놓는다. 미역은 살짝 데쳐서 찬물
   에 헹군 후 질긴 부분을 잘라내고 한 입 크
   기로 썬다.

❷ 닭고기는 힘줄을 제거한다.

❸ 무순은 뿌리 부분을 잘라내고 반으로 자른다.

❹ 냄비에 닭고기, 물 ¼컵, 밑간 재료를 넣고
   뚜껑을 덮어 약한 중간 불에서 7~8분간 찌
   듯이 삶는다. 식으면 닭고기를 가늘게 찢어
   놓는다. 삶은 물은 버리지 않고 따로 둔다.

❺ 볼에 드레싱 재료와 ❹의 닭고기 삶은 물을
   넣어 섞은 후, 모둠 해조류, 미역, 무순, 닭고
   기를 넣고 고루 버무려서 그릇에 담는다.

간장볶음 밑반찬 세 가지

만들기 쉽고, 며칠 두고 먹을 수도 있으며, 식이섬유도 간편하게 섭취할 수 있는 반찬으로 간장볶음만한 것이 없다.
간장볶음에 단골로 등장하는 뿌리채소에 다른 재료 한 가지만 더해도 풍미가 달라지고 맛도 새로워진다.

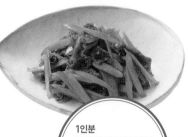

우엉과 쇠고기 간장볶음

맛 궁합 좋은 우엉과 쇠고기가 만났다. 쇠고기는 살코기 부위를 사용해서 지방의 섭취량을 줄인다.

재료(2인분) 우엉 80g, 쇠고기(살코기 부위를 얇게 썬 것) 80g, 붉은 고추 작은 것 1개, 볶음장(맛국물 1컵, 청주 1큰술, 간장 ⅔~1큰술, 설탕 ⅓큰술), 식용유 2작은술

이렇게 만드세요 ❶ 우엉은 껍질을 긁어내고 길이로 반 갈라 얇게 어슷썰기 한다. 물에 약 10분간 담가 떫은맛을 우려낸다. ❷ 쇠고기는 3cm 폭으로 한 입 크기로 썬다. ❸ 붉은 고추는 씨를 빼고 송송 썬다. ❹ 냄비에 식용유를 두르고 우엉과 붉은 고추를 볶는다. 2~3분간 볶은 후 쇠고기를 넣고 가볍게 한데 볶다가 볶음장 재료를 넣고 물기가 없어질 때까지 볶아가며 익힌다.

1인분

칼로리 **168**kcal
식이섬유 **2.3**g
콜레스테롤 **28**mg

당근과 셀러리 간장볶음

생으로는 많이 먹기 힘든 셀러리도 간장볶음이라면 한결 먹기 쉬워진다.

재료(2인분) 당근 80g, 셀러리 1대, 붉은 고추 작은 것 1개, 볶음장(맛국물 ½컵, 간장 2~3작은술, 조미술 2작은술, 소금 조금), 식용유 1큰술, 볶은 흰깨 1큰술

이렇게 만드세요 ❶ 당근은 얇게 어슷썰기 한 후 다시 채 썬다. ❷ 셀러리는 겉의 질긴 섬유질을 얇게 벗겨내고 5~6cm 길이로 채 썬다. ❸ 붉은 고추는 씨를 빼고 송송 썬다. ❹ 냄비에 식용유를 두르고 당근, 셀러리, 붉은 고추를 볶는다. 당근이 나른해지면 볶음장 재료를 넣고 중간 불에서 물기가 없어질 때까지 볶는다. ❺ 마지막에 흰깨를 뿌린다.

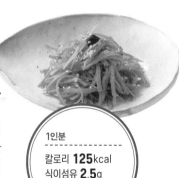

1인분

칼로리 **125**kcal
식이섬유 **2.5**g
콜레스테롤 **0**mg

연근과 만가닥버섯 간장볶음

식이섬유가 풍부한 식재료끼리 만났다. 버섯이 더해져 감칠맛이 풍부하다.

재료(2인분) 연근 100g, 만가닥버섯 50g, 볶음장(맛국물 ½컵, 간장 1큰술, 설탕 1큰술), 식용유 1큰술, 볶은 흰깨 1큰술

이렇게 만드세요 ❶ 연근은 2~3㎜ 두께로 반달 모양으로 썰어 5~6분간 물에 담가둔다. ❷ 만가닥버섯은 밑동을 잘라내고 한 가닥씩 나눈다. ❸ 냄비에 식용유를 두르고 연근, 만가닥버섯을 볶다가 볶음장 재료를 넣고 물기가 없어질 때까지 볶아가며 익힌다. ❹ 마지막에 흰깨를 뿌린다.

1인분

칼로리 **145**kcal
식이섬유 **2.6**g
콜레스테롤 **0**mg

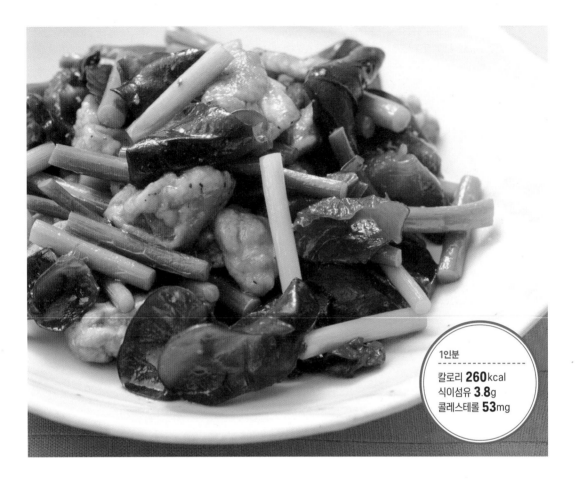

목이버섯과
돼지고기 간장볶음

목이버섯은 언제라도 바로 쓸 수 있게 늘 갖춰 놓는 것이 좋다. 볶음요리에 넣어주면 간편하게 식이섬유의 양을 늘릴 수 있다.

재료(2인분)

목이버섯(건조) 4g, 돼지고기 뒷다릿살(얇게 썬 것) 150g, 마늘종 100g, 돼지고기 밑간(청주 ½큰술, 소금·후추 조금씩), 녹말가루 ½큰술, 볶음장(청주 1큰술, 간장 2작은술, 설탕 1작은술), 식용유 1½큰술

이렇게 만드세요

❶ 목이버섯은 넉넉한 양의 물에 담가 불린 후 밑동을 잘라낸다. 큰 것은 먹기 좋은 크기로 손으로 뜯어놓는다.

❷ 마늘종은 단단한 부분을 잘라내고 4~5cm 길이로 자른다.

❸ 돼지고기는 3cm 폭으로 썰어, 밑간 재료로 간을 한 후 녹말가루를 묻혀둔다.

❹ 팬에 식용유를 두르고 마늘종을 가볍게 볶는다. 여기에 재료가 잠길 만큼 물을 붓고 3~4분간 데친 후 체에 받쳐 물기를 뺀다.

❺ 팬에 식용유 1큰술을 두르고 ❸의 돼지고기를 볶다가 목이버섯, 마늘종, 조림장 재료를 순서대로 넣고 재빨리 볶아낸다.

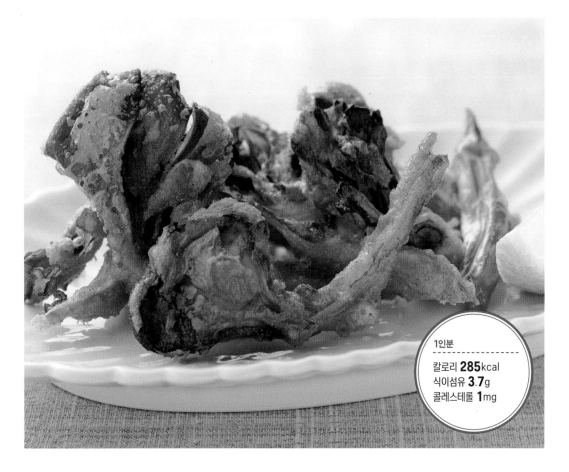

잎새버섯 카레 튀김

잎새버섯과 카레의 풍미가 잘 어울린다.
기름 흡수를 줄이기 위해 튀김옷은 되도록 얇게 입힌다.

재료(2인분)

잎새버섯 150g, 꽈리고추 4개, 튀김옷(밀가루 ½컵, 녹말가루 1큰술, 카레 가루 ½큰술), 튀김용 기름 적당량, 소금 조금, 레몬 2조각

이렇게 만드세요

❶ 잎새버섯은 큼직하게 찢어놓는다.

❷ 꽈리고추는 튀길 때 터지지 않도록 이쑤시개로 표면에 구멍을 한 개 낸다.

❸ 볼에 튀김옷 재료와 물 ½컵을 넣고 섞어서 튀김 반죽을 만든다.

❹ 잎새버섯에 튀김옷을 입혀서 170℃의 기름에 바삭하게 튀긴다. 꽈리고추는 튀김옷 없이 그대로 튀긴다. 두 가지 다 뜨거울 때 소금을 뿌린다.

❺ 그릇에 담고 레몬을 곁들인다.

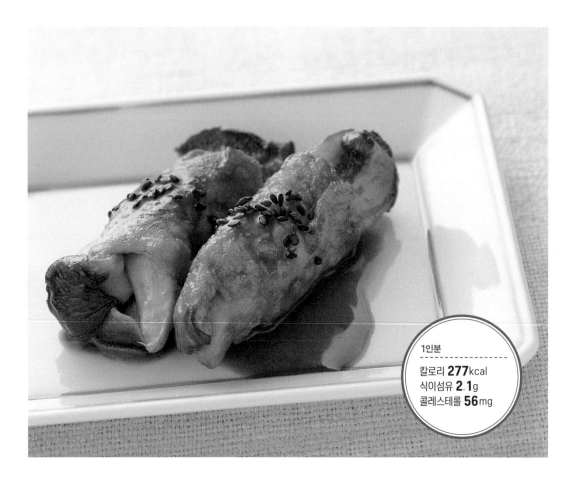

1인분
칼로리 **277**kcal
식이섬유 **2.1**g
콜레스테롤 **56**mg

새송이버섯 고기말이

버섯 중에서 특히 식이섬유가 풍부한 새송이버섯을
고기와 함께 조리해 풍미를 더했다.

재료(2인분)

돼지고기 뒷다릿살(얇게 썬 것) 160g, 새송이버섯
80g, 검은깨 ½큰술, 조림장(조미술 2큰술, 간장 1큰술,
청주 1큰술), 소금 조금, 밀가루 조금, 식용유 1큰술

이렇게 만드세요

❶ 새송이버섯은 길이로 4~6개로 갈라 가볍게
   소금을 뿌려둔다.

❷ 돼지고기를 한 장씩 펼쳐서 그 위에 새송이
   버섯 1~2개를 놓고 앞에서부터 돌돌 말아
   준다. 표면에 밀가루를 가볍게 묻혀둔다.

❸ 팬에 식용유를 두르고 ❷의 고기말이를 굽
   는다. 이때 고기말이의 끝부분이 밑으로 가
   도록 놓는다. 전체적으로 노릇하게 구워졌으
   면 일단 꺼낸다.

❹ ❸의 팬을 깨끗이 닦아내고 조림장 재료와
   물 1큰술을 넣어 가열한다. 끓기 시작하면 미
   리 구워놓은 고기말이를 넣어 약한 중간 불
   에서 조림장에 버무려가며 굽는다.

❺ 그릇에 담고 검은깨를 뿌려서낸다.

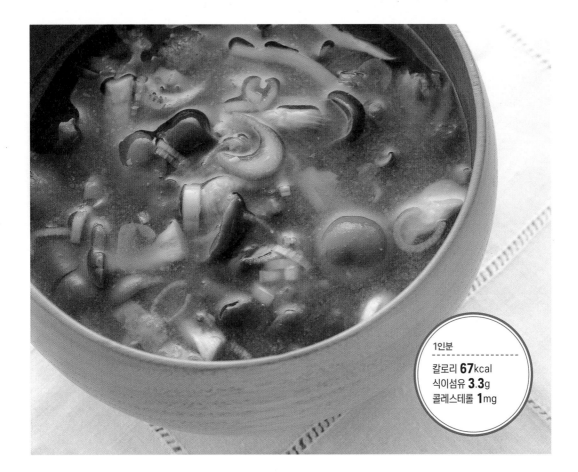

버섯국

푸짐하게 넣은 버섯에서 수용성 식이섬유가 국물로
듬뿍 녹아 나온다.

재료(2인분)

잎새버섯 50g, 만가닥버섯 50g, 맛버섯 50g, 유부 ¼
장, 대파 5cm, 맛국물 2¼컵, 미소된장 2큰술

이렇게 만드세요

❶ 잎새버섯은 먹기 좋은 크기로 손으로 찢는
 다. 만가닥버섯은 밑동을 잘라내고 가닥을
 나눈다. 맛버섯은 체에 밭쳐 뜨거운 물을 살
 짝 끼얹는다.

❷ 유부는 끓는 물을 끼얹어 기름기를 빼고 직
 사각형으로 썬다.

❸ 대파는 송송 썬다.

❹ 냄비에 맛국물, 잎새버섯, 만가닥버섯, 맛버
 섯, 유부를 넣고 약한 불로 가열한다.

❺ 12~13분간 끓인 후 불을 끄고 미소된장을
 풀어 넣는다. 마지막에 대파 썬 것을 넣는다.

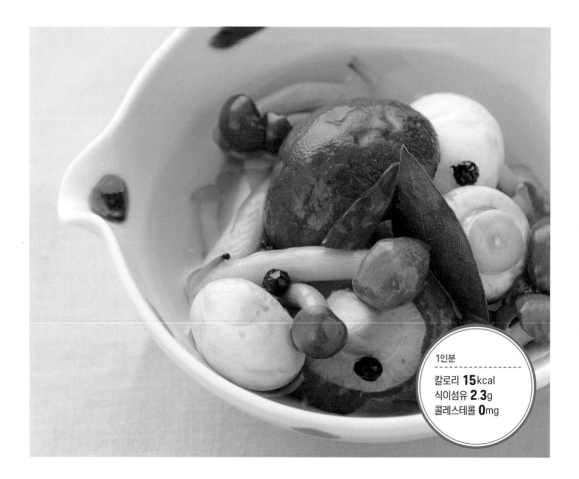

버섯 피클

고기 요리에 곁들여도 좋고 밑반찬으로도 그만인 입맛 깔끔한 피클.

재료(3인분)

만가닥버섯 1팩(100g), 생표고버섯 4장, 양송이버섯 작은 것 6개, 레몬(얇게 썬 것) 2~3장, 소금 1작은술, 절임액(식초 ¼컵, 설탕 1½~2큰술, 소금 ½작은술, 검은후추 ½작은술, 월계수 잎 1장, 붉은 고추 작은 것 1개

이렇게 만드세요

❶ 만가닥버섯, 표고버섯, 양송이버섯은 밑동을 잘라낸다. 만가닥버섯은 송이를 작게 나누고, 표고버섯은 크기가 큰 것은 길이로 반 가른다. 양송이버섯은 물에 살짝 씻어 이물질을 제거한다.

❷ 냄비에 물 3컵을 넣고 끓인 후 소금과 레몬을 넣는다. 여기에 양송이버섯, 표고버섯, 만가닥버섯을 순서대로 넣고, 2~3분간 데친 후 체에 밭쳐 물기를 뺀다.

❸ 냄비에 물 ¼컵과 절임액 재료를 넣고 가열한다. 끓어오르면 불을 끄고 뜨거울 때 ❷의 버섯류를 넣는다. 30분 정도 절이면 맛있게 먹을 수 있다.

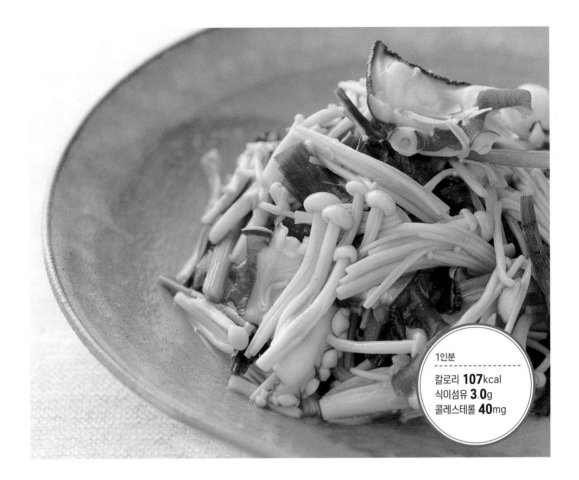

1인분
칼로리 **107**kcal
식이섬유 **3.0**g
콜레스테롤 **40**mg

팽이버섯과 부추의
중화풍 볶음

두반장의 매콤함이 살아 있는 볶음요리.
팽이버섯은 볶으면 부피가 줄어들어 듬뿍 먹을 수
있다.

재료(3인분)

팽이버섯 200g, 부추 ½단, 문어(삶은 것) 80g, 볶음장
(청주 1큰술, 간장 1큰술, 설탕 1작은술, 두반장 ½작은
술), 식용유 1큰술, 참기름 1작은술

이렇게 만드세요

❶ 팽이버섯은 밑동을 잘라내고 길이를 반으로
잘라 가닥을 나눈다.

❷ 부추는 3~4cm 길이로 썬다.

❸ 문어는 먹기 좋은 크기로 저며썬다.

❹ 그릇에 볶음장 재료와 물 1큰술을 넣고 섞
어둔다.

❺ 팬에 식용유를 두르고 팽이버섯과 문어를
강한 불에서 가볍게 볶은 후, 부추와 ❹를
넣고 재빨리 한데 볶는다. 마지막에 참기름
을 두르고 크게 한 번 섞는다.

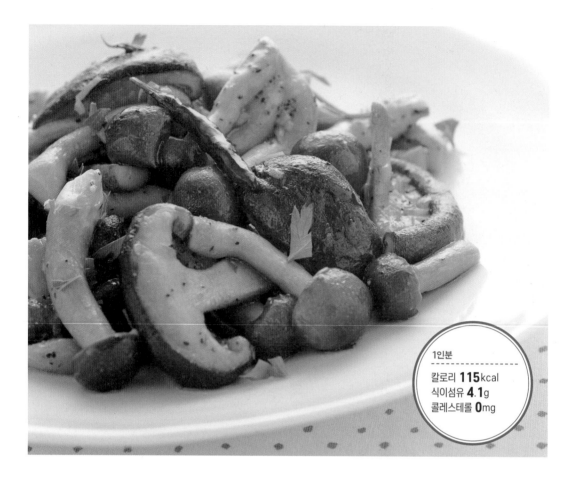

표고버섯과 만가닥버섯 볶음

저칼로리에 식이섬유가 풍부한 버섯.
두 종류의 버섯으로 기름을 적게 써서 조리하면 맛도
단조롭지 않고 건강에도 좋다.

재료(2인분)

만가닥버섯 150g, 생표고버섯 6장, 마늘 1쪽, 붉은
고추 작은 것 1개, 이탈리안 파슬리 잎 조금, 볶음 양념
(청주 1큰술, 소금·후추 조금씩), 올리브유 1½큰술

이렇게 만드세요

❶ 만가닥버섯과 표고버섯은 밑동을 잘라낸다.
만가닥버섯은 가닥을 하나씩 나누고, 표고
버섯은 갓을 길이로 반 가른다.

❷ 마늘은 껍질을 벗겨서 잘게 다진다.

❸ 이탈리안 파슬리 잎은 굵게 다진다.

❹ 팬에 올리브유, 마늘, 붉은 고추를 넣고 타
지 않게 볶는다. 마늘 향이 나기 시작하면
손질해 둔 만가닥버섯과 표고버섯을 넣고
노릇해질 때까지 5~6분간 구운 후 볶음 양
념으로 간을 한다.

❺ 마지막에 이탈리안 파슬리 잎을 뿌린다.

과일과 채소주스로
식이섬유를 간단하게 공급한다

외식이 잦다 보면 과일이나 채소 섭취가 부족하기 마련이다. 도저히 요리할 시간을 내지 못할 때는 과일과 채소로 만든 주스로 대신하자. 신선한 재료를 믹서에 넣고 갈기만 하면 완성되는 간단한 방법으로 식이섬유는 물론 비타민과 미네랄까지 듬뿍 섭취할 수 있다.

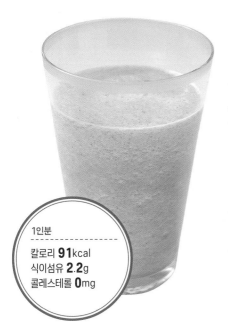

1인분

칼로리 **91**kcal
식이섬유 **2.2**g
콜레스테롤 **0**mg

고마츠나 사과 주스

평소에 채소 섭취가 부족한 사람에게 좋은 주스다.
한 컵으로 사과 ½개, 채소 50g을 간편하게 섭취할 수 있다.

재료(2인분) 사과 1개, 고마츠나 50g, 양배추 50g, 파슬리 잎 조금, 꿀 1큰술, 얼음 작은 것 2개

이렇게 만드세요 ❶ 사과는 껍질을 벗기고 심을 제거한 후 한 입 크기로 썬다. ❷ 고마츠나는 뿌리 부분을 잘라내고 깨끗이 씻어 큼직하게 썬다. 양배추도 큼직하게 썬다. ❸ 믹서에 모든 재료와 물 1컵을 넣고 1~2분간 갈아서 컵에 따른다.

오렌지와 당근 주스

오렌지나 귤의 얇은 속껍질에는 식이섬유가 풍부하다.
당근을 넣으면 베타카로틴도 보충할 수 있다.

재료(2인분) 오렌지(또는 귤) 2개, 토마토 1개, 당근 ½개, 레몬즙·꿀 1큰술, 얼음 작은 것 2개

이렇게 만드세요 ❶ 오렌지는 껍질을 벗기고 얇은 속껍질은 그대로 두어 큼직하게 썬다. ❷ 토마토는 꼭지를 떼고 4등분한다. ❸ 당근은 껍질을 벗기고 큼직하게 썬다. ❹ 믹서에 모든 재료와 물 1컵을 넣고 1~2분간 갈아서 컵에 따른다.

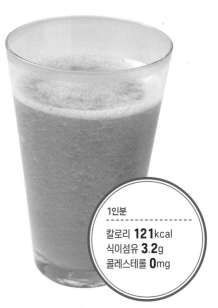

1인분

칼로리 **121**kcal
식이섬유 **3.2**g
콜레스테롤 **0**mg

Part 4

EPA, DHA, 대두 단백질로

콜레스테롤과
중성지방 수치를 낮춘다

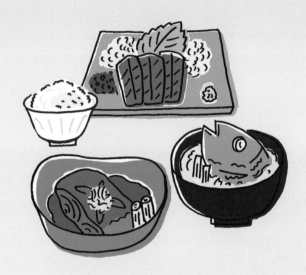

다양한 TV 건강 프로그램과 뉴스에서
'콜레스테롤을 낮추는 데 좋은 음식'이 소개되곤 한다.
하지만 현재 과학적으로 검증된 것은 EPA, DHA 그리고 대두 단백질에 불과하다.
이들 유효성분을 보다 쉽고 효율적으로 섭취할 수 있는 요리를 마련했다.
맛있게 먹고 유효성분까지 알뜰히 챙기는 다양한 요리 레시피를 소개한다.

EPA와 DHA가 풍부한 등 푸른 생선이 콜레스테롤·중성지방 수치를 낮춘다

EPA와 DHA는 혈소판의 응집을 막아 혈액을 맑게 하고 중성지방을 감소시킨다.

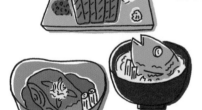

회, 생선조림, 생선 맑은 국(생선의 살을 발라내고 난 나머지 부분으로 끓인 국)으로 EPA와 DHA를 효과적으로 섭취한다.

EPA와 DHA가 풍부한 등 푸른 생선에 주목한다

어패류의 지방에는 EPA(eicosapentaenoic acid, 에이코사펜타에노산)와 DHA(docosahexaenoic acid, 도코사헥사에노산)라는 지방산이 많이 함유되어 있다. EPA와 DHA는 정어리나 고등어와 같은 등 푸른 생선에 풍부해 콜레스테롤이나 중성지방 수치가 높은 사람들에게 권하고 있다.

생선의 기름에 함유된 EPA와 DHA가 세계적으로 주목을 받게 된 것은, 덴마크의 과학자가 실시한 식생활 조사의 결과 때문이다. 그 조사에서 그린란드의 이뉴잇족과 덴마크인을 비교했더니, 지방의 섭취량이 거의 같은데도 이뉴잇족은 덴마크인보다 심근경색이나 뇌경색 등으로 인한 사망자가 적다는 것을 알게 되었다. 식사 내용을 조사한 결과, 덴마크인은 육류를 상식하는 데 비해 이뉴잇족은 EPA나 DHA가 많은 생선과 바다표범을 즐겨 먹는다는 사실이 밝혀지게 되었고, 이것을 계기로 EPA와 DHA가 널리 알려지게 되었다.

EPA와 DHA는 우리 몸에 필요한 필수 지방산이다

지방산은 지방을 구성하는 주성분이다. 지방산에는 다양한 종류가 있으나 분자 구조의 차이에 따라 크게 두 가지로 나누어진다.

■ 포화지방산

육류나 버터, 라드(돼지기름) 등의 동물성 지방에 많이 함유되어 있다.

■ 불포화지방산

생선과 식물의 기름에 많이 함유되어 있다. 불포화지방산은 분자 구조의 차이에 따라 '단일불포화지방산'과 '다가불포화지방산'으로 분류된다.

EPA와 DHA는 이 중 다가불포화지방산이며, 그중에서도 분자 구조상 '오메가-3 지방산'으로 불리는 지방산에 속한다. 식사로 섭취한 EPA와 DHA는 인간이 살아가는 데 중요한 생리활성물질이 된다. 또한 고지혈증을 개선하고 항혈전 작용을 하는 것으로 밝혀졌다. 특히 EPA는 혈액의 응고와 관계가 깊어, EPA를 섭취하면 혈액의 점도가 낮아져 잘 굳지 않게 된다. 또한 EPA가 혈액 속의 중성지방을 감소시키는 작용을 한다는 것은 잘 알려진 사실이다. 식사를 통해 EPA와 DHA를 충분히 섭취하여 이러한 개선 효과를 얻도록 한다.

포화지방산이 많은 유지는 상온에서 고체로, 불포화지방산이 많은 유지는 상온에서 액체로 존재하는 특징이 있다. 지방산을 식재료 선별의 기준으로 삼을 때 참고하기 바란다(254쪽 참조).

포화지방산과 불포화지방산은 1:2의 비율로 섭취한다

포화지방산을 과다 섭취하면 콜레스테롤이나 중성지방 수치가 높아진다. 평소에

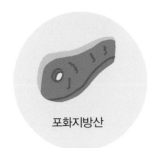

이상적인 지방산의 섭취 비율

1 : 2

포화지방산

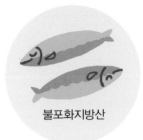

불포화지방산

기름이 붙어있는 육류나 버터 등이 많이 들어가는 음식 위주의 식사를 하면 포화지 방산의 섭취량이 많아지고, 그 결과 체내에서 콜레스테롤이나 중성지방의 합성이 촉 진되어 혈액 속의 지질이 증가한다.

이와 반대로 생선에 함유된 EPA나 DHA 등의 불포화지방산은 혈액 속의 콜레스테 롤이나 중성지방을 감소시키고, 혈액을 맑게 만드는 작용을 한다. 따라서 평소 식사할 때는 지질의 양뿐만 아니라, 어떤 지방산을 섭취하는가에 대해서도 신경을 써야 한다.

식사로 섭취하는 지방산의 비율은 포화지방산 1에 대해 불포화지방산 2가 이상적 인 것으로 알려져 있다. 육류 위주의 식사 대신에 육류를 생선으로 바꾸거나 하루에 한 번은 생선 반찬을 식탁에 올려 지방산의 섭취 비율을 개선하도록 노력해야 한다.

어패류 섭취에서 주의할 점

■ 지질이 많은 생선에 주의한다

꽁치 1마리에 약 25g, 방어 1토막에 약 20g의 지질이 들어있다. EPA나 DHA는 섭 취해야 하지만, 기름진 생선을 지나치게 먹는 것은 좋지 않다. 자칫하면 지질을 과잉 섭취하기 쉽다.

■ 멸치는 내장을 빼고 먹는다

뼈째 먹는 생선을 많이 먹으면 콜레스테롤 수치가 높아지는 경우가 있다. 원인은 뼈째 먹는 생선의 내장에 있다. 콜레스테롤은 동물이나 생선의 내장이나 알 등에 많은데, 뼈째 먹는 생선의 내장에도 콜레스테롤이 꽤 많은 편이다. 멸치는 칼슘이 풍부한 식품이지만 통째로 먹을 때는 내장을 빼고 먹는 것이 좋다. 잔멸치나 반건조 잔멸치 역시 너무 많이 먹지 않도록 한다.

■ 건어물은 선도를 확인하여 구입하고 염분에 주의한다

건어물로도 EPA와 DHA를 섭취할 수 있지만, 이들 불포화지방산은 매우 쉽게 산화되기 때문에 건어물을 구입할 때는 선도가 좋은 것을 골라 빨리 먹는 것이 좋다. 건어물에는 염분이 많은데 배를 갈라 펼쳐서 말린 전갱이 1손, 자반고등어 1토막에는 약 1.5g의 염분이 들어있다. 건어물을 먹을 때는 염분을 지나치게 섭취하지 않도록 주의한다.

●● EPA와 DHA의 효율적인 섭취를 위한 5가지 포인트

Point 1 _ 하루 한 번 생선 요리를 먹는다

성인의 경우 식사로 섭취하는 오메가-3 지방산의 하루 목표량은 2~2.9g이다. 등 푸른 생선이라면 약 1토막(약 80g)으로 하루 필요량을 섭취할 수 있다.

Point 2 _ 회처럼 날것으로 먹는다

EPA와 DHA는 매우 쉽게 산화되며, 특히 고온 조리에 적당하지 않다. 그런 점에서 날것으로 먹을 수 있는 회는 EPA와 DHA를 효율적으로 섭취하는 가장 좋은 요리라고 할 수 있다. 가열해서 조리하는 경우에는 짧은 시간에 익히는 구이나 조림이 알맞다.

Point 3 _ 국물로 빠져나가지 않도록 조리한다

EPA와 DHA는 국물에 쉽게 용해되는 성질이 있다. 아까운 성분이 그대로 국물로 빠져나가지 않도록 조리하거나, 생선 맑은 국처럼 국물까지 맛있게 먹을 수 있는 요리를 구상해본다.

Point 4 _ 통조림을 활용한다

EPA나 DHA는 등 푸른 생선에 풍부하게 들어있다. 통조림을 이용하면 언제든지 간편하게 먹을 수 있다.

Point 5 _ 항산화 비타민과 함께 섭취한다

EPA나 DHA는 산소에 노출되면 쉽게 산화되어 과산화지질이 된다. 그러므로 항산화 작용을 하는 비타민C나 비타민E 또는 폴리페놀 등의 항산화 물질을 함유한 채소나 과일, 종실류 등과 함께 섭취하는 것이 좋다.

EPA와 DHA 함량의 합계량(g/가식부 100g당)

그 이상

고등어(통조림)
★4.1g(EPA 1.7/DHA 2.4)
제철에 나온 고등어를 사용한 것
이라서 EPA와 DHA가 풍부하다.

~3.0

도미(양식)
★2.9g(EPA 1.1/DHA 1.8)
자연산에 비해 지질이 많고 EPA와
DHA 함량도 높다.

~2.5

~2.0

삼치
★1.7g(EPA 0.5/DHA 1.2)
지질뿐만 아니라 단백질도
풍부한 흰 살 생선.

~1.5

연어(생물)
★1.3g(EPA 0.5/DHA 0.8)
염장연어보다 EPA와 DHA를 더 많이
섭취할 수 있다. 비타민D도 풍부하다.

~1.0

전갱이
★1.1g(EPA 0.4/DHA 0.7)
제철 구분 없이 쉽게 구할 수 있는 등 푸른 생선.

참치(살코기)
★0.9g(EPA 0.2/DHA 0.7)
붉은 살의 살코기 부위는 뱃살보다
지질이 적고 칼로리가 낮은 편이다.

연어(저염 염장)
★0.8g(EPA 0.3/DHA 0.5)
비타민D가 풍부하다.
염분량이 적은 것을 고른다.

~0.5

금눈돔
★0.5g(EPA 0.1/DHA 0.4)
금눈돔의 붉은색을 나타내는 아스타크산틴은 항산화
물질의 일종으로 활성산소를 제거하는 작용을 한다.

가다랑어
★0.4g
(EPA 0.1/DHA 0.3)
비타민D, 철분 등이
함유되어 있다.

가자미
★0.4g
(EPA 0.2/DHA 0.2)
특유의 맛이 적은 흰 살
생선으로 고단백질에
저지방이다.

청새치
★0.4g(EPA 0.04/DHA 0.4)
고단백질에 저지방이다.

마래미(양식)
★**3.2g**(EPA 1.5/DHA 1.7)
EPA와 DHA의 함량이 매우 높지만,
지질도 많으므로 주의한다.

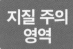

**지질 주의
영역**

고등어
★**3.0g**(EPA 1.2/DHA 1.8)
쉽게 상하기 때문에 싱싱한 것을
골라 빨리 조리한다.

지질함량이 높은 생선은 섭취량
에 주의하지 않으면 적정 섭취
칼로리를 쉽게 초과하게 된다.

방어
★**2.7g**(EPA 0.9/DHA 1.8)
혈액을 맑게 해주는 EPA가 풍부하지만,
지질도 많으므로 주의한다.

정어리
★**2.5g**(EPA 1.4/DHA 1.1)
눈이 맑고 몸통에 광택과 탄력이
있는 신선한 것을 고른다.

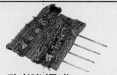

장어(양념구이)
★**2.4g**(EPA 0.9/DHA 1.5)
고지방이므로 양을 절제한다.
1회 분량은 80g 정도다.

꽁치
★**2.2g**(EPA 0.8/DHA 1.4)
지질이 많으므로 1회 분량은
80g 정도다.

참치 뱃살(남방참다랑어)
★**1.6g**(EPA 0.5/DHA 1.1)
뱃살은 살코기 부위보다
EPA와 DHA가 많지만,
고지방이므로 주의한다.

**생선에 함유된
EPA+DHA의 양(g)**

EPA와 DHA 함량이 많은 생선에 대해
가식부 100g당
EPA와 DHA의 함량을 나타낸다.

참치 통조림(기름담금)
★**0.4g**(EPA 0.1/DHA 0.3)
지질이 많으므로 기름을 빼고
사용한다.

★ 표시가 있는 수치 : EPA와 DHA 함량의 합계량

가식부 100g당 지질함량(g)

출전 : 일본과학기술청 자원조사회 편, 『제5차 개정 일본 식품 표준 성분표』

EPA와 DHA의 효율적인 섭취를 위한 레시피

하루에 한 가지 어패류를 이용한 음식으로 EPA와 DHA를 섭취한다.
어패류는 되도록 짧은 시간에 조리하여 채소와 함께 먹는 것이 EPA와 DHA를 효율적으로 섭취하는 요령이다.

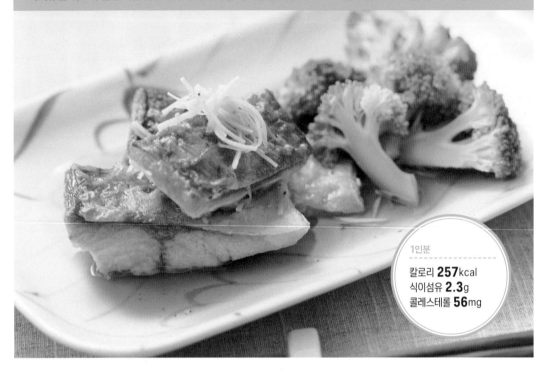

1인분

칼로리 **257**kcal
식이섬유 **2.3**g
콜레스테롤 **56**mg

구운 고등어 절임

고등어는 굽자마자 절임액에 재운다.
조금 번거롭지만 이렇게 하면 고등어에서 여분의
기름이 빠져 맛이 더 잘 밴다.

재료(2인분)

고등어(배를 반으로 가른 것) 1장, 브로콜리 100g, 소
금·밀가루 각 적당량, 절임액(맛국물 ½컵, 식초 2큰
술, 간장 1⅓큰술, 조미술 ½큰술), 생강(곱게 채 썬 것)
10g, 식용유 1큰술

이렇게 만드세요

❶ 고등어는 가운데 뼈를 발라내고 먹기 좋은
크기로 썬다. 소금을 조금씩 뿌려서 밑간을
한 후 밀가루를 가볍게 묻혀둔다.

❷ 브로콜리는 송이를 작게 나눈다. 끓는 물에
소금을 조금 넣고 데친 후 체에 밭쳐 물기를
뺀다.

❸ 우묵한 사각 접시에 절임액 재료를 넣어 섞
어둔다.

❹ 팬에 식용유를 두르고 중간 불에서 ❶의 고
등어를 앞뒤로 굽는다.

❺ 구운 고등어는 뜨거울 때 생강과 함께 ❸의
절임액에 넣고 3~4분간 재워둔다.

❻ 그릇에 고등어를 담고 브로콜리를 함께 담
아서 낸다.

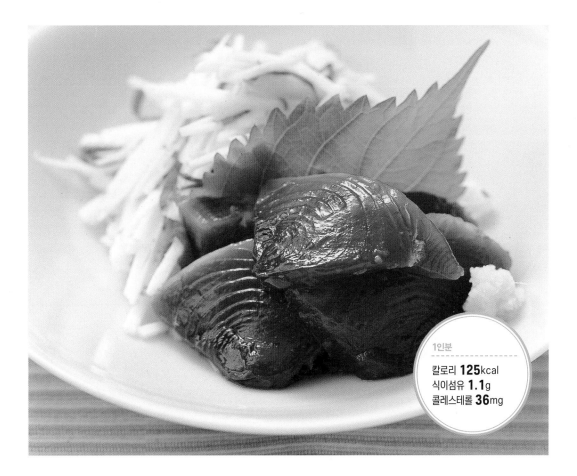

1인분
칼로리 **125**kcal
식이섬유 **1.1**g
콜레스테롤 **36**mg

가다랑어 절임 회

제철에 나오는 가다랑어는 꼭 회로 먹었으면 한다.
EPA와 DHA를 효과적으로 섭취할 수 있다.
간장 맛이 배어 있으므로 그대로 먹으면 된다.

재료(2인분)

가다랑어(횟감) 120g, 마 150g, 푸른 차조기 5장, 절
임액(간장 1½큰술, 청주 1큰술, 조미술 1작은술), 생
강(강판에 간 것) 10g

이렇게 만드세요

❶ 가다랑어는 5~6mm 두께로 저며 썬다. 마
  는 4~5cm 길이로 잘라 껍질을 벗긴다. 식
  초물에 담가 표면의 미끈거리는 점액을 씻
  어낸 후 채 썬다.

❷ 푸른 차조기 3장은 곱게 채 썰어 썰어 놓은
  마와 섞어둔다. 나머지 2장은 가다랑어를
  담는 데 사용한다.

❸ 절임액 재료를 고루 섞어 가다랑어를 재워
  둔다.

❹ 그릇에 ❷를 담은 후 남은 푸른 차조기 2장
  을 깔아 위에 가다랑어를 올리고 생강을 곁
  들여낸다.

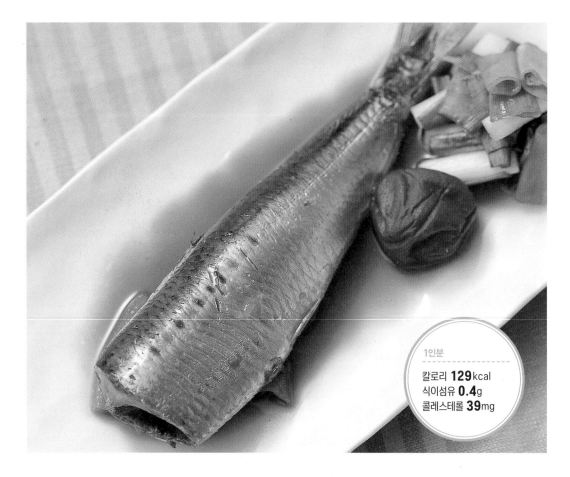

정어리 매실조림

EPA와 DHA가 풍부한 정어리는 신선한 것으로 골라
그날 조리해서 바로 먹는다.

재료(2인분)

정어리 큰 것 2마리, 매실장아찌 중간 것 2개, 생강
10g, 쪽파 2~3뿌리, 조림장(간장 1~1½큰술, 설탕 1
큰술, 조미술 1큰술, 청주 1큰술)

이렇게 만드세요

① 정어리는 머리를 잘라내고 내장을 제거한
후, 소금물로 깨끗이 씻어 물기를 닦아낸다.

② 생강은 얇게 썬다. 쪽파는 3~4cm 길이로 자
른다.

③ 바닥이 평평한 냄비에 물 1~1½컵, 매실장아
찌, 생강, 조림장 재료를 넣고 가열한다. 끓
기 시작하면 정어리를 넣고 누름뚜껑을 덮어
중간 불에서 조린다.

④ 조림 국물이 ⅓정도로 졸아들면 쪽파를 넣
고 한소끔 끓인다.

⑤ 그릇에 정어리를 담고 쪽파와 매실장아찌를
함께 담아낸다.

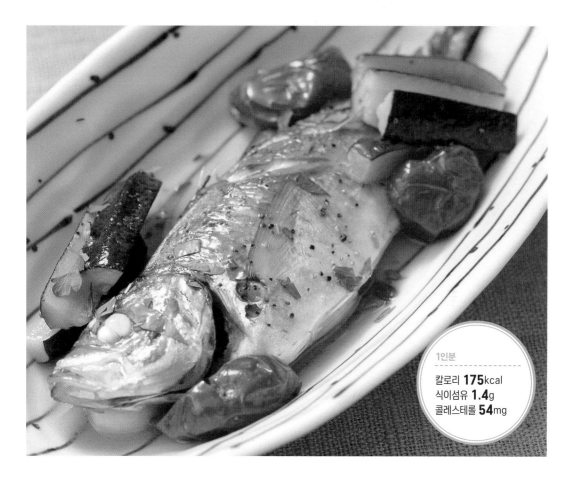

1인분
칼로리 **175**kcal
식이섬유 **1.4**g
콜레스테롤 **54**mg

전갱이 아쿠아파차

전갱이로 근사한 이탈리아 요리를 만든다.
프라이팬 하나로 간단하게 완성할 수 있다.

재료(2인분)

전갱이 2마리, 쥬키니호박 ½개, 방울토마토 6개, 마늘
(얇게 썬 것) ½쪽, 화이트와인(또는 청주) 2큰술, 소금·
후추 조금씩, 올리브유 1큰술, 파슬리(다진 것) 조금, 레
몬즙 1큰술

이렇게 만드세요

❶ 전갱이는 가시같이 생긴 비늘을 도려내고 아
   가미를 제거한다. 몸통의 한쪽 부분만 갈라서
   내장을 꺼낸다. 소금물로 깨끗이 씻고 몸통에
   어슷하게 칼집을 넣는다.

❷ 쥬키니호박은 5~6cm 길이로 자르고, 다시 길이
   로 4~6등분한다. 방울토마토는 꼭지를 뗀다.

❸ 팬에 올리브유를 두르고 마늘과 쥬키니호박
   을 볶는다. 전체적으로 기름이 돌면 전갱이를
   굽는다. 이때 칼로 가른 부분이 아래로 오도
   록 하여 1~2분간 굽는다.

❹ ❸에 화이트와인, 물 ½컵, 방울토마토를 넣는
   다. 뚜껑을 덮고 중간 불에서 10분 정도 끓인
   다. 뚜껑을 열어 물기를 졸인 후 소금, 후추로
   간을 하고 파슬리를 뿌린다.

❺ 그릇에 전갱이와 채소를 담고 레몬즙을 뿌린다.

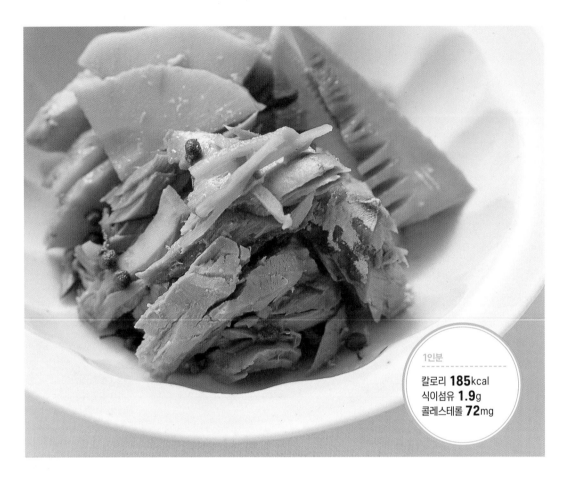

찐 가다랑어 생강조림

쪄서 살짝 말린 가다랑어를 담백한 죽순과 함께 조렸다.
생강과 산초열매가 맛에 악센트를 준다.

재료(2인분)

찐 가다랑어* 150g, 죽순(삶은 것) 100g, 생강(굵게 채
썬 것) 10g, 설탕 1⅓큰술, 간장 1⅓큰술, 청주 1큰술,
산초열매조림 1큰술

이렇게 만드세요

① 찐 가다랑어는 뼈를 제거하고 손으로 큼직하
게 발라낸 후 체에 밭쳐 뜨거운 물을 끼얹는
다. 죽순의 뿌리 부분은 은행잎 모양으로 썰
고 뾰족한 윗부분은 6등분한다.

② 냄비에 물 1½컵, 찐 가다랑어, 죽순, 생강, 청
주를 넣고 가열한다. 3~4분간 끓인 후 설탕,
간장을 넣고 누름뚜껑을 덮어 다시 중간 불
에서 조린다.

③ 조림 국물이 ⅓정도로 졸아들면 산초열매조
림을 넣고 한소끔 더 끓인 후 불을 끄고 그릇
에 담는다.

*가다랑어의 살을 쪄서 그대로 또는 가볍게 훈제하여 반건조한 식품.

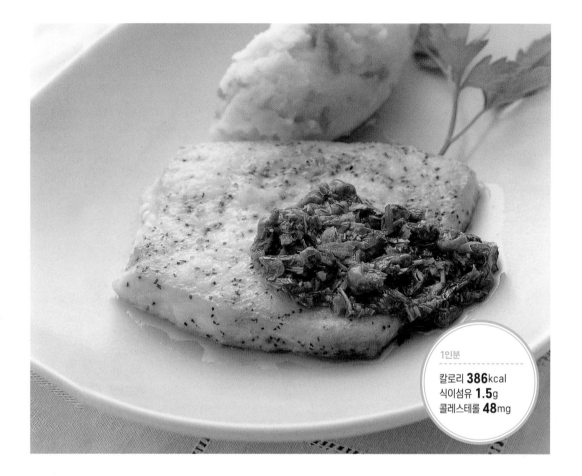

1인분

칼로리 **386**kcal
식이섬유 **1.5**g
콜레스테롤 **48**mg

허브 소스 청어구이

담백한 청어에 허브 소스의 독특한 맛이 잘 어울린다.
가끔은 색다른 풍미의 생선 요리를 즐겨보자.

재료(2인분)

청어 2토막, 감자 150g, 당근 20g, 마늘(다진 것) ½쪽, 케이
퍼·절임액 1큰술씩, 타임 잎 조금, 이탈리안 파슬리 조금, 우
유 2큰술, 소금·후추 조금씩, 밀가루 적당량, 식용유 1큰술,
올리브유 2큰술

이렇게 만드세요

❶ 감자는 껍질을 벗겨서 4~6개로 자르고 당근은 은
행잎 모양으로 얇게 썬다. 작은 냄비에 함께 담아

찬물에서부터 삶는다. 다 익었으면 삶은 물은 따라
버리고 포크로 큼직하게 으깬다. 우유와 약간의 소
금을 넣고 잘 섞어서 다시 3~4분간 가열한다.

❷ 타임 잎과 케이퍼는 모두 굵게 다진다. 이탈리안
파슬리는 장식용으로 조금 남겨두고 나머지는 굵
게 다진다.

❸ 청어에 소금과 후추를 조금 뿌리고 밀가루를 묻힌
다. 팬에 식용유를 두르고 청어를 앞뒤로 구운 후
꺼내 놓는다.

❹ ❸의 팬에 올리브유를 두르고 마늘과 ❷의 다져놓
은 허브를 함께 볶는다. 여기에 케이퍼 절임액과 약
간의 소금으로 맛을 내어 허브 소스를 완성한다.

❺ 그릇에 구운 청어를 담고 위에 허브 소스를 얹는다.
한쪽에 ❶을 곁들이고 이탈리안 파슬리로 장식한다.

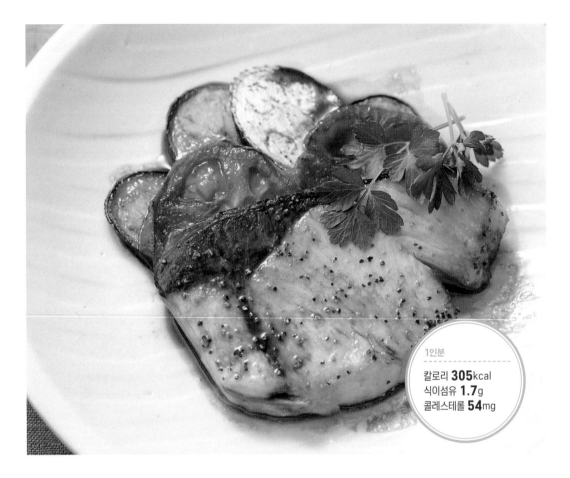

1인분
칼로리 **305**kcal
식이섬유 **1.7**g
콜레스테롤 **54**mg

흑초 소스 방어 그릴 구이

흑초 소스의 산뜻한 산미가 기름진 방어의 맛을
깔끔하게 만든다.

재료(2인분)

방어 2토막, 가지 1개, 토마토 1개, 소스(흑초 2큰술, 간
장 1큰술, 설탕 ½~1큰술), 소금·후추 각 적당량, 식용
유 1큰술, 이탈리안 파슬리 조금

이렇게 만드세요

❶ 방어는 소금과 후추를 조금 뿌려서 밑간해둔다.

❷ 가지는 꼭지를 떼고 얇게 어슷썰기 한다. 토마
토는 7~8㎜ 두께로 둥글게 썬다.

❸ 작은 냄비에 소스 재료와 물 1큰술을 넣고 약
한 불에서 5~6분간 걸쭉하게 졸인다.

❹ 팬에 식용유를 두르고 가지와 토마토를 중간
불에서 굽는다. 꺼낸 후 소금과 후추를 조금씩
뿌린다.

❺ 달군 그릴에 밑간해 둔 방어를 올려 앞뒤로 노
릇하게 굽는다.

❻ 그릇에 방어와 채소를 담고 ❸의 흑초 소스를
끼얹은 후 이탈리안 파슬리로 장식한다.

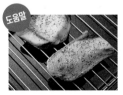

도움말 방어는 지질함량이 약 20%로
높은 편이다. 구울 때 여분의
기름을 빼려면 프라이팬보다
그릴이나 석쇠 등 구이망을 이
용하는 것이 좋다.

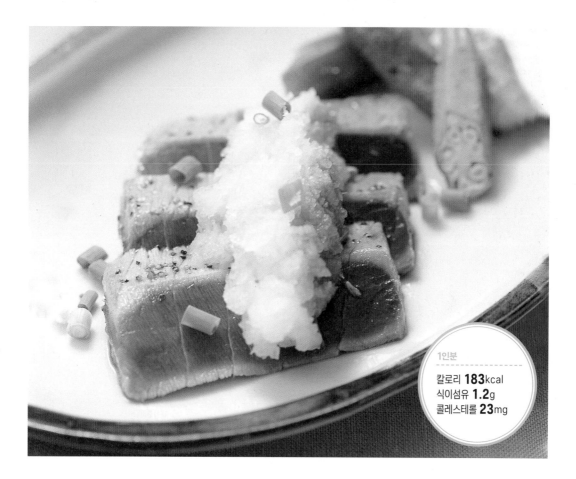

무즙 소스 참치 스테이크

스테이크가 먹고 싶을 때는 쇠고기 채끝보다 참치 살코기를 선택하는 것이 현명하다. 지질 섭취를 약 30%나 줄일 수 있다.

재료(2인분)

참치 살(횟감으로 자른 덩어리로 살코기 부위) 120g, 오크라 6개, 무 간 것 100g, 실파(송송 썬 것) 2뿌리 분량, 소금·후추 각 적당량, 소스(간장 1½~2큰술, 조미술 ½큰술), 식용유 1½큰술

이렇게 만드세요

❶ 참치 살에 소금과 후추를 조금씩 뿌려둔다.

❷ 오크라는 손으로 가볍게 비벼서 표면의 솜털을 제거한다. 물로 헹군 후 물기를 닦고 길이를 반으로 자른다.

❸ 소스 재료를 섞어 놓는다.

❹ 팬에 식용유 ½큰술을 두르고 오크라를 굽는다. 소금과 후추를 조금 뿌려서 꺼내놓는다.

❺ ❹의 팬에 식용유 1큰술을 두르고 참치 살을 강한 불에서 굽는다. 양면이 노릇하게 구워지면 꺼내서 2cm 폭으로 저며 썬다.

❻ 그릇에 참치 살과 오크라를 담고 무 간 것을 위에 얹는다. 송송 썬 실파를 뿌리고 ❸의 소스를 끼얹어낸다.

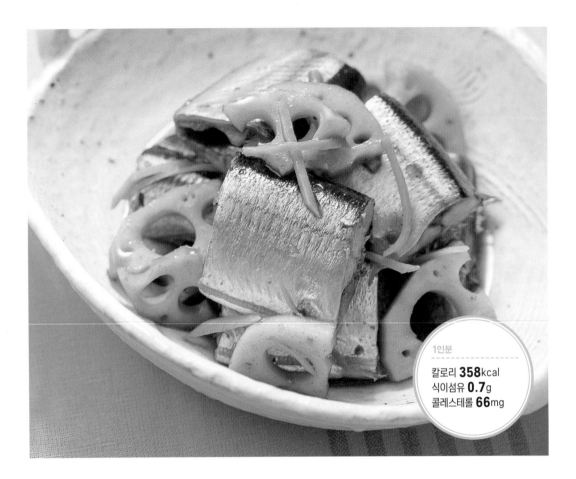

꽁치와 연근 생강조림

곱게 채 썬 생강이 꽁치의 비린 맛을 없애준다.

재료(2인분)

꽁치 2마리, 연근 60g, 생강(곱게 채 썬 것) 10g, 간장
1½~2큰술, 청주 1큰술, 설탕 1큰술, 식초 ½큰술

이렇게 만드세요

① 꽁치는 머리와 내장을 제거하고 한 마리를
   4토막으로 잘라 소금물에 헹구어 물기를
   닦는다.

② 연근은 4~5㎜ 두께의 은행잎 모양으로 썰
   어 5~6분간 물에 담가 떫은맛을 우려낸다.

③ 냄비에 물 1½컵, 청주, 연근을 넣고 가열한다.

④ 4~5분간 끓인 후 설탕, 간장, 식초, 생강,
   꽁치를 넣는다. 누름뚜껑을 덮어 조림 국
   물이 ⅓로 졸아들 때까지 중간 불에서 조
   린다.

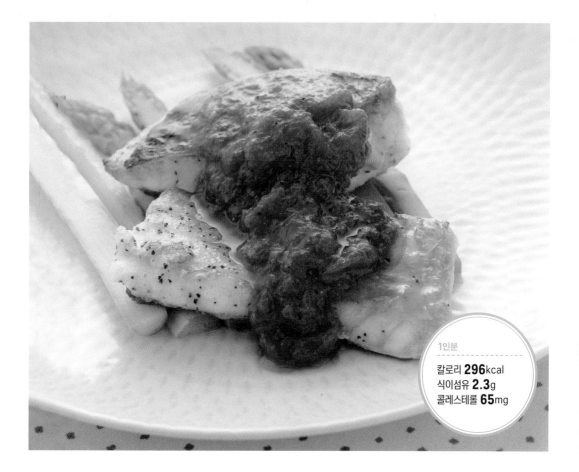

칼로리 **296**kcal
식이섬유 **2.3**g
콜레스테롤 **65**mg

토마토소스 도미구이

양식 도미에는 EPA와 DHA가 풍부하다.
껍질은 바삭하고 속은 부드럽게 구워낸다.

재료(2인분)

도미 2토막, 그린아스파라거스 1단, 홀 토마토(통조림)
½캔, 마늘(잘게 다진 것) ½쪽, 붉은 고추 작은 것 1개,
소금·후추 적당량, 밀가루 적당량, 식용유 1큰술, 올
리브유 1큰술

이렇게 만드세요

❶ 도미는 배를 반으로 갈라 가운데 뼈를 발라
낸다. 소금과 후추를 조금씩 뿌려 밑간한 후
밀가루를 가볍게 묻혀둔다.

❷ 그린아스파라거스는 뿌리 쪽의 단단한 부분
을 잘라내고, 아래에서 ⅓지점까지 껍질을
벗긴다. 끓는 물에 소금을 조금 넣고 데친 후
길이를 반으로 자른다.

❸ 홀 토마토는 포크로 큼직하게 으깨놓는다.

❹ 냄비에 올리브유, 마늘, 붉은 고추를 넣고 볶
는다. 마늘 향이 나기 시작하면 으깬 토마토
를 넣고 약한 불에서 12~13분간 조린 후 소
금과 후추로 간을 맞춘다.

❺ 팬에 식용유를 두르고 도미를 껍질 쪽부터
중간 불에서 굽는다. 겉면이 노릇하게 구워
지면 뒤집어서 나머지 면을 굽는다.

❻ 그릇에 그린아스파라거스를 깔고 위에 도미
를 올린 후 ❹의 토마토소스를 얹어서낸다.

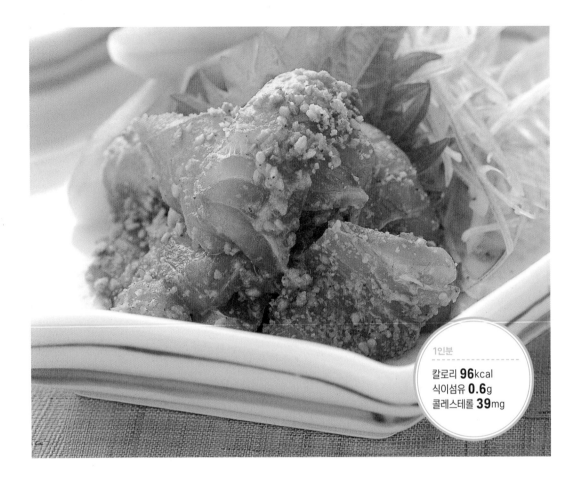

도미 깨간장 무침

미리 깨간장에 버무려 맛이 밴 도미를 날것으로 먹으면,
EPA와 DHA를 효율적으로 섭취할 수 있다.

재료(2인분)

도미(횟감) 120g, 오이 ½개, 양하 2개, 깨간장(흰깨 가
루 1큰술, 간장 2~3작은술, 청주 ½큰술, 조미술 1작
은술), 푸른 차조기 적당량

이렇게 만드세요

① 도미는 껍질을 벗기고 얇게 저며 썬다.

② 오이는 껍질을 벗기고 가늘고 길쭉한 삼각
모양이 되도록 각을 돌려가며 썬다. 소금(분
량 외)을 살짝 뿌려서 5~6분간 절인 후에 물
기를 짠다.

③ 양하는 길게 반으로 갈라서 뿌리 부분을 V
자로 잘라내고 얇게 썬다. 넉넉한 양의 물로
헹구어 물기를 뺀다.

④ 깨간장 재료를 모두 섞어 도미를 10분간 재
워둔다.

⑤ 그릇에 푸른 차조기를 깔아 위에 ④의 도미
를 올리고 오이와 양하를 함께 담아낸다.

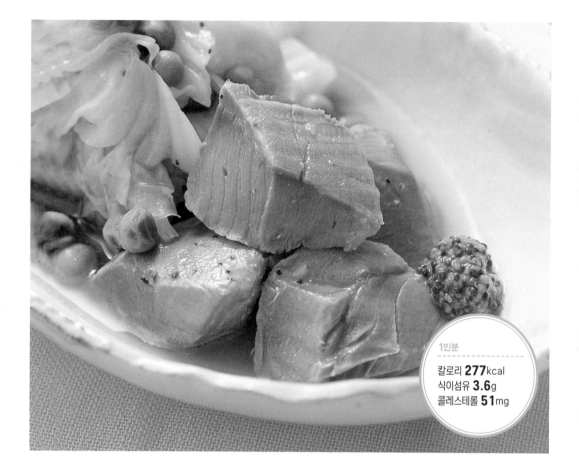

1인분

칼로리 **277**kcal
식이섬유 **3.6**g
콜레스테롤 **51**mg

연어와
양배추 스프 조림

스프로 조려 은근하게 맛이 밴 연어에 양배추와
시머스터드를 곁들이면 맛이 한결 또렷해진다.

재료(2인분)

연어(저염 염장) 2토막, 양배추 200g, 완두콩(냉동) ½
컵, 분말 닭육수 ¼작은술, 월계수 잎 1장, 소금·후추
조금씩, 올리브유 1큰술, 시머스터드 적당량

이렇게 만드세요

1. 연어는 껍질과 가운데 뼈를 제거하고 한 입
   크기로 잘라, 체에 밭쳐 뜨거운 물을 끼얹
   는다.

2. 양배추는 한 입 크기로 썬다. 완두콩은 체
   에 밭쳐 뜨거운 물을 끼얹어서 해동한다.

3. 냄비에 연어, 양배추, 완두콩, 분말 닭육수,
   물 ⅓컵, 올리브유, 월계수 잎을 넣고 뚜껑
   을 덮어 중간 불에서 가열한다.

4. 10분간 끓인 후 맛을 보아 소금·후추로 간
   을 하고 조림 국물을 좀 더 조린다.

5. 그릇에 연어와 채소를 담고 시머스터드를 곁
   들여낸다.

대두 단백질로
콜레스테롤 수치를
낮춘다

콩과 콩 제품에 들어있는 대두 단백질이 혈중 콜레스테롤을 줄이는 작용을 하는 것으로 밝혀졌다.
식사를 통해 콜레스테롤 수치를 낮추는 유효성분으로 대두 단백질이 새롭게 주목받고 있다.

콜레스테롤 수치를 낮추는 대두 단백질의 작용

우리가 식사를 통해 섭취한 지방은 분해되어 소장에서 흡수되는데, 이때 지방의 소화·흡수를 돕기 위해 담즙이 분비된다. 담즙의 주성분은 콜레스테롤로부터 만들어지는 담즙산이다. 콩이나 콩 제품에 함유된 대두 단백질은 이 담즙산과 결합하는 성질이 있기 때문에, 소장 안에서 만나면 담즙산을 감싸서 변을 통해 몸 밖으로 배출시킨다. 그 결과 담즙산을 함유한 콜레스테롤이 체내로 흡수되는 양이 줄어들게 되는 것이다.

담즙산은 보통 지방의 소화·흡수를 돕는 역할을 마치면, 장으로 재흡수되어 간으로 되돌아간다. 그런데 담즙산이 대두 단백질에 둘러싸여 재흡수되지 못하면, 간에서는 체내의 콜레스테롤을 사용해서 새로 담즙산을 만들어낸다.

다시 말하면 대두 단백질을 섭취하면 체내로 흡수되는 콜레스테롤의 양이 줄어들고 게다가 새롭게 담즙산을 만들기 위해 혈중 콜레스테롤이 사용되기 때문에 결과적으로 콜레스테롤 수치가 낮아지는 것이다.

대두 단백질은 영양소로서의 작용뿐만 아니라, 콜레스테롤을 감소시키는 작용이 있다. 콜레스테롤이나 중성지방 수치가 높은 사람은 하루 약 10g을 기준으로 콩이나 콩 제품을 통해 대두 단백질을 섭취하도록 한다.

콩·콩 제품과 육류의 단백질 비교

콩은 식물성 식품이지만, '밭에서 나는 쇠고기'로 불릴 만큼 단백질이 풍부하다. 노란콩(삶은 것)이나 낫토에 함유된 단백질은 100g당 16~17g으로, 같은 양의 쇠고기에 함유된 단백질의 양과 거의 차이가 나지 않는다.

또한 두부 등은 지질의 함량이 적은 편이다. 육류는 전반적으로 지질이 많은 식품이지만, 두부와 같은 콩 제품은 고단백질에 저지방으로 칼로리나 지질의 과다 섭취를 염려하는 사람도 푸짐하게 먹을 수 있다. 게다가 콩이나 콩 제품에는 콜레스테롤을 감소시키는 오메가-6 계열의 불포화지방산(266~271쪽 참조)이 많다는 특징도 있다. 육류나 생선 등의 식품과 함께 먹으면 지방산 구성의 균형을 이룰 수 있다.

●● **콩과 쇠고기의 단백질 함량은 거의 같다**

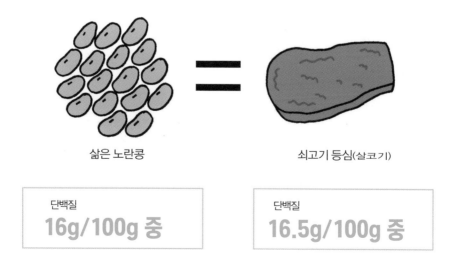

삶은 노란콩

쇠고기 등심(살코기)

단백질
16g/100g 중

단백질
16.5g/100g 중

콩 · 콩 제품을 매일 먹는다

대두 단백질은 두부나 유바(콩물을 끓일 때 표면에 생기는 연한 노란색의 얇은 막을 걷어 낸 것. 생유바와 건조유바가 있다), 된장, 간장, 고야두부(두부를 얼렸다가 말린 식품), 콩가루 등 콩을 사용한 모든 식품에 들어있다. 콩 자체를 매일 먹지는 못하더라도 한식 중심의 상차림을 유지하면 다양한 음식을 통해 지속적으로 대두 단백질을 섭취할 수 있다.

콩의 여러 가지 유익한 성분

■ 대두 이소플라본

콩에 함유된 이소플라본(isoflavon)은 여성호르몬인 에스트로겐과 유사한 작용을 하는 것으로 알려져 있다. 여성의 경우 폐경 후에 에스트로겐의 분비가 급격히 줄어들면서 그 영향으로 콜레스테롤 수치가 높아지기 쉽다. 콩의 이소플라본 성분은 에스트로겐의 감소로 인해 나타나는 신체의 다양한 불쾌 증상을 완화시켜준다. 또 콜레스테롤 수치의 상승을 억제하는 효과가 있다는 연구결과도 있다.

■ 레시틴

레시틴(lecithin)은 인지질로 불리는 지질의 일종으로 세포막을 구성하는 주요성분이다. 유화 작용을 하여 혈중 콜레스테롤 수치를 낮춰주는 효과가 있는 것으로 알려져 있다. 콩이나 깨 등의 종자에 많고, 콩 제품 중에서는 특히 낫토에 많이 함유되어 있다.

■ 사포닌

사포닌(saponin)은 콩이 가진 떫은맛의 주성분으로 활성산소를 제거하는 항산화 작용을 한다. 기름은 공기에 노출되면 산소와 반응해 산화되면서 신체에 유해한 과산화

168

지질을 발생시킨다. 어패류나 식물성 식품에 많은 불포화지방산은 신체에 유익한 기름이기는 하지만 포화지방산에 비해 쉽게 산화되는 단점이 있다. 그런데 사포닌에는 이러한 지질의 산화를 막는 기능이 있다. 콩에 많이 함유된 비타민E 역시 항산화 작용을 하는 것으로 알려져 있다.

■ 식이섬유

콩에는 식이섬유가 풍부하다. 식이섬유는 콜레스테롤의 흡수를 억제하여 콜레스테롤 수치를 낮춰준다(126~127쪽 참조). 또 콩에는 장내세균의 먹이가 되는 올리고당이 들어있다. 평소에 콩을 즐겨 먹으면 장내에 유익한 세균이 늘어나, 장내 환경을 개선하고 변비 해소에도 도움이 된다.

●● 혈전을 예방하는 낫토키나제

낫토는 찐 콩을 낫토균으로 발효시킨 콩 제품이다. 콩은 그 자체로도 많은 영양소를 갖고 있지만, 발효 과정을 거치는 동안 영양성분이 더욱 강화된다. 대사에 반드시 필요한 비타민B$_2$나 뼈를 튼튼하게 만들어 주는 비타민K가 강화되고 소화·흡수율도 높아진다.
또한 낫토의 끈적거리는 부분에는 낫토키나제(nattokinase)라는 효소가 함유되어 있다. 이 효소는 혈전을 용해하는 작용을 하여, 혈액을 맑게 해주는 효과가 있는 것으로 알려져 있다. 동맥경화가 진행되면 혈전이 형성될 위험이 높아진다. 혈전을 방지하는 낫토키나제의 효과에 기대가 모아지고 있는 것도 이러한 이유에서다.

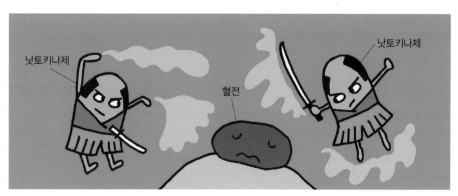

낫토의 끈적거리는 점액질에 낫토키나제가 함유되어 있다.

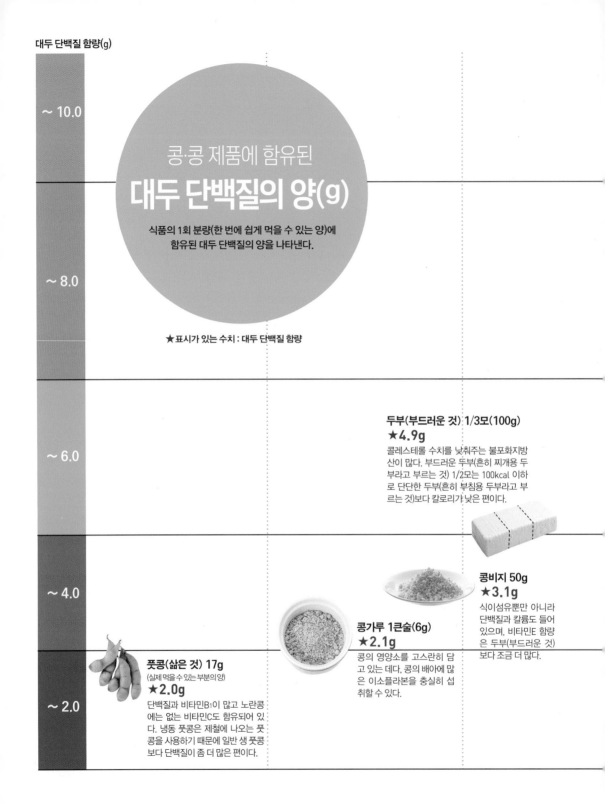

대두 단백질 함량(g)

~ 10.0

~ 8.0

~ 6.0

~ 4.0

~ 2.0

콩·콩 제품에 함유된

대두 단백질의 양(g)

식품의 1회 분량(한 번에 쉽게 먹을 수 있는 양)에
함유된 대두 단백질의 양을 나타낸다.

★표시가 있는 수치 : 대두 단백질 함량

두부(부드러운 것) 1/3모(100g)
★4.9g
콜레스테롤 수치를 낮춰주는 불포화지방
산이 많다. 부드러운 두부(흔히 찌개용 두
부라고 부르는 것) 1/2모는 100kcal 이하
로 단단한 두부(흔히 부침용 두부라고 부
르는 것)보다 칼로리가 낮은 편이다.

콩비지 50g
★3.1g
식이섬유뿐만 아니라
단백질과 칼륨도 들어
있으며, 비타민E 함량
은 두부(부드러운 것)
보다 조금 더 많다.

콩가루 1큰술(6g)
★2.1g
콩의 영양소를 고스란히 담
고 있는 데다, 콩의 배아에 많
은 이소플라본을 충실히 섭
취할 수 있다.

풋콩(삶은 것) 17g
(실제 먹을 수 있는 부분의 양)
★2.0g
단백질과 비타민B1이 많고 노란콩
에는 없는 비타민C도 함유되어 있
다. 냉동 풋콩은 제철에 나오는 풋
콩을 사용하기 때문에 일반 생 풋콩
보다 단백질이 좀 더 많은 편이다.

생유바 1장(40g)
★8.7g
한 장으로 부드러운 두부 약 2/3모 분량의 단백질을 섭취할 수 있다.

튀긴 두부완자 1개(60g)
★9.2g
단백질 외에 칼슘이 풍부하여 한 개에 약 162mg이 함유되어 있다.

낫토 1팩(50g)
★8.3g
단백질 외에 비타민B₂, E, K, 칼륨, 식이섬유 등의 영양소가 풍부하다. 낫토에 함유된 낫토키나제는 혈전을 방지하는 작용을 한다.

고야두부 1장(16g)
★7.9g
동결 과정을 거치면서 단백질이 변성되어, 콜레스테롤 저하 작용이 더욱 향상된다고 보고된 적이 있다. 고야두부 한 장에는 단단한 두부 100g의 단백질 양보다 더 많은 단백질이 들어있다.

두유(무조정) 200ml
★7.6g
소화·흡수가 잘 되고, 콜레스테롤을 흡착하여 체외로 배출시키는 식물성 스테롤이 함유되어 있다.

노란콩 (건조) 20g
★7.1g
콩류 중에서도 단백질과 지질이 특히 풍부하다. 콩조림에는 당분이 많으므로 되도록 설탕을 사용하지 않는 요리에 이용한다.

두부(단단한 것) 1/3모100g)
★6.6g
부드러운 두부보다 단백질과 칼슘의 양이 많아 1/2모로 단백질 약 10g, 칼슘 180mg을 얻을 수 있다.

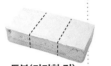

템페 1/2장(40g)
★6.3g
콩을 템페균으로 발효시켜 만든 인도네시아의 발효 식품이다. 콩을 통째로 사용하기 때문에 비타민E도 많은 편이다.

튀김두부 1/3모(50g)
★5.4g
기름에 튀긴만큼 두부보다 칼로리가 높다. 단백질 함량은 두부의 약 1.5~2배 정도 많다.

유부 1장(20g)
★3.7g
기름이 많아 한 장에 4~5g의 지질이 들어있다. 가볍게 기름을 빼고 사용한다.

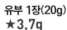

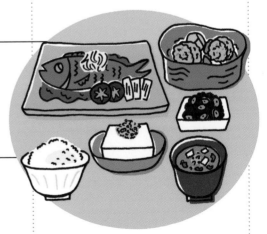

한식으로 먹으면 다양한 음식으로 대두 단백질을 풍부하게 섭취할 수 있다.

식품의 1회 분량의 칼로리(kcal)

출전 : 일본과학기술청 자원조사회 편, 「제5차 개정 일본 식품 표준 성분표」

대두 단백질을 풍부하게 섭취하는 레시피

콩은 단백질이 풍부한 우수한 식품이다. 특히 콜레스테롤 수치를 낮추는 대두 단백질의 작용이 크게 주목을 받고 있다. 지금부터 소개하는 맛있는 요리들을 통해 콩과 콩 제품을 적극적으로 섭취하자.

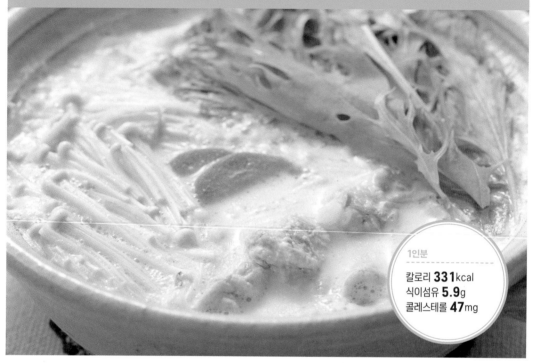

1인분

칼로리 **331**kcal
식이섬유 **5.9**g
콜레스테롤 **47**mg

두유 전골

두유는 소화·흡수가 좋은 식품이다.
입맛에 맞는 다양한 건지로 맛을 즐기고, 유익한 성분을 담은 국물도 꼭 챙겨 마시자.

재료(2인분)

돼지고기(얄팍하게 썬 것) 150g, 경수채 ½단, 팽이버섯 150g, 당근 30g, 다시마 7~8cm 길이, 두유 1컵, 청주 1큰술, 전골 양념(저염간장 1큰술, 조미술 ½큰술, 소금 ¼작은술), 생강 간 것·칠미 가루(기호에 따라) 각 적당량

이렇게 만드세요

❶ 돼지고기는 먹기 좋은 길이로 썬다.

❷ 당근은 2~3㎜ 두께로 반달 모양으로 썬다. 팽이버섯은 밑동을 잘라내고 가닥을 나눈다. 경수채는 7~8cm 길이로 썬다.

❸ 냄비에 물 1컵과 다시마를 넣고 약 20분간 둔다.

❹ ❸의 냄비에 돼지고기를 넣고 가열한다. 끓기 시작하면 다시마를 건져내고 위에 뜨는 거품을 걷어낸다. 여기에 청주, 두유, 전골 양념, 당근, 팽이버섯, 경수채를 순서대로 넣고 끓인다.

❺ 2~3분 후 돼지고기와 채소가 익으면 그릇에 담아, 기호에 따라 생강 간 것이나 칠미 가루를 넣어 먹는다.

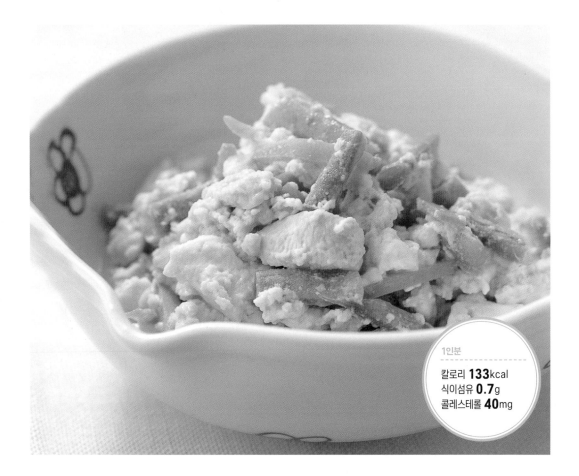

두부볶음

보슬보슬하고 맛있는 두부볶음의 비결은
두부의 물기를 잘 빼는 것.

재료(4인분)

두부(단단한 것) 1모(300g), 닭고기 가슴살(껍질 제
거) 80g, 달걀 ½개, 당근 30g, 꼬투리강낭콩 30g, 맛
국물 ¼컵, 볶음장(저염간장·설탕 1⅓큰술씩, 소금
조금), 식용유·참기름 ½큰술씩

이렇게 만드세요

❶ 두부는 손으로 한 입 크기로 뜯어낸다. 소량
(분량 외)의 소금을 넣은 끓는 물에 1~2분간
데쳐서 물기를 뺀다.

❷ 닭고기는 사방 2cm 크기로 썬다.

❸ 당근은 채 썬다. 꼬투리강낭콩은 질긴 섬유
질을 제거하고 끓는 물에 소금을 조금 넣고
데친 후, 2cm 길이로 자른다.

❹ 냄비에 식용유와 참기름을 두르고 먼저 닭
고기와 당근을 볶다가, 두부, 맛국물, 볶음
장 재료, 꼬투리강낭콩을 순서대로 넣고 중
간 불에서 함께 볶는다.

❺ 물기가 없어지면 달걀 푼 물을 흘려넣고 볶
아가며 익힌다.

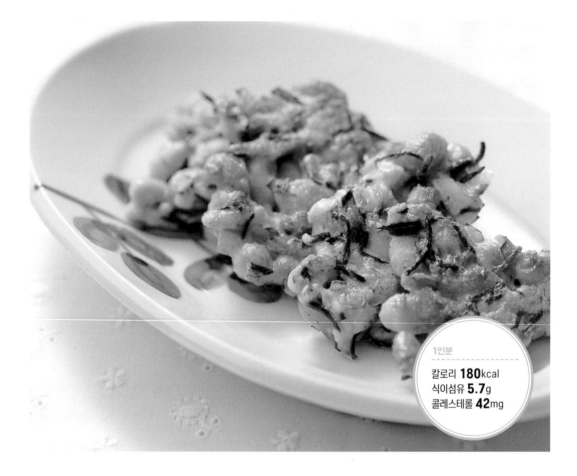

콩 부침개

콩 한 알마다 우리 몸에 필요한 영양소가 빼곡히 들어
있다. 삶은 콩만 있으면 손쉽게 만드는 영양 반찬을
소개한다.

재료(4인분)

노란콩(삶은 것) 1컵(150g), 톳(물에 불린 것) 100g, 닭
고기 간 것 80g, 대파(다진 것) 10cm 분량, 반죽 양념
(달걀 ½개, 간장 ½큰술, 조미술 ½큰술), 밀가루 2~3
큰술, 식용유 1큰술, 간장 적당량

이렇게 만드세요

❶ 삶은 콩은 물기를 빼 둔다.

❷ 톳은 3cm 길이로 썬다.

❸ 볼에 반죽 양념을 넣고 섞어서 닭고기 간 것
을 버무린다. 여기에 삶은 콩, 톳, 대파 다진
것을 순서대로 넣는다. 밀가루를 솔솔 뿌려
서 넣고 다시 골고루 잘 섞는다.

❹ 프라이팬에 식용유를 두르고, ❸의 부침 반
죽을 한 숟가락씩 떠 넣는다. 숟가락 바닥으
로 위를 평평하게 고르고 중간 불에서 앞뒤
로 노릇하게 부친다.

❺ 그릇에 담아낸다. 기호에 따라 간장에 찍어
먹는다.

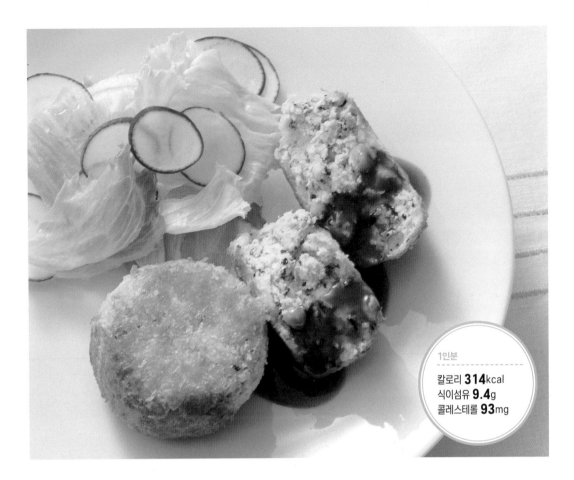

톳 콩비지 크로켓

기름에 튀기지 않아도 콩비지가 내는 고소함이 살아
있다. 제법 부피감이 있어 하나로도 든든하다.

재료(2인분)

콩비지 100g, 닭고기 간 것 100g, 톳(물에 불린 것)
40g, 완두콩(냉동) 1큰술, 양상추·래디시 각 적당량,
반죽 양념(달걀 ½개, 우유 ¼컵, 소금 ⅓작은술), 밀가
루·달걀흰자·빵가루 각 적당량, 식용유 2큰술, 우스
터소스 1큰술

이렇게 만드세요

① 톳은 잘게 다진다. 완두콩은 체에 밭쳐 뜨거
운 물을 끼얹어서 해동한다.

② 양상추는 손으로 찢어놓는다. 래디시는 얇
게 썰어 얼음물에 담가둔다.

③ 볼에 닭고기 간 것을 넣고 치댄 후 톳, 콩비
지, 반죽 양념, 완두콩을 순서대로 넣고 한
데 섞는다. 이것을 4등분해서 동글납작하게
모양을 빚어 밀가루, 달걀흰자, 빵가루의 순
서로 옷을 입힌다.

④ 팬에 식용유를 두르고 약한 중간 불에서 ③
의 양면을 굽는다.

⑤ 소스를 뿌리고 양상추와 래디시를 곁들여
낸다.

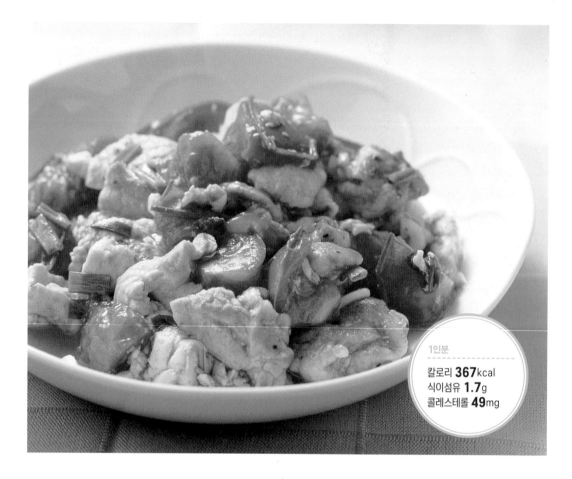

두부와 돼지고기 굴소스 볶음

한 접시로 식물성 단백질과 동물성 단백질, 지질을 균형 있게 섭취할 수 있다.

재료(2인분)

두부(단단한 것) ½모(150g), 돼지고기 뒷다릿살(얇게 썬 것) 140g, 토마토 200g, 골파 4~5뿌리, 마늘 ½쪽, 청주 ½큰술, 녹말가루 ½큰술, 소금·후추 조금씩, 볶음장(굴소스 1큰술, 간장 1큰술, 청주 1큰술, 설탕 조금), 식용유 1½큰술

이렇게 만드세요

❶ 두부는 큼직하게 으깨서 체에 밭쳐 물기를 뺀다.

❷ 돼지고기는 3~4cm 길이로 잘라 소금, 후추, 청주로 밑간한 후 녹말가루를 묻혀둔다.

❸ 토마토는 옆으로 반 갈라 씨를 제거하고 큼직하게 썬다. 골파는 1cm 길이로 썬다.

❹ 팬에 식용유를 두르고 마늘을 볶는다. 향이 나기 시작하면 마늘을 꺼내고 돼지고기와 두부를 넣어 강한 불에서 볶는다.

❺ 돼지고기가 익으면 토마토와 볶음장 재료를 넣고 재빨리 볶는다. 위에 골파 썬 것을 뿌린다.

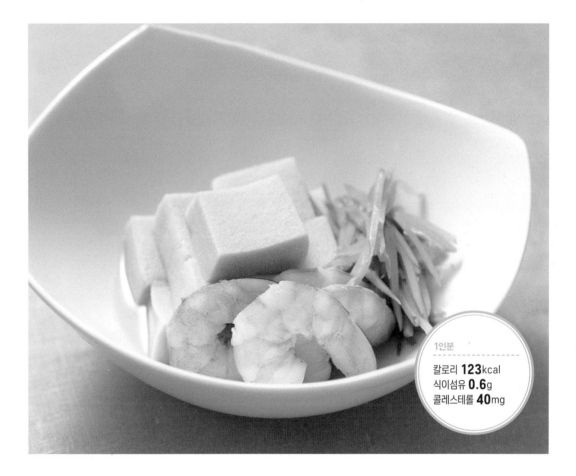

고야두부 조림

고야두부에는 단백질을 비롯하여 칼슘과 비타민E가
풍부하다.

재료(2인분)

고야두부 2장, 새우(껍질째) 작은 것 6~8마리, 꼬투리완
두콩 20g, 맛국물 1½컵, 조림장(저염간장 1큰술, 설탕 1
큰술, 소금 조금)

이렇게 만드세요

❶ 고야두부는 우묵한 사각 접시에 담고, 그 주위
로 재료가 잠길 만큼 물을 부어 속까지 부드러
워지도록 약 20분간 둔다. 볼에 물을 받아 두
부를 넣고 꾹꾹 누르듯이 헹군 후 물기를 빼고
한 장을 6~8개로 자른다.

❷ 새우는 등 쪽의 내장을 빼내고 끓는 물에 소금
을 조금 넣고 데친 후 껍질을 벗긴다.

❸ 꼬투리완두콩은 질긴 섬유질을 제거하고 끓는 물
에 소금을 조금 넣고 데친 후 어슷하게 채 썬다.

❹ 냄비에 맛국물과 조림장 재료를 넣고 가열하다
가, ❶의 고야두부를 넣고 누름뚜껑을 덮어 약
한 중간 불에서 조린다.

❺ 조림 국물이 ⅓정도로 졸아들면 새우를 넣고
한소끔 끓인 후 불을 끈다

❻ 그릇에 고야두부와 새우를 담고 조림 국물을 가
만히 부은 다음 꼬투리완두콩을 함께 담아낸다.

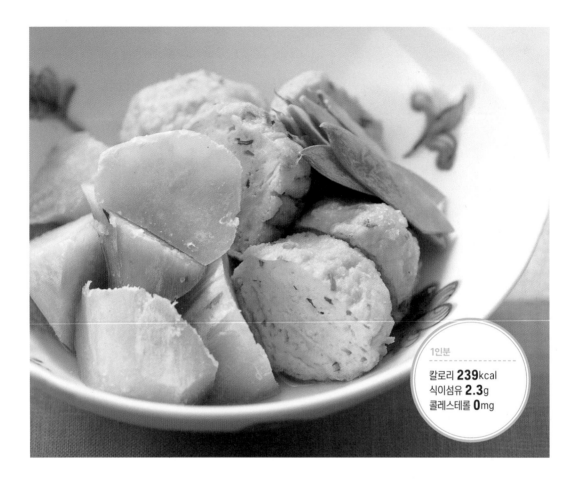

튀긴 두부완자와
고구마조림

중성지방 수치가 높은 사람을 위해 당질이 많은 고구마를 줄이고 대신 두부완자를 넣어 부피감을 살렸다.

재료(2인분)

튀긴 두부완자* 작은 것 3개, 고구마 100g, 꼬투리완두콩 20g, 맛국물 1½컵, 조림장(저염간장 1⅓큰술, 설탕·조미술 1큰술씩)

* 으깬 두부에 잘게 썬 야채나 다시마 등을 넣고 기름에 튀긴 것.

이렇게 만드세요

❶ 두부완자는 반으로 잘라 체에 밭쳐 끓는 물을 끼얹어서 기름기를 뺀다.

❷ 고구마는 껍질을 벗기고 삼각 모양이 되도록 각을 돌려가며 큼직하게 썰어 물에 헹군다. 꼬투리완두콩은 질긴 섬유질을 제거하고 끓는 물에 소금을 조금 넣고 데친다.

❸ 냄비에 맛국물과 두부완자를 넣고 4~5분간 조린다. 여기에 고구마를 넣고 누름뚜껑을 덮어 다시 4~5분간 조린 후 조림장 재료를 넣는다.

❹ 고구마가 다 익고 조림 국물이 ⅓로 졸아들면 꼬투리완두콩을 넣고 한소끔 끓인 후 불을 끈다.

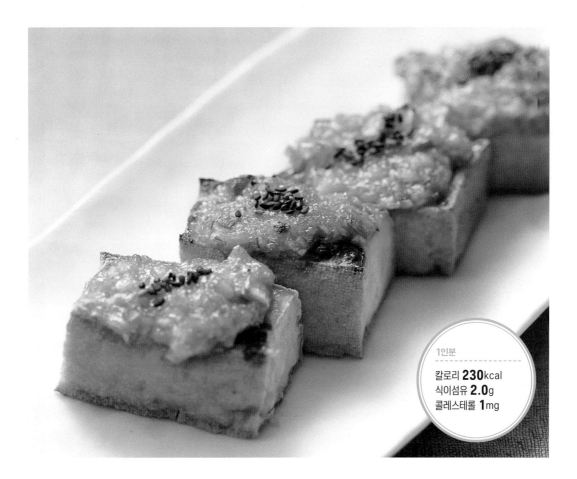

튀김두부
파된장 소스 구이

튀김두부 위에 파된장을 얹고 구우면 완성되는 손쉬운 구이 요리. 튀김두부는 한 번 데쳐서 사용하면 기름 섭취를 줄일 수 있다.

재료(2인분)

튀김두부 1장, 대파 ⅓대, 구이 양념(미소된장 2큰술, 설탕 1½큰술), 검은깨 적당량

이렇게 만드세요

① 튀김두부는 4~6개로 잘라 오븐토스터나 그릴에서 4~5분간 굽는다.

② 대파는 다져서 구이 양념재료와 잘 섞어 파된장 소스를 만든다.

③ 튀김두부 위에 ②의 파된장 소스를 얹어 오븐토스터나 그릴에서 표면이 노릇노릇해지도록 바싹 굽는다.

④ 위에 검은깨를 뿌려서 마무리한다.

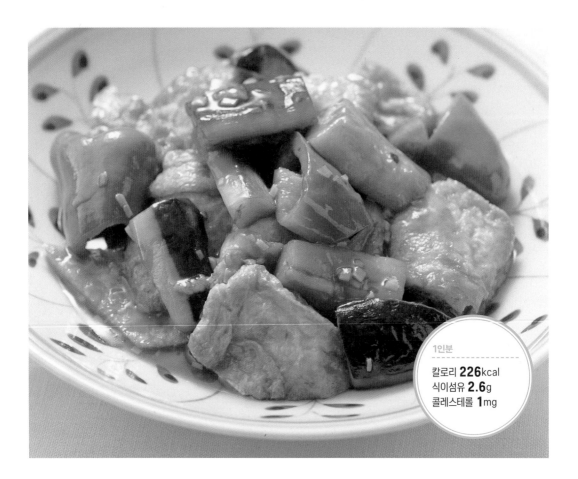

1인분

칼로리 **226**kcal
식이섬유 **2.6**g
콜레스테롤 **1**mg

유부와 가지의 매콤한 볶음

평소 고기 요리를 즐기는 편이라면 이번엔 고기 대신 콩으로 만든 식품을 이용해보자. 볶음장의 맛이 은근히 밴 유부에서 고기 못지않은 풍부한 맛이 느껴진다.

재료(2인분)

가지 2개, 유부 2장, 피망 1개, 볶음장(육수 ½컵, 간장 1½큰술, 청주 1큰술, 설탕 ½큰술, 두반장 ½작은술), 물녹말 1½작은술, 식용유 1큰술

이렇게 만드세요

❶ 가지는 껍질을 군데군데 벗기고 길게 4개로 가른 후 다시 길이를 3등분한다.

❷ 유부는 먹기 좋은 크기로 삼각 모양으로 썰어, 체에 밭쳐 끓는 물을 끼얹어서 기름기를 뺀다.

❸ 피망은 길게 반으로 갈라 씨를 빼고, 삼각 모양이 되도록 각을 돌려가며 한 입 크기로 썬다.

❹ 볶음장 재료를 모두 섞어둔다.

❺ 팬에 식용유를 두르고 가지와 피망을 볶는다. 가지가 나른하게 익으면 유부와 ❹의 볶음장을 넣고 2~3분간 끓인다.

❻ 끓기 시작하면 물 녹말을 넣어 농도를 맞춘다.

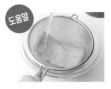
도움말

유부는 끓는 물을 끼얹어서 기름기를 빼고 사용한다. 표면의 산화된 기름이 빠지고 맛도 잘 밴다.

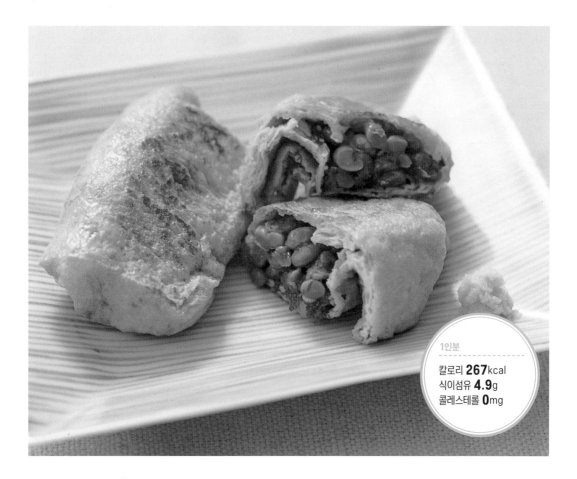

1인분
칼로리 **267**kcal
식이섬유 **4.9**g
콜레스테롤 **0**mg

낫토 유부주머니 구이

양념한 낫토를 유부주머니 속에 채웠다.
한 입 크기 속에 콩의 영양이 가득하다.

재료(2인분)

낫토 2팩(100g), 유부 2장, 푸른 차조기 5장, 흰깨 간
것 1큰술, 간장 ½큰술, 생강 간 것 10g

이렇게 만드세요

❶ 낫토는 끈기가 생기도록 잘 비벼준다. 푸른
차조기는 곱게 채 썬다.

❷ 유부는 뜨거운 물을 끼얹어서 기름기를 빼

고, 물기를 닦아서 반으로 자른다. 찢어지지
않게 잘린 면을 살살 벌려서 주머니 모양을
만든다.

❸ 낫토에 흰깨, 간장, 푸른 차조기를 넣고 섞
어서 ❷의 유부주머니 속에 채워넣는다. 유
부주머니의 입구가 벌어지지 않도록 이쑤시
개를 끼워서 아물린다.

❹ 달군 팬에 ❸의 유부주머니를 넣고 중간 불
에서 바싹 굽는다.

❺ 그릇에 담고 생강 간 것을 곁들인다. 기호에
따라 간장(분량 외)을 함께 낸다.

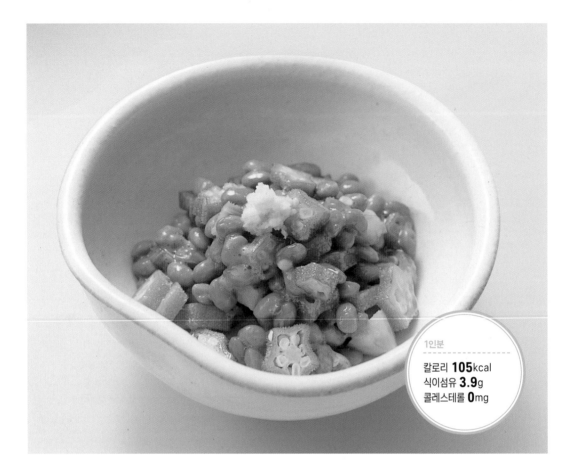

오크라 낫토

낫토에는 혈전의 형성을 억제하는 낫토키나제가
함유되어 있다. 혈액을 맑게 해주는 효과를 기대해
보자.

재료(2인분)

낫토 2팩(100g), 오크라 5개, 생강 간 것 10g, 간장
조금

이렇게 만드세요

❶ 오크라는 손으로 가볍게 비벼서 표면의 솜
털을 제거하고, 끓는 물에 소금을 조금 넣
고 살짝 데친다. 찬물에 헹구어 물기를 빼
고 송송 썬다.

❷ 끈기가 생기도록 낫토를 잘 비빈 후 오크
라를 넣고 한데 잘 섞는다.

❸ 생강 간 것을 곁들이고 간장을 뿌린다.

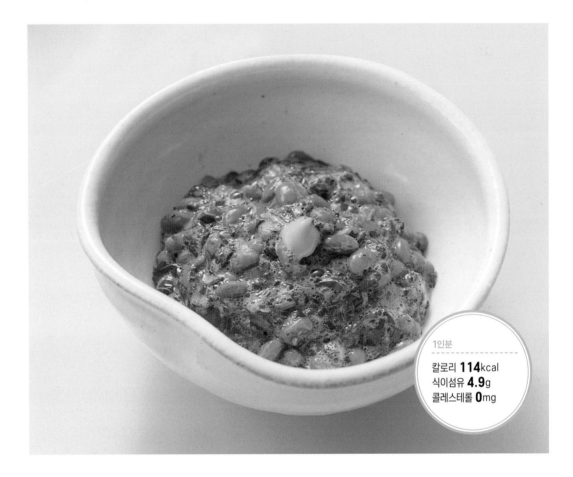

모로헤이야 낫토

낫토에 모로헤이야를 넣으면 비타민과 미네랄, 식이섬유가 크게 늘어난다. 늘 먹는 익숙한 메뉴에 약간의 변화를 주면 맛도 영양도 새로워진다.

재료(2인분)

낫토 2팩(100g), 모로헤이야 50g, 겨자 적당량, 간장 조금

이렇게 만드세요

① 모로헤이야는 잎만 떼서 끓는 물에 데친 후 물기를 짜고 잘게 다진다.

② 낫토는 끈기가 생기도록 잘 비빈다.

③ 낫토에 모로헤이야를 넣고 한데 잘 섞는다.

④ 겨자를 곁들이고 간장을 뿌린다.

Part 5

LDL의 산화와 악성화를

항산화 물질로
방지한다

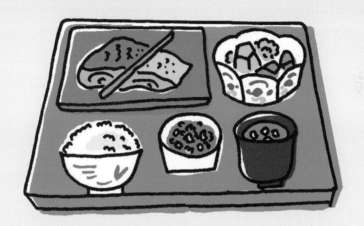

심근경색과 협심증의 원인이 되는 동맥경화, 고지혈증이 있으면
혹여 동맥경화로 진행될까 봐 늘 마음을 졸이게 마련이다.
그래서 콜레스테롤과 중성지방 수치를 낮추는 식단 외에
동맥경화를 예방하기 위한 여러 가지 대책을 마련했다. 그 키워드는 '산화'다.
식품 속 '항산화 물질'의 힘을 빌려 나쁜 콜레스테롤 LDL이
'진짜 악성'이 되지 않도록 막는다.

LDL(나쁜 콜레스테롤)의
산화를 막아
동맥경화를 예방한다

여기서는 고지혈증 A~D 타입의 식사요법 외에,
모든 사람에게 권할 수 있는 동맥경화 예방법을 제안한다.
그 핵심은 나쁜 콜레스테롤의 산화를 방지하는 것이다.

동맥경화의 진짜 범인은 나쁜 콜레스테롤이라고?

LDL은 일반적으로 나쁜 콜레스테롤로 불리며 몹쓸 존재로 취급받지만 사실은 인간이 살아가기 위해서 반드시 필요한 것이다. 콜레스테롤을 간으로부터 신체 각 조직으로 운반하는 중요한 역할을 하기 때문이다. 그럼에도 불구하고 나쁜 콜레스테롤이라고 불리는 이유는 LDL이 지나치게 늘어날 경우 콜레스테롤을 과다하게 운반하고, 그것이 원인이 되어 '동맥경화'가 발생하기 때문이다.

동맥경화는 가령(加齡), 스트레스, 흡연, 운동 부족 등의 다양한 요소가 복합되어 유발되지만 특히 LDL의 과잉 증가는 최대의 위험인자로 알려져 있다. 그렇지만 LDL이 직접 혈관에 해를 끼쳐서 동맥경화를 일으키는 것은 아니다. 다른 요인과 결합하거나 여러 가지 과정을 거쳐서 진행이 된다.

1

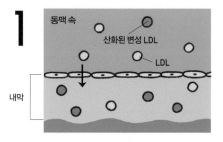

산화된 LDL이 내막에 늘어난다

혈액 속의 과잉 LDL이나 산화된 변성 LDL이 동맥벽의 내막으로 침투해 들어간다. LDL은 내막 속에서도 산화되어 변성 LDL이 된다.

2

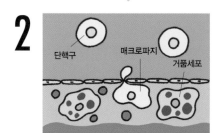

매크로파지가 산화된 LDL을 흡수하여 거품세포가 된다

체내의 이물질 처리를 담당하는 단핵구가 변성 LDL을 처리하기 위해 내막으로 들어간다. 단핵구는 매크로파지가 되어 산화된 변성 LDL을 연달아 흡수하고, 그 결과 거품세포가 된다.

3

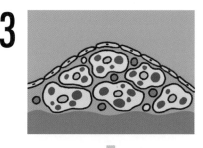

혈관 벽이 융기한다

변성 LDL을 계속해서 흡수한 거품세포로 인해 혈관벽이 융기한다. 마침내 매크로파지가 사멸하고, 그 안에 들어있던 콜레스테롤이 방출되어 내막에 가득 차게된다.

4

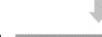
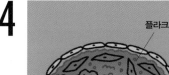

플라크가 형성된다

매크로파지의 잔해와 콜레스테롤 주위로 여러 가지 세포가 모여들어 플라크(덩어리)가 형성된다. 이것이 혈관 안쪽에서 융기하면서 혈관이 좁아진다.

동맥경화의 키워드는 LDL의 '산화'

혈관은 어떤 과정을 거쳐 상태가 악화되는 것일까? 과잉 증가한 LDL은 혈액 속을 부유하다 동맥벽의 내막으로 침투해 들어간다. 그리고 체내의 산소에 의해 점차로 산화되어 '변성 LDL'로 바뀐다.

혈액 속에는 이물질을 처리하는 백혈구(단핵구)가 있는데, 바로 이 변성 LDL이 백혈구의 표적이 된다. 백혈구는 내막 속에 있는 변성 LDL을 발견하면 내막으로 들어가 매크로파지가 되어 변성 LDL을 잡아먹는다. 그런데 매크로파지는 다른 세포와 같이 스스로를 제어하지 못하여 계속해서 변성 LDL을 흡수하고, 결국 콜레스테롤로 꽉 차게 되어 거품세포로 불리는 상태가 된다. 이것이 동맥경화의 시작이다.

동맥경화로 진행되는 계기는 지나치게 늘어난 LDL의 '산화'라고 할 수 있다. 산화되지 않은 상태의 LDL은 백혈구의 표적이 되지 않는다. 산화야말로 LDL의 악성화를 뜻하는 말이라고 할 수 있다. 따라서 식품에 함유된 '항산화 물질'의 힘을 이용하여 LDL의 악성화를 막는 것이 곧 동맥경화의 진행에 브레이크를 거는 열쇠가 되는 것이다.

동맥경화, 항산화 물질의 섭취로 예방한다

LDL의 산화를 막으려면 항산화 물질이 함유된 식품을 충분히 먹어야 한다. 채소나 과일에 많은 비타민C나 비타민E는 항산화 비타민으로 불릴 만큼 항산화 작용이 강하다. 그런데 비타민C는 체내에 비축되지 않고 빠르게 배설된다. 한 번에 하루 분량을 섭취해도 곧 배설되어버리므로, 효과가 지속될 수 있도록 세 끼 식사나 간식 등을 통해 조금씩 섭취하는 것이 좋다.

식품에 함유된 카로티노이드(carotinoid)도 활성산소를 제거하는 항산화 작용을 한다. 카로티노이드는 식품에 함유된 노랑이나 빨강 색소를 총칭하는 것이다. 당근에는 베타카로틴(β-carotin), 토마토에는 리코펜(lycopene), 새우 등의 어패류에는 아스타크산틴(astaxanthin)이라는 카로티노이드가 들어있다.

한편, 레드와인 덕에 유명해진 폴리페놀(polyphenol)도 항산화 물질이다. 활성산소를 제거하여 산화를 방지함으로써 동맥경화의 예방을 돕는다. 폴리페놀은 식물에 함유된 색소나 떫은맛, 쓴맛의 성분이며, 광합성에 의해 만들어진다. 대표적인 것으로는 녹차에 함유된 카테킨(catechin), 대두의 이소플라본(isoflavon), 참깨의 세사민(sesamine), 메밀의 루틴(rutin) 등이 있다.

동맥경화를 예방하려면 이러한 항산화 물질을 함유한 식품을 매끼 먹어야 한다. 이들은 LDL의 악성화를 막을 뿐만 아니라, 우리 몸 구석구석까지 산화를 방지하는 효과를 가져다준다.

●● 활성산소가 산화의 주범이다

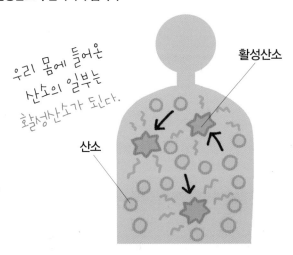

신체를 산화시키는 작용이 강한 산소를 '활성산소'라고 한다. 최근에 이 활성산소가 다양한 질병의 원인이 된다는 사실이 밝혀졌다.

우리는 산소 없이는 살 수 없지만, 호흡으로 받아들이는 산소 중 1~3%는 체내에서 활성산소가 된다. 그 이유는 활성산소가 될 때의 화학 반응력을 에너지로 이용하고 있기 때문이다. 또한 방어 반응의 하나로 활성산소를 발생시키기도 한다. 그런데 이 활성산소가 지나치게 늘어날 경우 우리 신체에 악영향을 미친다고 한다. 활성산소의 증가 요인으로는 자외선이나 흡연, 스트레스, 배기가스, 산화된 유지, 농약, 당뇨병, 류머티즘 등이 있다. 활성산소의 발생을 차단할 수는 없지만, 항산화 작용을 하는 식품을 섭취함으로써 산화를 어느 정도 막는 것은 가능하다. 지금부터라도 적극적으로 우리 몸의 산화 방지 작전에 돌입하기로 하자.

LDL(나쁜 콜레스테롤)의 산화를 막는 항산화 물질을 함유한 식품

항산화 물질은 의외로 우리에게 친숙한 식품에 함유되어 있다. 항산화 물질에는 어떤 것이 있고 또 어떤 식품에 들어있는지 알아보고 오늘부터 바로 항산화 대책을 시작하자.

항산화 비타민

비타민C와 E는 활성산소로부터 세포를 지켜주는 항산화 비타민이다. 각각 따로 섭취하기보다 함께 섭취하는 것이 항산화 작용을 높인다.

비타민C

LDL의 산화를 억제하고 혈관의 콜라겐을 증가시키는 작용을 한다. 혈관이 유연하면서도 튼튼해지도록 돕는 비타민이다.

■ **효율적인 섭취법**

공기나 물, 가열에 의해 쉽게 소실되기 때문에 채소나 과일은 자른 후에 빨리 먹고, 조리시간도 짧은 편이 좋다. 요리에 식초를 사용하면 비타민C의 손실을 줄일 수 있다.

■ **비타민C가 많은 식품**

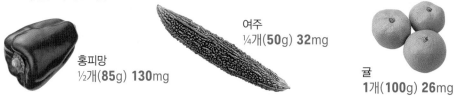

여주
¼개(**50**g) **32**mg

홍피망
½개(**85**g) **130**mg

귤
1개(**100**g) **26**mg

비타민E

세포막 내의 과산화지질의 생성을 막아준다. 또 혈액 속에서 혈전의 원료가 되는 물질의 생성을 억제하고 좋은 콜레스테롤(HDL)을 증가시킨다.

■ 효율적인 섭취법

비타민E는 아몬드와 같은 견과류에 풍부하다. 비타민E가 많은 무청이나 시금치 등의 채소는 칼로리가 적으면서 체내에서 비타민A로 전환되는 카로틴과 비타민C도 함께 얻을 수 있다. 비타민E는 비타민C를 함유한 식품과 함께 섭취하면 더욱 효과적이다.

■ 비타민E가 많은 식품

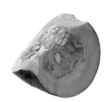

단호박
1~2조각(50g**) 2.3**mg

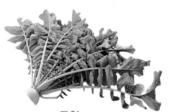

무청
50g **2.0**mg

아몬드
10알(**15**g**) 4.7**mg

카로티노이드

식품에 함유된 지용성 색소 성분. 노랑이나 선명한 빨강 또는 오렌지색을 띤 것이 많다.

베타카로틴

체내에서 비타민A로 전환되는 색소 성분이다. 특히 녹황색 채소에 베타카로틴의 함량이 많다. 색이 진한 채소들을 자주 식탁에 올리자.

■ 효율적인 섭취법

베타카로틴은 지용성 성분이므로, 기름을 사용해서 조리하거나 기름을 함유한 식품과 함께 먹으면 체내 흡수율이 더 높아진다.

■ **베타카로틴이 많은 식품**

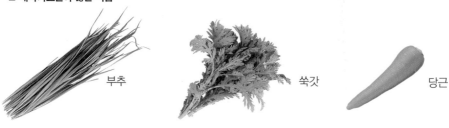

부추   쑥갓   당근

리코펜

리코펜은 토마토 등에 함유된 붉은 색소로 활성산소의 발생을 막거나 제거하는 작용을 한다. 항산화력이 베타카로틴의 2배인 것으로 알려져 있다.

■ **효율적인 섭취법**

리코펜은 진한 붉은색을 띤 잘 익은 토마토에 다량 함유되어 있으므로, 토마토를 구입할 때는 완숙한 것을 고르도록 한다. 토마토 통조림도 생토마토 이상으로 리코펜이 풍부하므로 요리에 다양하게 활용하자.

■ **리코펜이 많은 식품**

토마토

토마토 통조림

말린 살구

아스타크산틴

어패류에 함유되어 있는 붉은 색소로 활성산소를 제거하여 동맥경화를 막는 항산화 물질로 주목받고 있다. 붉은색을 띤 연어, 송어, 새우, 금눈돔 등에 들어있다.

■ **효율적인 섭취법**

아스타크산틴은 빛에 닿으면 쉽게 파괴되기 때문에 신선한 것을 구입하여 빨리 사용하는 것이 좋다. 또한 기름에 잘 녹고 열에 쉽게 파괴되지 않는 성질이 있어 소테처럼 소량의 기름을 사용하는 조리법이 알맞다.

■ **아스타크산틴이 많은 식품**

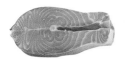
연어

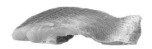
금눈돔

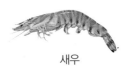
새우

폴리페놀

식물에 함유되어 있으며, 색소나 쓴맛, 떫은맛의 성분이다. 체내에서 과잉 생성된 활성산소를 제거하여 세포를 보호하고 이를 통해 노화와 동맥경화의 진행을 늦추어준다.

세사민

깨에 함유되어 있는 항산화 물질로 동맥경화를 초래하는 과산화지질의 생성을 억제하는 작용을 한다. 깨에는 항산화 성분인 비타민E도 풍부하며, 알 하나하나는 작지만 그 속에 강한 항산화력을 지니고 있다.

■ 효율적인 섭취법

깨는 볶은 다음 손으로 으깨서 깻가루로 만들거나, 또는 갈거나 빻아서 깨의 표피를 깨서 먹으면 소화·흡수가 좋아진다.

■ 세사민을 함유한 식품

검은깨

흰깨

루틴

폴리페놀의 일종으로 메밀에 많이 들어있다. 루틴은 비타민C의 흡수를 돕고 약해진 모세혈관을 회복시키는 작용을 한다. 메밀에는 혈관을 튼튼하게 하는 양질의 단백질이 들어있다. 또한 메밀의 풍부한 식이섬유가 혈액 속의 콜레스테롤을 줄여주는 작용을 한다.

■ 루틴을 함유한 식품

• **타타리 메밀** : 중국 윈난성 소수민족의 주식으로 알려져 있으며, 쓴 메밀이라고도 불린다. 루틴의 함량이 일반 메밀의 100배 이상 많은 것으로 알려져 있다.

메밀국수

• **메밀가루** : 루틴을 비롯하여 단백질과 식이섬유, 철, 구리 등의 미네랄, 비타민B군이 풍부하다. 메밀국수뿐 아니라 메밀가루를 요리에 이용하면(213쪽 참조) 루틴이 국물로 빠져나가지 않으므로 그만큼 더 흡수율이 높아진다.

기타 주목받고 있는 식품

　　양파와 마늘에 함유된 유황화합물은 항산화 물질로 작용한다. 또 혈액의 흐름을 원활하게 하여 혈전을 방지하는 작용을 하는 것으로 알려져 주목을 받고 있다.

- **양파** : 양파를 썰면 자극적인 냄새가 난다. 이 냄새의 원인이 되는 물질이 양파에 들어 있는 유황화합물이다. 유황화합물은 혈소판의 응집을 억제하여 혈액을 맑게 하는 작용을 한다. 양파는 가열 조리해도 그 효과는 날것과 큰 차이가 없다.

- **마늘** : 양파와 같은 과에 속하는 마늘에도 혈액을 맑게 하는 효과가 있다. 마늘의 유효 성분은 갈거나 썰었을 때 생긴다. 생마늘을 요리에 활용하여(204쪽 참조) 혈전을 예방하도록 하자.

항산화 물질을 풍부하게 섭취하는 레시피

항산화 작용을 하는 비타민C나 비타민E, 항산화 물질은 채소를 비롯한 여러 가지 식품에 함유되어 있다.
체내 콜레스테롤의 산화를 막기 위해 매일 충분한 양을 먹도록 한다.

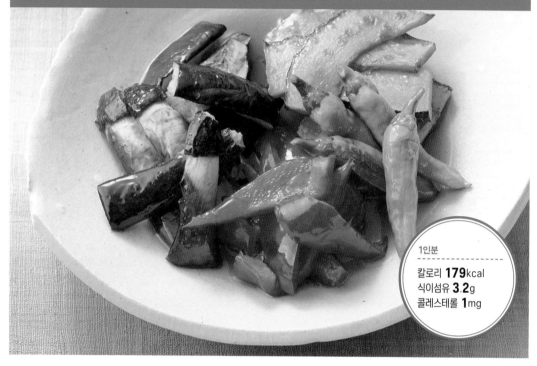

1인분

칼로리 **179**kcal
식이섬유 **3.2**g
콜레스테롤 **1**mg

구운 채소의 오리엔탈 샐러드

비타민C와 E를 동시에 얻는 영양 샐러드.
기름에 구운 채소도 맛국물에 담가두면 여분의 기름
기가 빠져서 맛이 깔끔해진다.

재료(2인분)

단호박 100g, 가지 1개, 파프리카(빨강) ½개, 꽈리고추
4개, 드레싱(맛국물 ½컵, 간장·조미술 1큰술씩, 소금
조금), 식용유 2큰술

이렇게 만드세요

❶ 단호박은 씨를 빼고 5~6㎜ 두께로 썬다.

❷ 가지는 길게 4개로 가르고 다시 길이를 반으
로 자른다.

❸ 꽈리고추는 이쑤시개 등으로 표면에 구멍을
하나 낸다.

❹ 우묵한 사각 접시에 드레싱 재료를 넣고 섞는다.

❺ 팬에 식용유를 두르고 가지, 파프리카, 꽈리
고추를 노릇하게 굽는다. 다 익었으면 ❹의
드레싱에 담가 재워둔다. 같은 팬에 약한 불
에서 단호박을 구워 ❹에 담가 재워둔다. 그
릇에 채소를 담고 채소를 재워두었던 드레싱
을 끼얹어낸다.

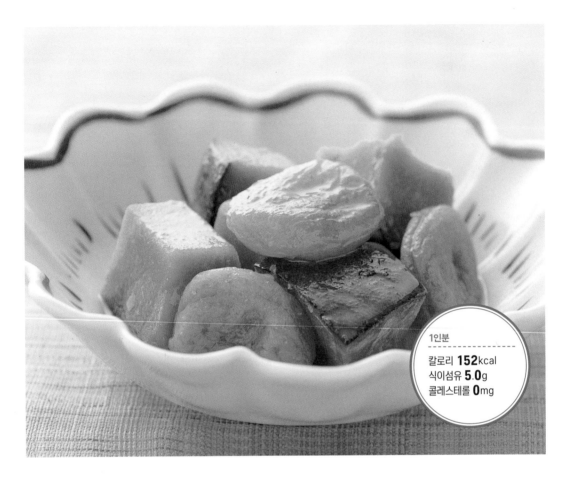

1인분
칼로리 **152**kcal
식이섬유 **5.0**g
콜레스테롤 **0**mg

단호박과 말린 살구 조림

설탕을 크게 줄여 맛이 연하고 깔끔하다.
단호박에는 비타민E가, 말린 살구에는 리코펜이
풍부하다.

재료(2인분)

단호박 200g, 말린 살구 4개, 설탕 1큰술, 소금 조금

이렇게 만드세요

❶ 단호박은 씨를 빼고 사방 3~4㎝ 크기로 썬다.

❷ 말린 살구는 물로 가볍게 씻는다.

❸ 냄비에 단호박의 껍질 쪽이 아래로 가도록 담고 재료가 잠길 만큼 물을 붓는다. 여기에 말린 살구를 넣고 누름뚜껑을 덮어 중간 불에서 부드럽게 익힌다.

❹ ❸에 설탕과 소금을 넣고 물기가 거의 없어질 때까지 조린다.

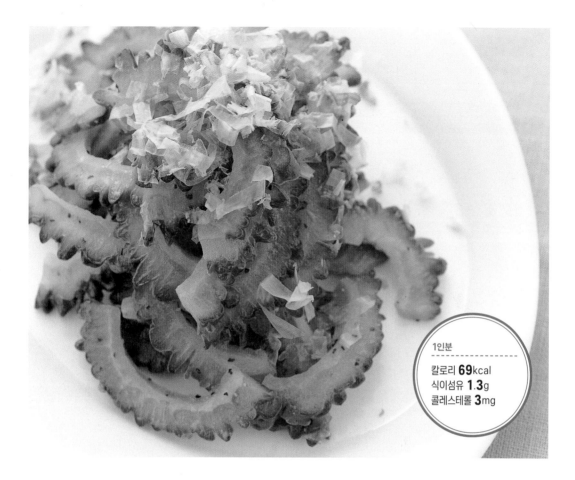

가다랑어 풍미의
여주볶음

여주에 풍부한 비타민C는 가열해도 쉽게 파괴되지 않는 특징이 있다. 볶음 요리로 만들어 푸짐하게 먹자.

재료(4인분)
- -

여주 200g, 가다랑어포 3g, 간장 2작은술, 소금 조금, 식용유 1큰술, 참기름 1작은술

이렇게 만드세요
- -

❶ 여주는 양끝을 잘라내고 길이로 반 가른다. 숟가락으로 씨와 속을 파내고 얇게 썬다.

❷ 팬에 식용유 ½큰술을 두르고 여주를 재빨리 볶는다. 여기에 재료가 잠길 만큼 물을 붓고 1~2분간 데친 후 체에 받쳐 물기를 뺀다.

❸ 팬에 식용유 ½큰술과 참기름을 두르고 데쳐놓은 여주를 볶아 소금과 간장으로 간을 한다.

❹ 그릇에 담고 위에 가다랑어포를 뿌려서낸다.

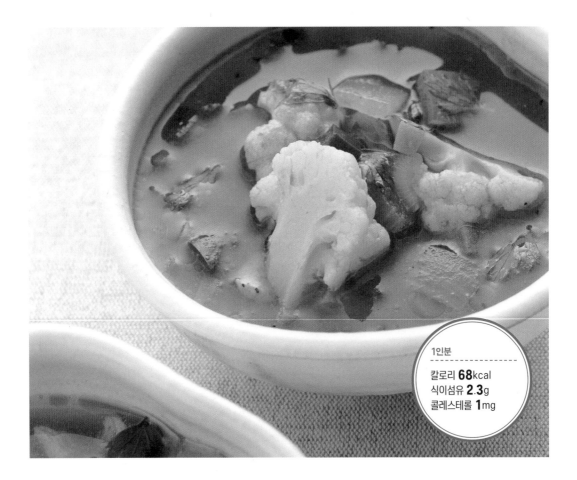

미네스트로네

여러 가지 채소가 듬뿍 담긴 스프. 리코펜, 비타민C,
베타카로틴을 한 번에 섭취한다.

재료(4인분)

홀 토마토(통조림) ½캔, 양파 100g, 콜리플라워 100g,
파프리카(빨강) ½개, 당근 40g, 마늘 ½쪽, 이탈리안
파슬리 조금, 분말 닭육수 1¼작은술, 소금·후추 조금
씩, 올리브유 1큰술

이렇게 만드세요

❶ 홀 토마토는 포크로 으깨놓는다.

❷ 양파는 사방 1㎝ 크기로 썬다. 콜리플라워는
송이를 작게 나눈다.

❸ 파프리카는 씨를 빼고 사방 1㎝ 크기로 썬다.
당근은 주사위 모양으로 썬다.

❹ 마늘은 반으로 썬다.

❺ 냄비에 올리브유, 마늘, 양파를 넣고 볶는다.
마늘의 향이 나기 시작하면 당근, 콜리플라
워, 파프리카를 넣고 함께 볶는다.

❻ ❺에 홀 토마토, 물 2½컵, 분말 닭육수를 넣
고 약한 불에서 17~18분간 끓인다.

❼ 마지막에 소금과 후추로 간을 맞추고 이탈리
안 파슬리를 뿌려서낸다.

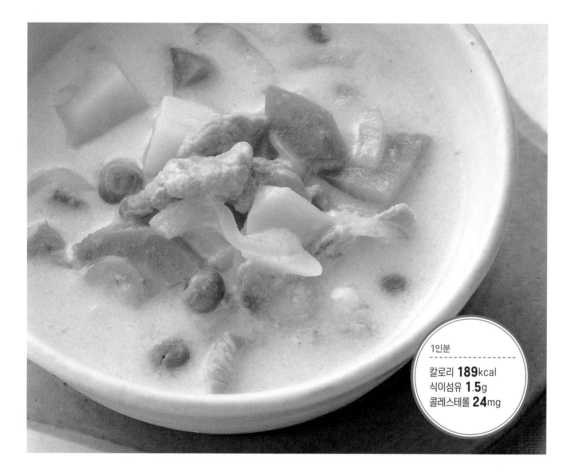

1인분
칼로리 **189**kcal
식이섬유 **1.5**g
콜레스테롤 **24**mg

채소와 돼지고기 차우더

감자는 감자류 중에서 비타민C가 가장 많다.
가열해도 쉽게 파괴되지 않으므로 뭉근히 조금 오래
끓이는 요리에도 안심이다.

재료(4인분)

돼지고기 뒷다릿살(얇게 썬 것) 100g, 감자 100g, 양파
100g, 당근 60g, 완두콩(냉동) 2큰술, 분말 닭육수 1¼
작은술, 우유 1컵, 올리브유 1½큰술, 밀가루 2큰술, 소
금·후추 조금씩

이렇게 만드세요

❶ 감자는 껍질을 벗기고 사방 1.5㎝ 크기로 썬

다. 돼지고기는 1㎝ 폭으로 썬다.

❷ 양파는 얇게 썬다. 당근은 은행잎 모양으로
썬다.

❸ 냄비에 올리브유를 두르고 양파를 천천히 볶
는다. 양파가 나른하게 익으면 밀가루를 솔
솔 뿌려 넣고 타지 않게 볶는다.

❹ ❸에 분말 닭육수와 물 1½컵을 붓고 엉기지
않게 저어서, 전체가 부드럽게 섞이면 당근,
감자, 돼지고기를 넣는다. 위에 떠오르는 거
품을 걷어낸 후, 우유를 넣고 약한 불에서
17~18분간 끓인다.

❺ 마지막에 완두콩을 넣고 소금, 후추로 간을
맞춘다.

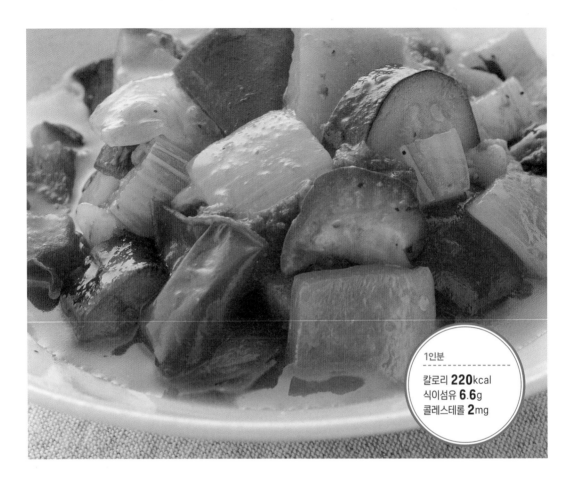

라타투이

양파와 마늘을 넣어 항산화 작용을 더 강화시켰다.
토마토는 붉게 잘 익은 것을 사용한다.

재료(2인분)

토마토 300g, 양파 100g, 셀러리 50g, 쥬키니호박
200g, 가지 140g, 파프리카(빨강, 노랑) 80g씩, 마늘 ½
쪽, 타임 조금, 와인비니거* 1큰술, 소금 ½작은술 조금
더 되게, 후추 조금, 올리브유 1~2큰술

이렇게 만드세요

❶ 토마토는 꼭지를 떼고 큼직하게 썬다.

❷ 양파는 사방 2㎝ 크기로 썬다. 셀러리는 겉의
질긴 섬유질을 얇게 벗겨내고, 파프리카는 씨
를 뺀다. 각각 사방 2㎝ 크기로 썬다.

❸ 쥬키니호박은 길게 4개로 가르고, 가지는 반으
로 갈라 각각 2㎝ 폭으로 썬다.

❹ 냄비에 올리브유와 마늘을 넣고 가열하다가,
마늘 향이 나기 시작하면 양파와 셀러리를 넣
어 볶는다.

❺ 양파가 투명하게 익으면 파프리카, 쥬키니호박,
가지를 넣고 타지 않게 볶는다. 여기에 토마토와
타임을 넣고 뚜껑을 덮어 17~18분간 끓인다.

❻ 물기가 좋아들면 와인비니거(포도 식초)를 넣고
소금과 후추로 간을 맞춘다.

*와인이나 포도즙으로 만든 과실 식초

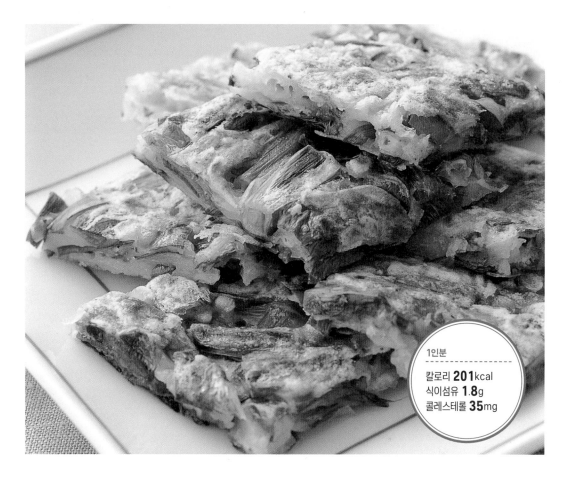

부추 부침개

달걀을 넣지 않아 콜레스테롤 걱정을 줄이고, 부추를
푸짐하게 넣어 맛을 살렸다.

재료(2인분)

부추 1단(100g), 사쿠라새우(건조) 10g, 반죽(밀가루
½컵, 녹말가루 1큰술, 소금 조금), 식용유·참기름 ½
큰술씩, 초간장 조금

이렇게 만드세요

❶ 부추는 뿌리 부분을 잘라내고 2㎝ 길이로
썬다.

❷ 볼에 반죽 재료와 물을 ½컵 조금 안되게
넣고, 섞어서 부침 반죽을 만든다. 여기에
썰어놓은 부추와 사쿠라새우를 넣고 잘 섞
는다.

❸ 팬에 식용유와 참기름을 두르고 중간 불로
가열하면서 ❷를 부어 넣는다. 위를 평평하
게 고른 후 전체적으로 노릇하게 구워지면
뒤집어서 나머지 면도 굽는다.

❹ 다 구워지면 사방 3~4cm 크기로 잘라 그
릇에 담고, 기호에 따라 초간장을 찍어 먹
는다.

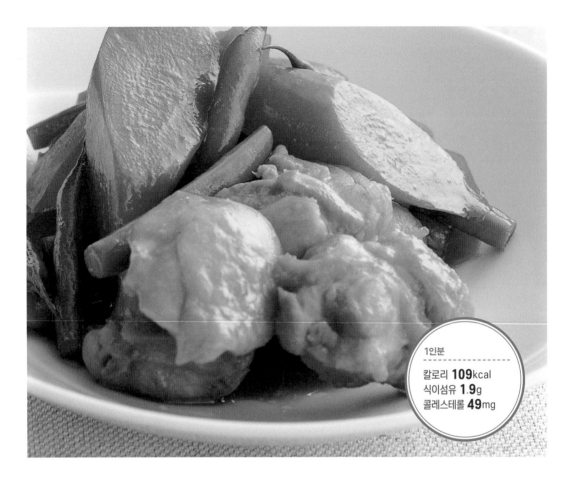

1인분
- - - - - - - - - - - - - -
칼로리 **109**kcal
식이섬유 **1.9**g
콜레스테롤 **49**mg

당근과 닭고기 조림

당근에는 베타카로틴이 풍부하다. 큼직하게 썰어 부드럽게 익혀 먹으면 포만감이 느껴진다.

재료(3인분)
- -

당근 200g, 닭고기 다릿살(껍질 제거) 160g, 꼬투리강낭콩 30g, 맛국물 1½컵, 조림장(간장 1큰술 이상, 설탕 1큰술, 청주 1큰술, 조미술 ½큰술)

이렇게 만드세요
- -

❶ 당근은 삼각 모양이 되도록 각을 돌려가며 큼직하게 썬다.

❷ 닭고기는 기름 부위를 제거하고 한 입 크기로 썬다.

❸ 꼬투리강낭콩은 질긴 섬유질을 제거하고, 끓는 물에 소금을 조금 넣고 데친 후 4~5cm 길이로 자른다.

❹ 냄비에 맛국물과 닭고기를 넣고 가열한다. 끓기 시작하면 위에 뜬 거품을 걷어낸 후 당근을 넣고 누름뚜껑을 덮어 약한 중간 불에서 조린다.

❺ 14~15분간 끓인 후 조림장 재료를 넣고 조림 국물이 ⅓정도로 졸아들면 꼬투리강낭콩을 넣어 한소끔 끓여서낸다.

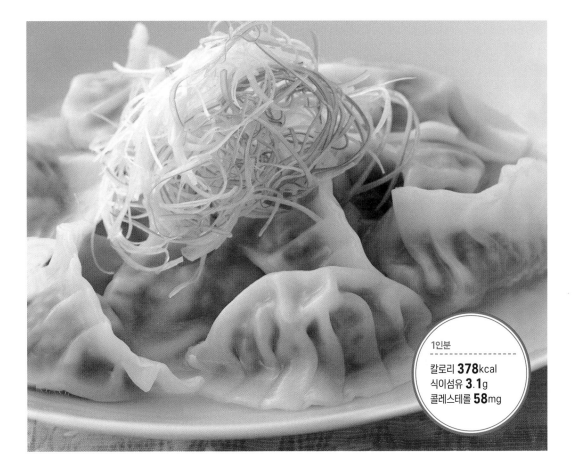

쑥갓 넣은 물만두

고기를 줄이고 대신 채소의 양을 좀 더 늘려도 좋을 듯
하다. 만두를 먹을 때는 주식의 양을 조절한다.

재료(2인분)

돼지고기 간 것 150g, 만두소 양념(청주 ½큰술, 녹말
가루 ½큰술, 참기름 2작은술, 간장 1작은술, 소금 ¼작
은술, 후추 조금), 쑥갓 100g, 대파 10cm, 생강 다진 것
10g, 만두피 16장, 초간장 적당량

이렇게 만드세요

❶ 쑥갓은 뿌리 부분을 잘라내고 끓는 물에 데친
다. 찬물에 헹군 후 물기를 짜고 잘게 다진다.

❷ 대파는 5cm 길이로 자르고, 다시 길이로 반
갈라 채 썬다. 물에 살짝 헹구어 물기를 뺀다.

❸ 볼에 돼지고기 간 것을 넣고 잘 치댄다. 여기
에 만두소 양념과 쑥갓, 생강을 순서대로 넣
고 고루 섞어 16등분한다.

❹ 만두피에 ❸의 만두소를 넣고 가장자리에 주
름을 잡아 만두를 빚는다.

❺ 끓는 물에 소금(분량 외)을 조금 넣고 만두를
삶는다. 만두가 위로 떠오르면 건져내어 그릇
에 담고, 대파 썬 것을 위에 얹어낸다. 초간장
을 찍어 먹는다.

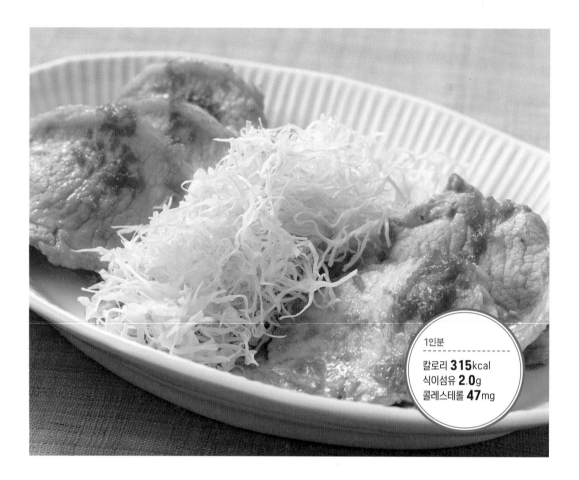

1인분
칼로리 **315**kcal
식이섬유 **2.0**g
콜레스테롤 **47**mg

돼지고기 마늘
간장구이

마늘은 항산화 작용을 한다.
생마늘을 갈아서 사용하면 더욱 효과가 좋다.

재료(2인분)

돼지고기 등심살(도톰하고 납작하게 썬 것) 6장
(150g), 양배추 200g, 구이 양념(마늘 간 것 1쪽 분량,
간장 1½큰술, 청주·조미술 1큰술씩), 식용유 1큰술

이렇게 만드세요

❶ 양배추는 채 썰어 5~6분간 물에 담근 후
물기를 뺀다.

❷ 돼지고기는 기름 부위를 적당히 제거하고,
살코기와 지방 사이에 있는 힘줄을 칼끝으
로 3~4군데 끊는다.

❸ 구이 양념재료를 잘 섞어 놓는다.

❹ 팬에 식용유를 두르고 돼지고기의 양면을
중간 불에서 가볍게 굽는다. 돼지고기의 표
면이 하얗게 익으면 ❸의 구이 양념을 넣고
잘 버무려가며 굽는다.

❺ 그릇에 양배추와 구운 돼지고기를 담고, 팬
에 남은 구이 양념을 끼얹어낸다.

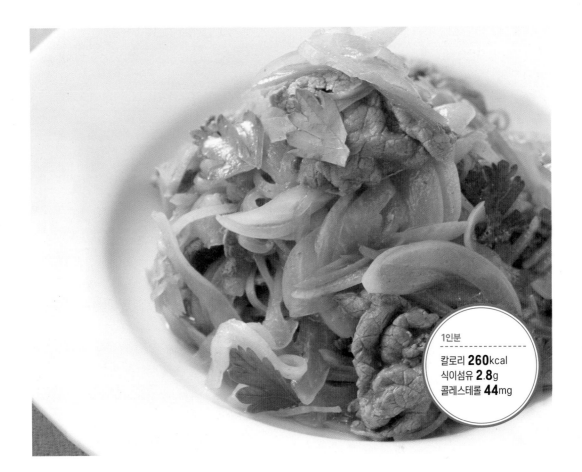

쇠고기와 양파의
카레 샐러드

주재료인 쇠고기보다 더 넉넉한 양의 양파 덕에
부피감도 만족스럽다.

재료(2인분)

쇠고기(살코기 부위를 얄팍하게 썬 것) 140g, 양파
150g, 당근 30g, 분말 닭육수 1작은술, 카레 가루 1큰
술, 소금 1작은술, 드레싱(식초·식용유 1½큰술씩, 토
마토케첩 1작은술, 소금 ⅓작은술), 이탈리안 파슬리
잎 적당량

이렇게 만드세요

❶ 쇠고기는 한 입 크기로 썬다.

❷ 양파는 얇게 썬다. 당근은 5~6㎝ 길이로 어
   슷하게 채 썬다.

❸ 냄비에 분말 닭육수를 넣고 물 3컵을 부어
   풀어준 후, 카레 가루, 소금을 넣고 잘 섞어
   서 가열한다. 끓기 시작하면 쇠고기, 양파,
   당근을 넣는다. 다시 끓어오르면 1~2분간
   더 익힌 후, 체에 밭쳐서 물기를 빼고 식힌다.

❹ 볼에 드레싱 재료를 모두 넣고 고루 섞는다.

❺ ❹의 드레싱에 ❸을 넣고 맛이 배게 잘 버무
   린 후, 그릇에 담아 이탈리안 파슬리를 뿌려
   서낸다.

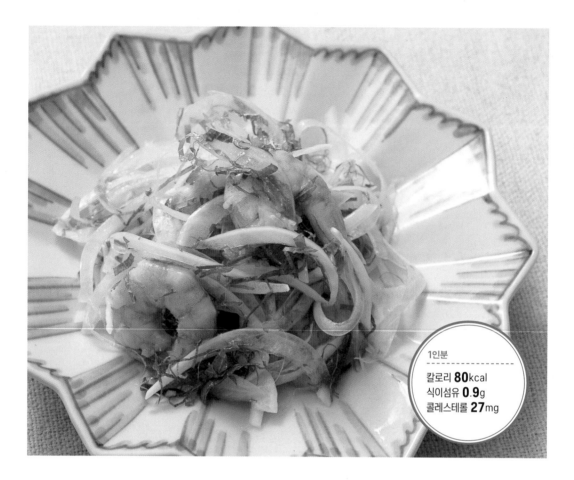

1인분
칼로리 **80**kcal
식이섬유 **0.9**g
콜레스테롤 **27**mg

양파와 새우의
차조기 기름 향미 샐러드

차조기 기름에는 다가불포화지방산인 알파–리놀렌산
이 풍부하여 혈액 속의 콜레스테롤 수치를 낮추어준다.

재료(3인분)

양파 150g, 새우(껍질째) 작은 것 6마리, 푸른 차조기 5
장, 드레싱(차조기 기름 1큰술, 간장 2작은술, 식초 1작
은술, 소금 조금), 청주 1큰술, 소금 조금

이렇게 만드세요

❶ 양파는 길이로 반 갈라 속의 심을 제거하고 얇
게 썬다. 얼음물에 10분 정도 담갔다가 아삭

해지면 건져서 종이타월로 물기를 닦는다.

❷ 새우는 소금물로 씻은 후 등 쪽의 내장을 빼
서 손질해둔다. 냄비에 물 1컵, 청주, 소금을
넣고 끓인다. 팔팔 끓으면 새우를 넣어 3~4분
간 데친 후에 체에 밭쳐서 껍질을 벗긴다.

❸ 푸른 차조기는 곱게 채 썬다.

❹ 볼에 드레싱 재료를 모두 넣고 고루 섞는다. 여
기에 양파, 새우, 푸른 차조기를 순서대로 넣고
맛이 잘 배도록 버무려서 그릇에 담는다.

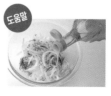
도움말

차조기 씨에서 짜낸 차조기 기
름은 쉽게 산화되므로 먹기 직
전에 사용한다.

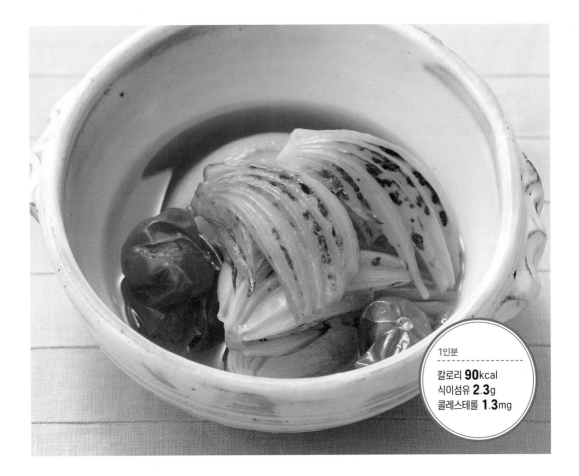

양파와 토마토 스프 조림

양파는 주인공답게 큼직하게 썰고 단맛이 나도록
바싹 굽는다.

재료(3인분)

양파 300g, 방울토마토 8개, 마늘 1쪽, 분말 닭육수 ½
작은술, 소금 ⅓작은술, 후추 조금, 올리브유 1큰술

이렇게 만드세요

❶ 양파는 길이로 4~6등분한다.

❷ 방울토마토는 꼭지를 뗀다. 마늘은 반으로
썬다.

❸ 팬에 올리브유를 두르고 중간 불에서 양파
의 단면이 노릇노릇해지도록 굽는다.

❹ 냄비에 구운 양파, 방울토마토, 마늘, 분말
닭육수와 물 1½컵을 넣고 뚜껑을 덮어 약한
중간 불에서 조린다. 17~18분 지난 후 소금
과 후추로 간을 하고 양파가 나른하게 익을
때까지 더 조린다.

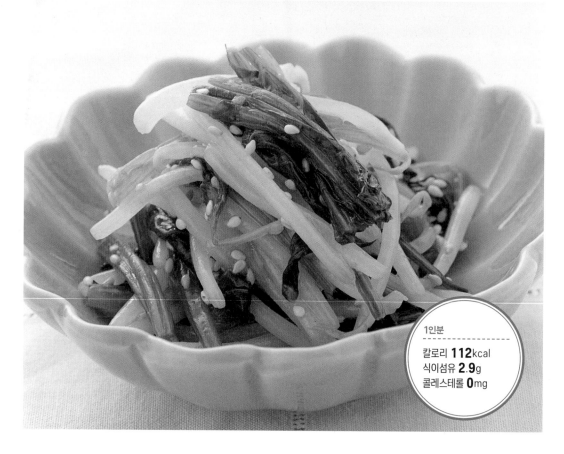

1인분

칼로리 **112**kcal
식이섬유 **2.9**g
콜레스테롤 **0**mg

시금치 숙주 나물

시금치는 늦가을부터 겨울이 제철이다.
비타민C의 양도 여름에 비해 약 3배나 늘어난다.
한 그릇 수북이 담아 듬뿍 먹어보자.

재료(2인분)

시금치 100g, 숙주 80g, 볶은 흰깨 1큰술, 나물 양념
(다시마차* ⅓작은술, 간장 ½작은술, 소금·후추 조금
씩), 참기름 1큰술

* 다시마를 말려서 잘게 다지거나 가루로 만든 것으로, 따뜻한 물을
부어 차로 마시거나 염분이 적어 소금이나 간장 대신 조미료로 쓰
기도 한다.

이렇게 만드세요

❶ 시금치는 뿌리 부분의 지저분한 이물질을
물로 씻어내어 끓는 물에 데친다. 찬물에 헹
구어 식힌 후, 물기를 짜고 4~5cm 길이로
자른다.

❷ 숙주는 다듬어서 끓는 물에 소금을 조금 넣
고 데친다. 뜨거울 때 채반에 펼쳐서 식힌다.

❸ 볼에 시금치와 숙주를 담고, 먼저 참기름
을 넣어 조물조물 무친 후에 나물 양념재
료를 넣고 버무린다. 마지막에 흰깨를 뿌려
서낸다.

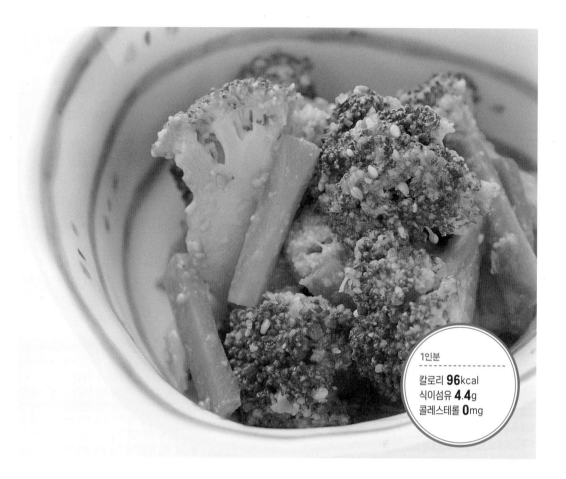

1인분
칼로리 **96**kcal
식이섬유 **4.4**g
콜레스테롤 **0**mg

브로콜리 깨된장 무침

브로콜리와 당근을 고소한 깨된장으로 버무렸다.
한 그릇으로 항산화 비타민C와 E를 잘 섭취할 수 있다.

재료(2인분)

브로콜리 120g, 당근 30g, 깨된장(미소된장 1큰술, 흰
깨 가루 1큰술), 간장 1작은술, 설탕 1작은술, 소금 조금

이렇게 만드세요

❶ 브로콜리는 먹기 좋은 크기로 송이를 나눈다.

❷ 당근은 3cm 길이로 납작한 막대 모양으로
썬다.

❸ 끓는 물에 소금을 조금 넣고 브로콜리와 당
근을 데친다. 3~4분간 익힌 후 체에 밭쳐서
물기를 빼고 식힌다.

❹ 볼에 깨된장 재료를 넣고 물을 조금씩 넣어가
며 잘 풀어서 버무리기 좋은 농도로 맞춘다.

❺ ❹의 깨된장에 브로콜리와 당근을 넣고 버무
려서 그릇에 담는다.

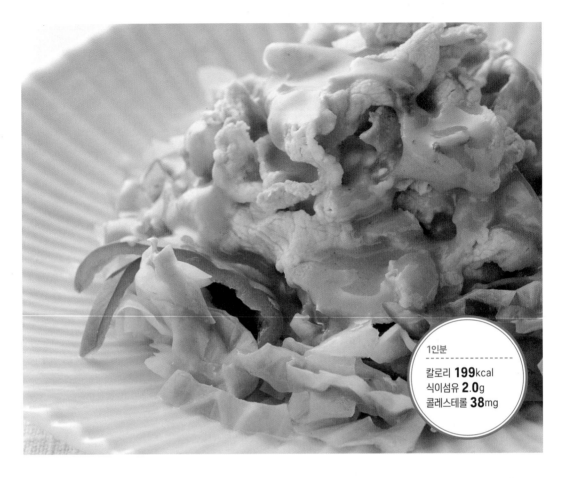

돼지고기 깨소스 무침

깨는 콜레스테롤을 줄여주는 세사민이 풍부하다. 단,
깨 페이스트는 칼로리가 높기 때문에 너무 많이 사용
하지 않도록 한다.

재료(3인분)

돼지고기(얄팍하게 썬 것) 160g, 양배추 150g, 피망 2
개, 깨소스(흰깨 페이스트 1½큰술, 간장·식초 1큰술
씩, 설탕 ½큰술 조금 못되게, 두반장 ½작은술)

이렇게 만드세요

❶ 돼지고기는 끓는 물에 소금을 조금 넣고 데
친 후 먹기 좋은 크기로 썬다.

❷ 양배추는 5~6㎜ 폭으로 썬다. 피망은 길이
로 반 갈라 씨를 빼고 5~6㎜ 폭으로 어슷하
게 채 썬다.

❸ 끓는 물에 소금을 조금 넣고 양배추와 피망
을 넣는다. 다시 끓어오르면 1분 후에 건져
서 체에 밭쳐 식힌다.

❹ 볼에 흰깨 페이스트를 넣고 간장과 식초를
조금씩 넣어가며 잘 풀어준 후, 설탕·두반장
을 넣고 다시 고루 섞는다.

❺ 그릇에 데친 양배추와 피망을 깔고 위에 돼
지고기를 올려 ❹의 깨소스를 끼얹어낸다.

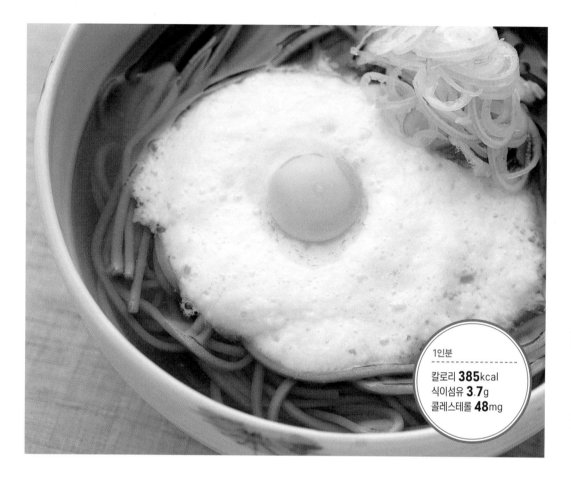

1인분

칼로리 **385**kcal
식이섬유 **3.7**g
콜레스테롤 **48**mg

마 메밀국수

타타리 메밀에는 모세혈관을 강화하고 비타민C의 작용을 돕는 루틴이 풍부하다. 혈압이 높은 사람에게도 유익하다.

재료(2인분)

타타리 메밀국수(건면) 160g, 마 100g, 메추리 알 2개, 대파 10cm, 장국(맛국물 3컵, 간장 2큰술, 조미술 2큰술, 소금 조금)

이렇게 만드세요
---
❶ 마는 껍질을 벗겨서 곧바로 식초물에 담근다. 물기를 닦아내고 양념절구에 넣고 간다.

❷ 대파는 송송 썬다.

❸ 냄비에 물을 넉넉히 넣고 끓여서 메밀국수를 삶는다. 다 익었으면 재빨리 찬물에 헹구어 체에 밭쳐 물기를 뺀다.

❹ 냄비에 장국 재료를 넣고 가열한다. 끓기 시작하면 삶아놓은 메밀국수를 넣고 한소끔 끓인다.

❺ 그릇에 메밀국수와 장국을 담고 갈아놓은 마를 위에 부어준다. 메추리 알을 깨서 마 가운데에 올리고 대파를 곁들여서 먹는다.

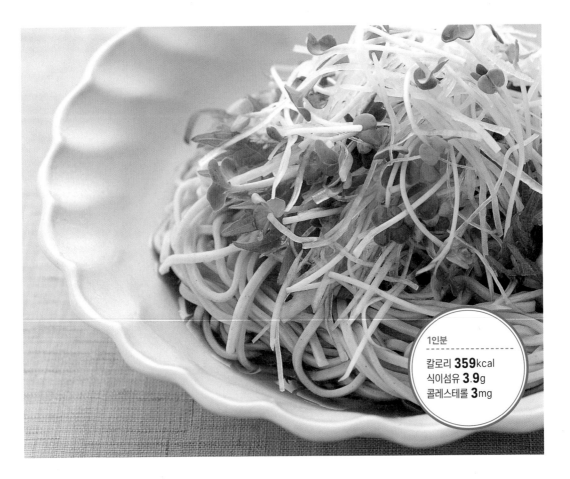

샐러드풍 메밀국수

메밀국수를 채소와 함께 먹으면 영양의 균형을 이룰 수
있다. 여름에는 샐러드 느낌이 나는 메밀국수가 제격
이다.

재료(2인분)

메밀국수(건면) 160g, 무 100g, 무순 ½팩, 가마보코*
어묵(얇게 썬 것) 4~6장(30g), 푸른 차조기 5장, 장국
(맛국물 ¾컵, 간장 2큰술, 조미술 2큰술), 와사비(강판
에 간 것) 조금

* 으깬 생선살을 조미하여 직사각형 나무판에 반달 모양으로 쌓아
찐 식품.

이렇게 만드세요

❶ 무는 5~6cm 길이로 잘라 채 썰고, 무순은
뿌리 부분을 잘라낸다. 무와 무순을 함께 물
에 10분간 담갔다가 아삭해지면 건져서 물기
를 뺀다.

❷ 푸른 차조기는 곱게 채 썬다.

❸ 볼에 장국 재료와 와사비를 넣고 잘 섞은 후
잠시 냉장고에 두어 차게 식힌다.

❹ 냄비에 물을 넉넉히 넣고 끓여서 메밀국수를
삶는다. 다 익었으면 재빨리 찬물에 헹구어
체에 밭쳐 물기를 뺀다.

❺ 그릇에 메밀국수를 담고, 위에 무와 무순, 가마
보코 어묵을 얹어 ❸의 장국을 부어서 먹는다.

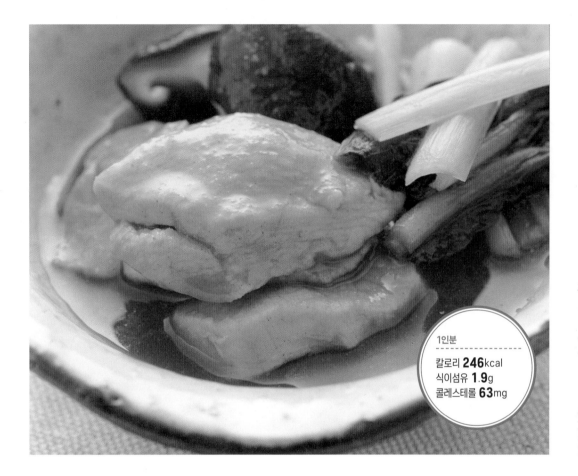

1인분
칼로리 **246**kcal
식이섬유 **1.9**g
콜레스테롤 **63**mg

닭고기와
표고버섯 메밀조림

메밀가루를 이용해서 만드는 걸쭉한 조림 요리다.
메밀가루에 들어있는 풍부한 양질의 단백질이 콜레
스테롤 수치를 낮춰주고, 혈관을 튼튼하게 한다.

재료(2인분)

닭고기 가슴살(껍질 제거) 130g, 고마츠나 80g, 생표
고버섯 4장, 메밀가루 2큰술, 맛국물 1½컵, 조림장(간
장 1½큰술, 설탕 1큰술, 조미술 1큰술)

이렇게 만드세요

❶ 닭고기는 조금 큼직하게 저며 썬다.

❷ 고마츠나는 데친 후 찬물에 헹구어 물기를
   꼭 짜고 4~5cm 길이로 썬다.

❸ 표고버섯은 기둥을 떼고 갓을 반으로 자른다.

❹ 냄비에 맛국물을 넣고 가열한다. 맛국물이
   끓기 시작하면 저며놓은 닭고기에 메밀가루
   를 묻혀서 가만히 넣는다.

❺ 닭고기의 표면이 익으면 표고버섯, 조림장
   재료를 순서대로 넣고 약한 불에서 12~13
   분간 조린다. 마지막에 고마츠나를 넣고 한
   소끔 끓여서 그릇에 담는다.

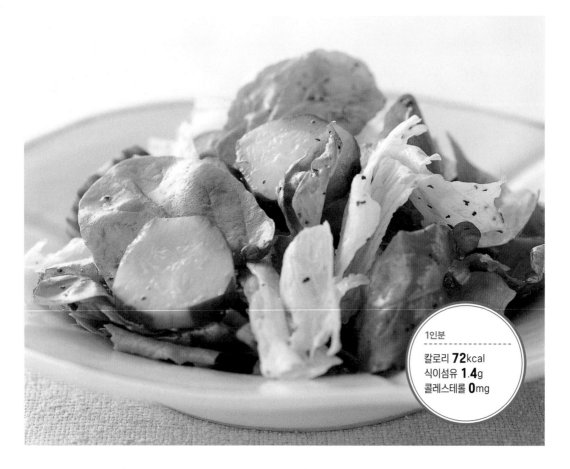

루콜라 그린샐러드

루콜라에 함유된 비타민C는 물에 쉽게 용해되므로
얼음물에 오래 담가두지 않도록 한다.

재료(2인분)

루콜라* 1팩, 양상추 3장, 오이 1개, 올리브유 1큰술,
식초 ½큰술, 소금·후추 조금씩

이렇게 만드세요

❶ 루콜라와 양상추는 먹기 좋은 크기로 손으
로 뜯어놓는다. 얼음물에 담가 아삭해지면
건져서 물기를 뺀다.

❷ 오이는 군데군데 껍질을 벗기고 6~7㎜ 두께
로 둥글게 썬다.

❸ 볼에 루콜라, 양상추, 오이를 담고 올리브유,
식초, 소금, 후추를 넣어, 함께 버무려서 그
릇에 담는다.

* 지중해 연안이 원산지인 한해살이풀로 허브의 일종.

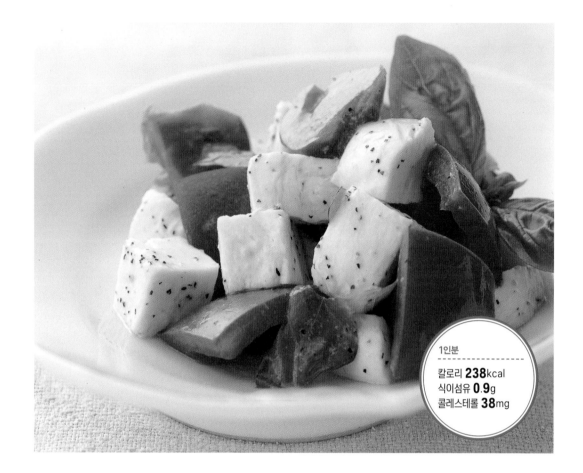

1인분
칼로리 **238**kcal
식이섬유 **0.9**g
콜레스테롤 **38**mg

토마토 모차렐라 치즈 샐러드

토마토에 함유된 리코펜은 기름과 함께 섭취하면 흡수가 더 잘 된다.

재료(2인분)

토마토 1개, 모차렐라 치즈 100g, 바질 조금, 올리브유 1큰술, 와인비니거 1작은술, 소금·후추 조금씩

이렇게 만드세요

❶ 토마토는 꼭지를 떼고 옆으로 반 갈라 다시 부채꼴로 썬다.

❷ 모짜렐라 치즈는 한 입 크기로 썬다. 바질은 먹기 좋은 크기로 손으로 뜯어놓는다.

❸ 볼에 토마토와 모차렐라 치즈를 담고 올리브유를 뿌려준다. 여기에 와인비니거, 소금, 후추를 순서대로 넣고 함께 버무려서 그릇에 담아 바질을 뿌려서낸다.

기름 섭취량을 엄격하게 제한하는 경우에는 올리브유 대신 레몬 또는 시판되는 논오일 드레싱을 이용한다.

Part 6

맛과 즐거움은 그대로

술안주
콜레스테롤 감소 작전

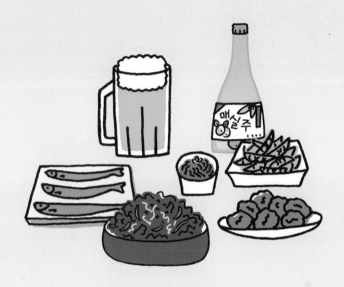

술자리라고 식사요법을 멈출 수는 없다.
과음이나 과식하지 않는 적당량의 음주습관은
우리 몸에 이로운 HDL 콜레스테롤을 증가시켜준다고 한다.
그래서 술자리가 잦은 사람도 안심하고 먹을 수 있는
저콜레스테롤 술안주를 마련해보았다.
밖에서 술자리를 가질 때 어떤 안주를 어떻게 먹어야 하는지,
술안주를 선택하는 바른 요령도 함께 익히도록 한다.

술,
콜레스테롤 걱정 없이
현명하게 마시는 법

콜레스테롤이나 중성지방 수치가 높은 사람 중에는 술을 즐기는 사람이 많은 편이다.
식사요법을 꾸준히 실천하여 충분한 효과를 거두려면,
무리한 금주보다는 술과 슬기롭게 친해지는 방법을 익히도록 한다.

적당한 음주는 동맥경화 예방에 도움

술은 기분을 풀어주어 스트레스를 해소하거나, 온몸의 혈액순환을 원활하게 하여 건강을 증진하는 데 도움이 될 수 있다. 아마 매일 저녁 반주를 즐기는 분도 꽤 많을 것이다.

적당량의 음주는 몸에 좋은 콜레스테롤(HDL)을 증가시키고, 동맥경화의 예방에 도움이 된다. 다만, 적당량을 넘으면 여러 가지 폐해가 나타난다. 또한 술과 함께 먹는 안주에는 콜레스테롤이나 지질의 양이 많기 때문에, 술자리에서는 술의 양뿐만 아니라 술안주에도 신경을 써야 한다.

술에 함유된 알코올은 콜레스테롤 수치의 상승에 직접 영향을 주지는 않는 것으로 알려져 있다. 콜레스테롤 수치가 높은 사람이 술을 마셔도 그다지 문제는 되지 않는다. 그러나 과도한 음주는 중성지방을 증가시킨다. 따라서 중성지방 수치가 높은 사람은 음주에 주의해야 하고, 또 음주로 인해 중성지방이 급격히 늘어났다면 무엇보다 금주할 필요가 있다.

그렇다고 콜레스테롤 수치가 높은 사람은 술을 많이 마셔도 괜찮은가 하면 그건 아니다. 지나친 음주나 안주의 과식으로 살이 찌면 콜레스테롤이 늘어나기 때문이다. 따라서 콜레스테롤과 중성지방 수치 중 어느 한쪽만 높은 사람도 음주의 양은 늘 신경을 써야 한다.

적당한 음주량은 어느 정도일까?

적당한 음주량은 알코올 양을 기준으로 했을 때 하루 25g까지라고 한다. D타입 고지혈증인 경우(58쪽 참조)는 하루 50g까지로 좀 더 관대해진다.

술에 함유된 알코올은 음식과 마찬가지로 칼로리를 갖고 있다. 게다가 알코올이 간에서 분해될 때 동시에 간에서 중성지방의 합성이 진행된다. 술을 마실수록 체내에서 중성지방이 생성되기 때문에 중성지방 수치가 올라가기 쉬워지는 것이다.

술의 당질에도 주의한다

술에는 곡류나 과실 등의 당질을 효모 등으로 발효시켜 만든 일본술, 맥주, 와인 등의 '양조주'와 발효시킨 원료를 증류하여 알코올 함량을 높인 소주, 위스키, 브랜디

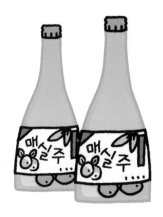

단맛이 강한 술에 주의한다
매실주는 술 중에서 칼로리가 높고 당질(탄수화물)이 많은 편이다.
술을 담글 때 설탕이 많이 들어가기 때문이다. 단맛 나는 과실주에는 당분이 많으므로 너무 많이 마시지 않도록 한다.

등의 '증류주'가 있다.

　오른쪽 표에서 술에 함유된 당질을 보면, 증류주에는 없는 당질이 맥주, 일본술, 와인 등의 양조주에는 들어있다는 사실을 알 수 있다. 물론 이 당질도 칼로리가 된다. 이 때문에 과음하면 당질의 섭취량이 늘어나서 중성지방의 증가에 영향을 주게 된다. 그러므로 중성지방 수치가 높은 사람은 술의 당질에도 주의해야 한다.

　증류주 역시 지나치게 마시면 결국 칼로리의 과다 섭취로 이어진다. 어떤 술이든 '적당량'이 중요하다는 사실을 유념해야 한다.

술안주의 칼로리에도 주의한다

　술에는 안주가 따라오게 마련인데 가짓수가 많을수록 과다한 칼로리 섭취로 이어지기 쉽다. 해조류나 채소를 위주로 한 안주 한두 가지에 어패류나 육류 안주 한 가지 정도의 구성을 술안주의 기준으로 삼는다.

자신도 모르게 과음하기 전에 미리 적정 음주량을 기억해 두도록 한다.

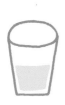 소주 1잔
(90ml)

 와인 2잔
(200ml)

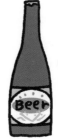 맥주 중간 병 1병
(500ml)

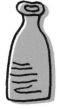 일본술 1홉
(180ml)

 브랜디 더블
(60ml)

 위스키 더블
(60ml)

●● 적정 음주량(알코올 25g 이하에 상당)과 칼로리 및 당질의 양

	술	적정량	칼로리	당질(탄수화물)의 양
양조주	맥주	500ml	202kcal	15.6g
	일본술	180ml	185kcal	6.5g
	레드와인	200ml	145kcal	3.0g
	화이트와인	200ml	146kcal	4.0g
증류수	소주	90ml	177kcal	0g
	위스키	60ml	135kcal	0g
	브랜디	60ml	135kcal	0g

* 매실주나 사오싱주(찹쌀을 발효시켜 만든 중국 사오싱 지방의 양조주)의 경우는 일반적인 적정 음주량인 알코올 25g에 상당하는 술을 마시면 당질(탄수화물)을 과잉 섭취하게 되므로, 각각 100ml를 적정 음주량의 기준으로 한다. 일본술은 준마이슈(純米酒, 쌀과 쌀누룩과 물만으로 만든 술), 소주는 희석식 소주의 칼로리와 당질의 양을 표시했다.

출전 : 일본과학기술청 자원조사회 편, 「제5차 개정 일본 식품 표준 성분표」

안심 술안주
선택 & 섭취 요령 5원칙

어떤 안주를 골라 어떻게 먹는가 하는 것이 현명한 음주습관을 위한 핵심이다.
술안주의 식재료 선택법과 먹는 법에 관한 몇 가지 요령만 익혀두어도,
만족스런 맛으로 건강까지 챙기며 안심하고 술자리를 즐길 수 있다.

1. 식이섬유가 풍부한 식품을 먹는다

해조류는 칼로리가 낮은 데다 콜레스테롤을 감소시키는 수용성 식이섬유가 듬뿍
들어있다. 꼭 한 가지는 챙겨 먹도록 한다. 예를 들어, 술을 마시기 시작할 무렵에 해
조류 초무침을 먹으면 포만감이 들고 소화·흡수의 속도가 완만해져 나중에 먹는 안
주의 지질이나 콜레스테롤의 흡수가 줄어든다.

2. 콜레스테롤이 없는 식물성 식품을 먹는다

식물성 식품에는 콜레스테롤이 들어있지 않다. 게다가 풋콩이나 두부에는 콜레스
테롤을 감소시키는 대두 단백질이 함유되어 있다. 풋콩은 다른 채소와 함께 먹고, 두
부는 쇠고기 두부 조림처럼 육류와 함께 조리하면 좋은 술안주가 된다.

3. 타우린이 많은 어패류를 먹는다

오징어나 새우와 같은 어패류에는 콜레스테롤이 많다. 콜레스테롤을 염려하여 먹지 않는 편이 좋을 듯하지만 사실 어패류에는 타우린(taurine)이라는 성분도 풍부하다.

타우린은 아미노산의 일종으로 음식물에서 섭취한 단백질이 분해되는 과정에서 생성되는 성분이다. 뇌나 심장, 간 등 우리 신체 곳곳에 존재하며 신체의 조절에 중요한 역할을 한다. 그런데 타우린은 혈액 속의 콜레스테롤을 감소시키는 작용도 한다.

타우린은 어패류뿐만 아니라 육류에도 들어있지만 함유량은 어패류에 비해 매우 적은 편이다. 어패류에 콜레스테롤이 많은 것은 분명하지만, 타우린이 풍부하기 때문에 혈액 속에 콜레스테롤이 쌓이지 않도록 효율적으로 조절하여 억제해준다.

■ 타우린의 효율적인 섭취법

타우린은 물에 잘 녹아 나오고 가열하면 쉽게 파괴된다. 효율적으로 섭취하려면 날것으로 먹는 것이 가장 좋다. 끓이거나 볶는다면 국물까지 먹을 수 있는 요리가 좋다.

타우린은 단백질을 구성하는 아미노산이다. 일반적인 식사를 통해서도 섭취하고는 있지만, 특히 어패류는 타우린을 풍부하게 함유하며 단백질도 공급해주므로 요리에 적극 이용하기를 권한다.

4. EPA와 DHA가 많은 등 푸른 생선을 먹는다

어패류에 많은 EPA와 DHA 등의 오메가-3 지방산은 콜레스테롤을 줄여주고 혈액을 맑게 하는 작용을 한다. 게다가 술을 마시면 늘어나기 쉬운 중성지방의 상승도 억제해 준다. EPA와 DHA는 제철 생선에 특히 풍부하다. 날것으로 먹을 수 있는 생선은 신선할 때 회로 먹으면 EPA와 DHA를 충실히 섭취할 수 있다.

5. 항산화 성분을 충분히 섭취한다

채소에는 산화를 방지하는 비타민C, E, A 등의 항산화 비타민이나 항산화 물질이 들어있다.

어패류나 육류로 만든 안주를 먹을 때는 반드시 채소도 함께 먹도록 한다. 어패류나 육류에 채소를 듬뿍 곁들여내거나, 채소 요리 한 가지를 함께 내는 것이 요령이다. 시금치 등의 잎채소에 함유된 비타민C는 제철에 수확한 것일수록 풍부하다. 또한 토마토는 완숙한 것에 항산화 물질의 하나인 리코펜이 많으므로 붉게 잘 익은 것을 먹는 것이 좋다.

오징어

타우린을 많고 지질이 적다. 단백질 함량은 쇠고기에 맞먹을 정도다.

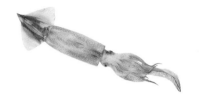

모시조개

감칠맛 성분인 호박산이 많고, 마그네슘과 비타민 B_{12}도 풍부하다.

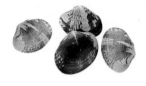

문어

타우린과 단백질이 풍부하다. 어패류 중에서도 특히 지방과 칼로리가 낮다.

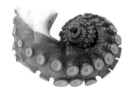

가다랑어 · 가다랑어포

가다랑어는 생선살의 검붉은 부분에 타우린이 많다. 날것은 회나 다다키(속은 익히지 않고 겉만 살짝 불에 그슬린 회)로 먹고, 가다랑어포는 국물 있는 조림 등에 이용한다.

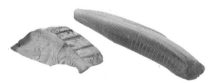

●● 주의해야 하는 술안주

콜레스테롤이나 지질이 많은 술안주에는 어떤 것들이 있는지 알아두자. 이런 안주는 되도록 적게 먹는 것이 좋다고 기억해 두면 과식을 피할 수 있다.

	칼로리	지질	콜레스테롤
살라미소시지(2조각/30g)*	149kcal	12.9g	29mg
오징어젓(20g)**	23kcal	0.7g	46mg
내장구이(1접시/100g)	334kcal	29.1g	210mg
닭튀김(3개/ 150g)	430kcal	26.4g	155mg
쇠고기 양지(1접시/100g)	501kcal	45.6g	80mg
크림치즈(1조각/20g)	69kcal	6.6g	20mg
아귀 간(1조각/20g)	89kcal	8.4g	112mg
닭꼬치 구이(닭 간 2꼬치/70g)	93kcal	2.2g	259mg

* 쇠고기와 돼지고기의 혼합육에 소금, 돼지기름, 향신료, 럼주 등을 넣어 저온에서 건조숙성시킨 이탈리아식 드라이 소시지.
** 오징어의 살을 내장으로 버무려 소금을 넣고 숙성시켜 만드는 일본의 젓갈.
출전 : 일본과학기술청 자원조사회 편, 「제5차 개정 일본 식품 표준 성분표」 및 조시에이요 대학 출판부 간행, 「새로 나온 매일의 식사 칼로리 가이드북」

맛과 건강을 위한 안심 술안주

건강한 음주습관에는 현명한 안주 선택이 필수다. 즐거운 술자리를 위해 맛과 건강을 함께 지키는 술안주를 소개한다.

술자리를 여는 첫 안주

처음은 식이섬유가 풍부한 안주로 시작한다. 특히 수용성 식이섬유가 많은 해조류가 좋다. 나중에 먹는 안주가 천천히 소화·흡수되도록 하여 콜레스테롤의 흡수를 줄여준다.

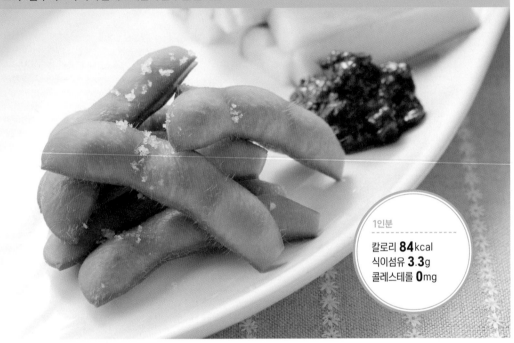

1인분

칼로리 **84**kcal
식이섬유 **3.3**g
콜레스테롤 **0**mg

풋콩과 오이의 모로미 된장 곁들임

풋콩과 채소를 함께 담았다. 조금씩 가짓수를 늘려 서로 다른 맛의 변화를 즐겨보자.

재료(2인분)

풋콩(꼬투리째) 100g, 무 80g, 오이 ½개, 모로미 된장*2작은술

이렇게 만드세요

❶ 풋콩은 꼬투리 양 끝을 가위로 자르고 가볍게 씻어 볼에 담는다. 소금 1작은술(분량 외)을 뿌려서 표면을 잘 비벼준다.

❷ 끓는 물에 풋콩을 넣고 8~10분간 삶는다. 체에 밭치고 소금을 조금(분량 외) 뿌려서 잘 섞은 다음 식한다.

❸ 무와 오이는 4~5cm 길이의 막대 모양으로 썬다.

❹ 그릇에 풋콩과 썰어 놓은 무, 오이를 담고 모로미 된장을 곁들여낸다.

미역귀 무즙 초무침

미역귀의 끈적임이 무의 개운한 맛과 잘 어울린다.

재료(2인분) 미역귀(채 썬 것) 100g, 무 간 것 50g, 무침장(간장 1큰술, 식초 1큰술, 조미술 ½큰술)

이렇게 만드세요 ❶ 미역귀는 체에 밭쳐 끓는 물을 끼얹어서 가볍게 씻어낸 후 물기를 뺀다. ❷ 무침장 재료를 모두 섞는다. ❸ 그릇에 미역귀를 담고 위에 무 간 것을 얹은 후 ❷의 무침장을 가만히 붓는다.

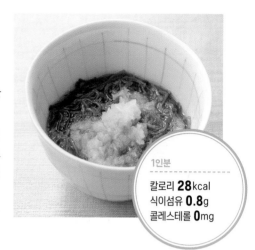

1인분
칼로리 **28**kcal
식이섬유 **0.8**g
콜레스테롤 **0**mg

큰실말 초무침

술자리를 여는 첫 안주로 적극 권한다.

재료(2인분) 큰실말 100g, 생강 간 것 10g, 무침장(식초 1큰술, 간장 ½큰술, 설탕 ½큰술, 소금 조금)

이렇게 만드세요 ❶ 큰실말은 체에 밭쳐 끓는 물을 끼얹어서 가볍게 씻어낸 후 물기를 뺀다. ❷ 무침장 재료와 물 1큰술을 잘 섞는다. ❸ 그릇에 큰실말을 담고 ❷의 무침장을 가만히 부은 다음 생강 간 것을 곁들여낸다.

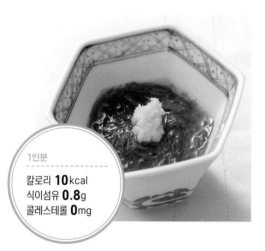

1인분
칼로리 **10**kcal
식이섬유 **0.8**g
콜레스테롤 **0**mg

미역과 문어 초회

식이섬유와 타우린을 듬뿍 섭취한다.

재료(2인분) 문어(삶은 것) 80g, 오이 100g, 미역(염장) 30g, 무침장(맛국물 2큰술, 식초 1큰술, 설탕 ⅔큰술, 간장 ½큰술, 소금 조금), 식초·소금 조금씩

이렇게 만드세요 ❶ 문어는 얇게 썰어 식초를 뿌린 후 물기를 짠다. ❷ 오이는 둥글게 썰어 소금을 뿌리고 5~6분간 두었다가 물기를 꼭 짠다. ❸ 미역은 넉넉한 양의 물에 담가 소금기를 뺀 후, 끓는 물에 살짝 데쳐서 찬물에 헹군다. 미역의 질긴 부분을 잘라내고 한 입 크기로 썬다. ❹ 무침장 재료를 잘 섞어서 문어, 오이, 미역을 버무린 후 그릇에 담는다.

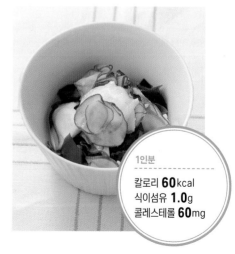

1인분
칼로리 **60**kcal
식이섬유 **1.0**g
콜레스테롤 **60**mg

어패류는 콜레스테롤이 많은 편이지만, 소화·흡수율은 그다지 높지 않다. 어패류에 함유된 타우린은 혈액 속의 콜레스테롤 수치를 낮추는 작용을 하므로 지나치게 제한할 필요는 없다.

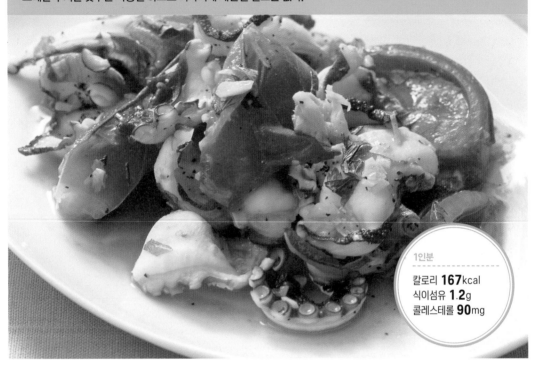

1인분

칼로리 **167**kcal
식이섬유 **1.2**g
콜레스테롤 **90**mg

문어와
토마토 올리브유 볶음

문어와 토마토를 큼직하게 썰어 부피감을 살린 이탈리아풍 안주.

재료(2인분)

토마토 중간 것 1개, 문어(삶은 것) 120g, 마늘 ½쪽, 이탈리안 파슬리 잎(굵게 다진 것) 조금, 볶음 양념(간장 ½큰술, 소금·후추 조금씩), 올리브유 1½큰술

이렇게 만드세요

❶ 토마토는 꼭지를 떼고 길이로 먹기 좋게 썬다.

❷ 문어는 먹기 좋은 크기로 얇게 썬다.

❸ 마늘은 다져놓는다.

❹ 팬에 올리브유와 다진 마늘을 넣고 타지 않게 볶는다. 마늘의 향이 나기 시작하면 토마토와 문어를 넣고 재빨리 볶는다. 볶음 양념으로 맛을 내고 굵게 다진 이탈리안 파슬리 잎을 뿌려서낸다.

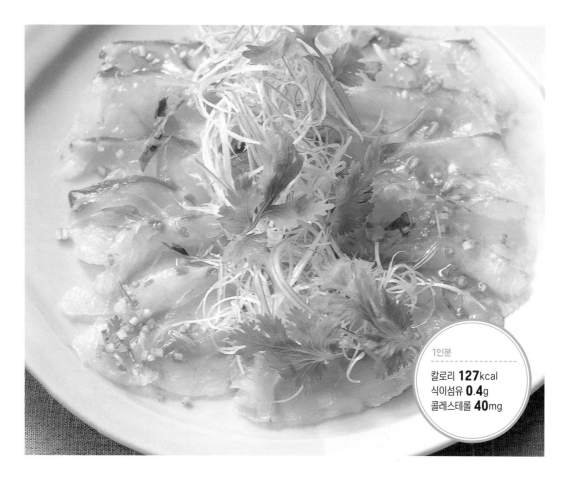

도미의 중화풍 회

고소한 깨의 향이 살아있는 양념으로 평범한 도미 회를 조금 색다른 맛으로 즐긴다.

재료(2인분)

도미(횟감으로 자른 덩어리) 120g, 대파 10cm, 고수 조금, 양념장(간장 1큰술, 참기름 ½큰술, 설탕 조금), 소금 조금

이렇게 만드세요

❶ 도미는 껍질을 벗기고 얇게 썬다. 소금을 뿌린 후 냉장고에 15~30분간 둔다.

❷ 대파는 4~5cm 길이로 채 썬 후 물에 헹구어 물기를 뺀다. 고수는 잎을 떼고 줄기를 송송 썬다.

❸ 양념장 재료를 모두 섞는다.

❹ 그릇에 도미 회를 담고 위에 대파 채 썬 것과 고수를 얹은 후 ❸의 양념장을 끼얹는다.

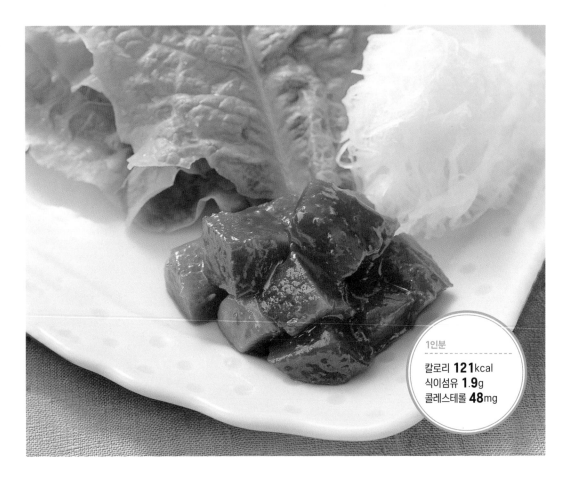

1인분

칼로리 **121**kcal
식이섬유 **1.9**g
콜레스테롤 **48**mg

가다랑어 고추장 무침

고추장의 알싸하고 매콤한 맛이 술과 잘 어울린다.
무와 상추는 듬뿍 곁들여낸다.

재료(2인분)

가다랑어(횟감) 160g, 무 100g, 상추 6장, 무침장(고
추장 1큰술, 간장 ½큰술, 청주 ½큰술, 참기름 ½큰술,
마늘 간 것 ½작은술), 소금 조금

이렇게 만드세요

❶ 가다랑어는 껍질을 벗기고 사방 1.5cm 크기
로 썬다.

❷ 볼에 무침장 재료를 넣고 고루 섞는다.

❸ ❷의 무침장에 가다랑어를 넣고 5~6분간
재워둔다.

❹ 무는 5~6cm 길이로 채 썬다. 소금을 뿌려 잘
버무려서 5~6분간 두었다가 물기를 짠다.

❺ 그릇에 상추, 무침장에 재워둔 가다랑어, 무
를 담는다. 가다랑어와 무를 상추에 싸서 먹
는다.

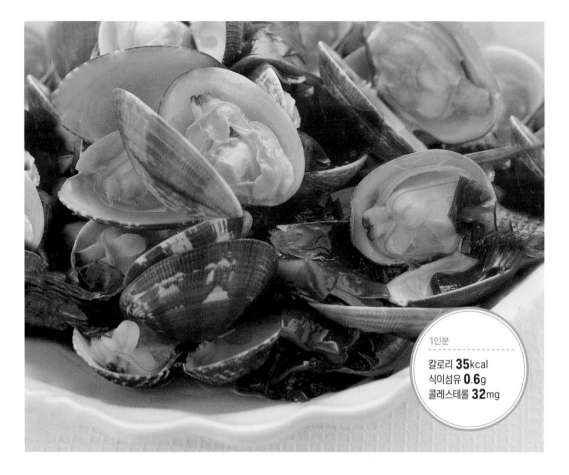

1인분

칼로리 **35**kcal
식이섬유 **0.6**g
콜레스테롤 **32**mg

모시조개 미역 술찜

모시조개에는 타우린이 풍부하다.
미역과 함께 먹으면 식이섬유도 섭취할 수 있다.

재료(2인분)

모시조개(껍데기째) 400g, 미역(물에 불린 것) 40g,
청주 2큰술, 소금 조금

이렇게 만드세요

❶ 모시조개는 바닷물 정도의 소금물에 담가 모래를 토하게 한 후, 껍데기를 서로 비벼서 깨끗이 씻는다.

❷ 미역은 질긴 부분을 잘라내고 한 입 크기로 썬다.

❸ 팬에 청주, 모시조개, 미역을 넣고 뚜껑을 덮어 강한 중간 불에서 2~3분간 찌듯이 익힌다.

❹ 모시조개의 껍데기가 벌어지면 불을 끄고 소금으로 간을 맞춘다.

도움말

조개류에는 염분이 들어있으므로, 간을 할 때는 먼저 맛을 보고 나서 소금 양을 조절해 넣는다.

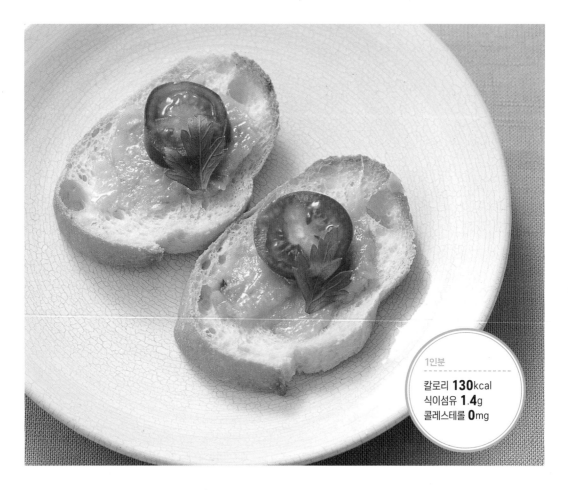

마늘 소스 바게트

통째로 익힌 마늘에서 느껴지는 단맛이 와인과 잘 어울린다.

재료(2인분)

마늘(껍질째) 3쪽, 올리브유 1큰술, 소금 조금, 바게트 (얇게 썬 것) 4장, 방울토마토 2개, 이탈리안 파슬리 잎 조금

이렇게 만드세요

❶ 마늘은 껍질째 알루미늄 호일 두 장에 싸서, 중간 불의 그릴에서 약 18분간 굽는다.

❷ 마늘이 다 구워졌으면 껍질을 벗기고 포크로 으깬 후 올리브유와 소금으로 간을 한다.

❸ 바게트는 오븐 토스터에서 1~2분간 굽는다.

❹ 방울토마토는 꼭지를 떼고 얇게 썬다.

❺ 구운 바게트에 ❷의 마늘 소스를 바르고, 위에 방울토마토와 이탈리안 파슬리 잎을 얹어 장식한다.

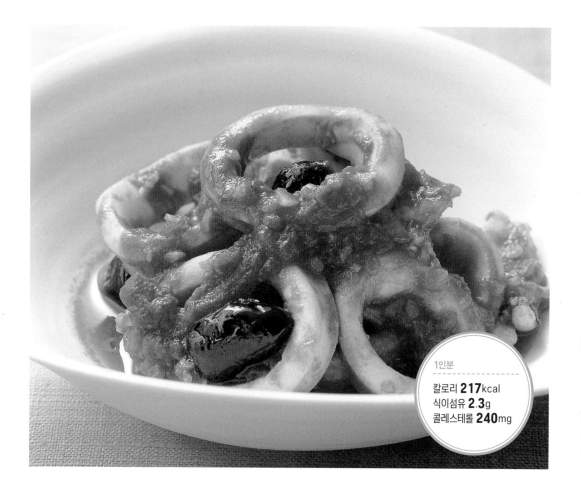

1인분

칼로리 **217**kcal
식이섬유 **2.3**g
콜레스테롤 **240**mg

이탈리아풍 오징어 조림

콜레스테롤을 줄여주는 타우린이 풍부한 오징어로
지중해풍 안주를 만들었다.

재료(2인분)

오징어 1마리(실제 먹을 수 있는 부분의 양 180g), 홀
토마토(통조림) ½캔, 양파 ¼개, 마늘 ½쪽, 붉은 고추
작은 것 1개, 화이트와인 2큰술, 소금·후추 조금씩,
올리브유 1½큰술, 블랙올리브 4개

이렇게 만드세요

❶ 오징어는 내장과 연골을 제거하고, 몸통은
껍질을 벗겨 1cm 폭으로 둥글게 썬다. 다리

는 2개씩 떼어 5~6cm 길이로 자른다.

❷ 홀 토마토는 포크로 으깬다. 양파와 마늘은
곱게 다진다.

❸ 냄비에 올리브유와 양파, 마늘을 넣어 볶는
다. 양파가 투명해지면 오징어와 붉은 고추
를 넣고 함께 볶다가 화이트와인과 토마토
를 넣고 17~18분간 조린다.

❹ 소금과 후추로 간을 맞추고 블랙올리브를
넣어준다.

도움말

조림 국물을 다 먹지 않고 남기면 섭취하는 칼로리를
줄일 수 있다.

통조림으로 간편하게 질 좋은 단백질을 얻는다

어패류 통조림은 복잡한 조리과정이 필요 없는 매우 편리한 식재료다. 게다가 단백질이 많고 지질이 적어 영양성분 면에서도 우수하다. 평소에 몇 가지쯤 갖추어두면 저지방의 맛있는 안주를 손쉽게 차려낼 수 있다.

어패류 통조림은 조리법이 수월한 데다 채소 같은 다른 식재료와 함께 구성하면 영양의 균형을 이룰 수 있으므로, 생선 요리가 서툰 사람도 간편하게 건강 안주를 만들 수 있다.

또 대부분 고단백질에 저지방으로(오른쪽 표 참고), 단백질은 충실하게 섭취하되 지방 섭취는 줄이고자 하는 사람에게 알맞다. 또 고등어나 연어 통조림은 뼈가 부드러워 뼈째 그대로 먹을 수 있다. 칼슘 함량은 날것에 비해 통조림이 더 많은 편인데, 100g 중의 함량을 비교하면 14~30배나 된다. 게다가 중성지방 수치를 떨어뜨리는 EPA와 DHA, 타우린 등도 풍부하게 들어있다. 상비해두면 몸에 좋은 생선 요리를 빠르고 간편하게 만들 수 있다.

●● 어패류 통조림의 단백질·지질·칼로리의 양(가식부 100g 중*)

	단백질	지질	칼로리
킹크랩(물담금)	20.6g	0.3g	90kcal
바다참게(물담금)	16.3g	0.4g	73kcal
가리비 패주(물담금)	19.5g	0.6g	94kcal
참치(조미)	19.0g	2.3g	136kcal
참치(물담금)	18.3g	2.5g	97kcal
참치(기름담금)	18.8g	23.6g	288kcal
연어(물담금)	21.2g	8.5g	170kcal
고등어(물담금)	20.9g	10.7g	190kcal
꽁치(양념구이)	17.4g	13.0g	225kcal
꽁치(조미)	18.9g	18.9g	268kcal

출전 : 일본과학기술청 자원조사회 편, 「제5차 개정 일본 식품 표준 성분표」

게

어패류 통조림 중에서도 특히 지질이 적고 단백질이 많다. 통조림 국물에는 게의 감칠맛 성분뿐 아니라 EPA와 DHA가 녹아 나와 있으므로 국물도 함께 먹을 수 있는 요리에 이용하는 것이 좋다.

고등어

어패류 중에서 특히 EPA와 DHA가 풍부하다. 고등어 통조림은 값이 저렴하고 구하기도 쉬워 신선한 생선을 구입하지 못했을 때 유용하다. 그대로 술안주로 먹거나 토마토를 넣고 조려 먹어도 맛있다.

꽁치 양념구이

값이 저렴한 데다 조리된 것이어서 그대로 먹을 수 있다. EPA와 DHA도 풍부하다. 양념구이는 통조림 국물에 염분이 많기 때문에 국물을 빼고 사용한다.

참치

비타민E가 풍부하다. 식물성 기름이 들어있는 기름담금 통조림은 국물까지 포함하면 참치 뱃살 정도로 지질이 많아진다. 기름 섭취를 제한하고 있다면, 기름 대신 물이나 스프가 들어있는 것을 고르면 지질과 칼로리 섭취를 줄일 수 있다.

★ 알아 두세요

참치 통조림 중에서 기름담금 통조림은 큰 캔 하나(180g)에 지질이 40g 가까이나 들어있으므로 기름을 잘 빼서 사용하도록 한다. 물담금 또는 조미 통조림은 기름담금 통조림에 비해 지질의 양이 $1/10$ 정도이고 칼로리도 낮은 편이다.

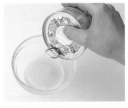

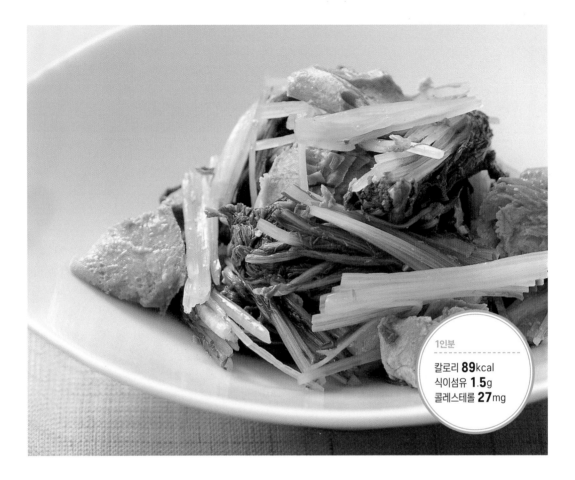

1인분
칼로리 **89**kcal
식이섬유 **1.5**g
콜레스테롤 **27**mg

연어와
경수채 폰즈 무침

스다치 즙의 산미가 연어의 비린 맛을 줄여준다.

재료(2인분)

경수채 100g, 연어 통조림(물담금) 80g, 스다치(즙) 2
개 분량, 간장 1큰술

이렇게 만드세요

❶ 경수채는 끓는 물에 데친 후 찬물에 헹구어
　물기를 짜고 3~4㎝ 길이로 썬다.

❷ 연어는 통조림의 국물을 빼고 살을 큼직하
　게 갈라놓는다.

❸ 볼에 경수채와 연어를 넣고 스다치 즙과 간
　장으로 버무린 후 그릇에 담는다.

연어 통조림(물담금)
연어에는 단백질이 풍부하다. 통조림으로 가공
된 연어는 가운데 뼈까지 먹을 수 있어 칼슘 섭취
에도 도움이 된다.

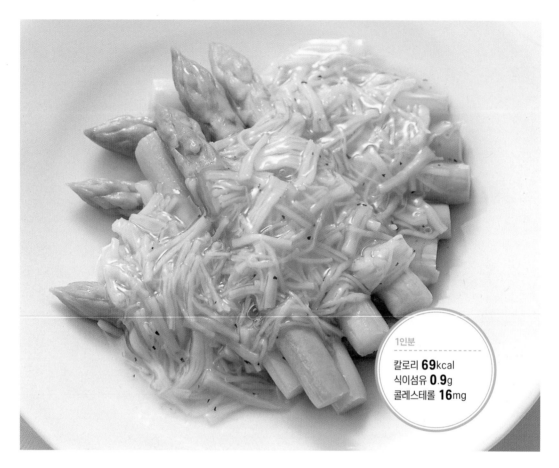

1인분

칼로리 **69**kcal
식이섬유 **0.9**g
콜레스테롤 **16**mg

가리비 패주 소스 아스파라거스

통조림을 이용해서 간단하게 만들 수 있다. 그린아스파라
거스 대신 브로콜리나 콜리플라워를 사용해도 좋다.

재료(2인분)

그린아스파라거스 1단, 가리비 패주(통조림) 50g, 닭육수
적당량, 간장 1작은술, 물 녹말 1작은술, 생강즙 ½작은술,
소금 조금, 식용유 ½큰술

이렇게 만드세요

❶ 그린아스파라거스는 뿌리 쪽의 단단한 부분을
잘라내고, 아래에서 ⅓지점까지 껍질을 벗긴 후
길이를 반으로 자른다.

❷ 가리비 패주는 통조림의 국물을 빼서 따로 받

아두고 살을 헤쳐놓는다. 통조림 국물에 닭육
수를 더해서 ½ 컵으로 만든 후 가리비 패주를
담가둔다.

❸ 팬에 식용유를 두르고 그린아스파라거스를 볶는
다. 여기에 재료가 잠길 만큼 물을 붓고 소금을
넣어 부드럽게 익힌 후, 체에 받쳐 물기를 뺀다.

❹ 작은 냄비에 간장과 ❷의 가리비 패주를 국물
과 함께 넣고 가열한다. 끓기 시작하면 물 녹말
을 풀어 걸쭉하게 농도를 맞춘 후 생강즙을 넣
는다. 그릇에 그린아스파라거스를 담고 위에 가
리비 패주 소스를 얹어낸다.

가리비 패주 통조림
가리비 패주 통조림의 국물에는 가리비 패주의
감칠맛이 농축되어 있다. 타우린도 풍부하므로
국물도 함께 사용하면 더욱 효과적이다.

육류 안주

콜레스테롤이나 지방이 많아 선뜻 손이 가지 않았던 육류 안주. 지금부터 만족스런 맛으로 안심하고 먹을 수 있는 레시피를 소개한다. 비결은 바로 육류의 바른 선택과 지질을 효율적으로 줄이는 조리법에 있다.

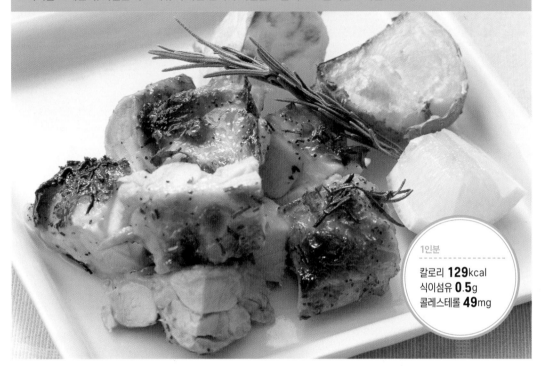

1인분

칼로리 **129**kcal
식이섬유 **0.5**g
콜레스테롤 **49**mg

레몬 향미 닭고기구이

상큼한 레몬 향이 식욕을 돋운다.
닭고기는 충분히 구워서 기름을 뺀다.

재료(4인분)

닭고기 다릿살 작은 것 1장(200g), 감자 1개(150g), 로즈메리 2~3줄기, 레몬즙 1큰술, 소금·후추 각 적당량, 레몬 ½개 분량

이렇게 만드세요

❶ 닭고기 다릿살은 힘줄을 제거하고 소금과 후추를 조금 넉넉하게 뿌린다. 로즈메리를 닭고기에 꾹꾹 누르듯이 비벼준 후 레몬즙을 뿌려서 약 10분간 둔다. 로즈메리 한 줄기는 장식용으로 남겨둔다.

❷ 감자는 깨끗이 씻어 껍질째 랩에 싸서, 전자레인지(500W)에서 3분간 가열한 후 4~6등분한다.

❸ 달군 그릴에 닭고기의 껍질 쪽이 아래로 가도록 놓고 중간 불에서 굽는다. 껍질이 노릇하게 구워지면 뒤집어서 감자와 함께 다시 14~15분간 굽는다.

❹ 닭고기가 다 구워지면 3~4분 두었다가 한 입 크기로 썬다.

❺ 그릇에 닭고기와 감자를 담아 레몬을 곁들이고 로즈메리로 장식한다.

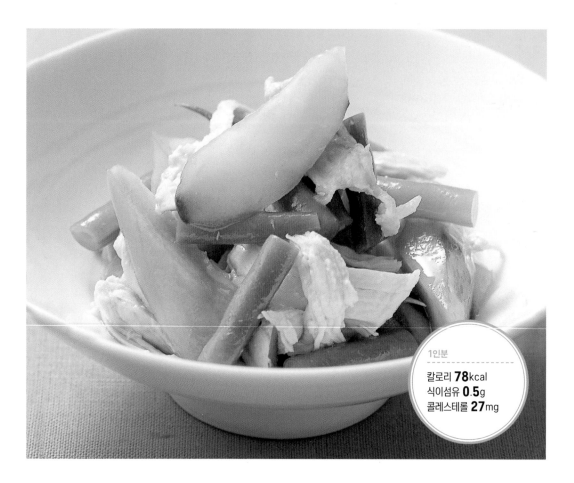

닭고기 가슴살과 오이의 중화풍 무침

닭고기 가슴살은 지방이 적은 편이지만 찌듯이 조리
하면 부드럽게 익어서 퍽퍽하지 않다.

재료(4인분)

닭고기 가슴살 150g, 오이 1개, 꼬투리강낭콩 30g, 밑
간(청주 1큰술, 소금 1작은술), 참기름 1큰술, 소금·후
추 각 적당량

이렇게 만드세요

❶ 닭고기에 밑간 재료의 소금을 고루 뿌리고 15
  ~20분간 그대로 두었다가 물로 한 번 헹군다.

❷ 냄비에 ❶의 닭고기를 넣고 잠길 만큼 물을
  부은 후, 밑간 재료의 청주를 넣고 뚜껑을 덮
  어 중간 불에서 17~18분 찌듯이 익힌다. 식
  으면 닭고기의 껍질을 벗겨내고 살을 큼직하
  게 뜯어놓는다.

❸ 오이는 껍질을 벗기고 가늘고 긴 삼각 모양이
  되도록 각을 돌려가며 썬다. 소금을 조금 뿌
  려서 5~6분간 두었다가 물기를 짠다.

❹ 꼬투리강낭콩은 질긴 섬유질을 제거하고 끓
  는 물에 소금을 조금 넣고 데친 후 3~4㎝ 길
  이로 썬다.

❺ 볼에 닭고기, 오이, 꼬투리강낭콩을 넣고 참
  기름으로 버무린 후, 소금과 후추를 조금씩
  넣어 간을 맞춘다.

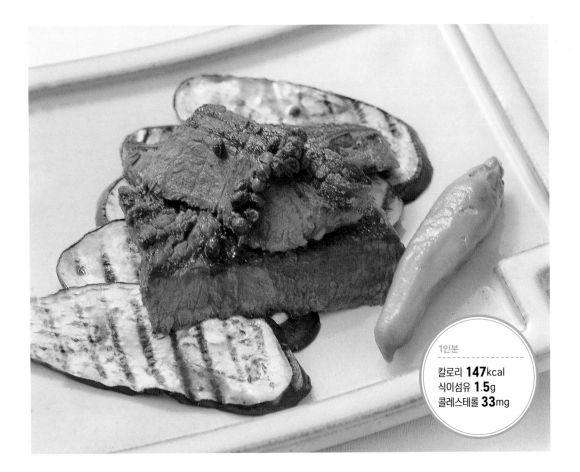

1인분

칼로리 **147**kcal
식이섬유 **1.5**g
콜레스테롤 **33**mg

쇠고기 그릴 구이

맛 궁합이 좋은 쇠고기와 산초열매가 만났다.
가지나 꽈리고추 대신 제철에 나오는 다른 채소를
사용해도 좋다.

재료(3인분)

쇠고기 안심(덩어리) 150g, 가지 2개, 꽈리고추 3개, 산
초열매조림 1큰술, 간장 2작은술, 조미술 2작은술, 소
금 조금

이렇게 만드세요

❶ 쇠고기 안심은 가볍게 두들겨서 소금을 조금
뿌려둔다.

❷ 가지는 꼭지를 떼고 5~6㎜ 두께로 어슷하게
썬다. 꽈리고추는 이쑤시개 등으로 구멍을 하
나 낸다.

❸ 달군 그릴 팬에 가지와 꽈리고추를 강한 불에
서 구운 후 꺼내놓는다.

❹ ❸의 그릴 팬에 쇠고기를 굽는다. 원하는 정
도로 익었으면 3~4분 두었다가 먹기 좋은 두
께로 썬다.

❺ 산초열매조림은 굵게 다져서 간장, 조미술과
섞어 소스를 만든다

❻ 그릇에 가지를 깔고 위에 쇠고기를 얹은 후
꽈리고추를 곁들인다. ❺의 소스를 끼얹어서
먹는다.

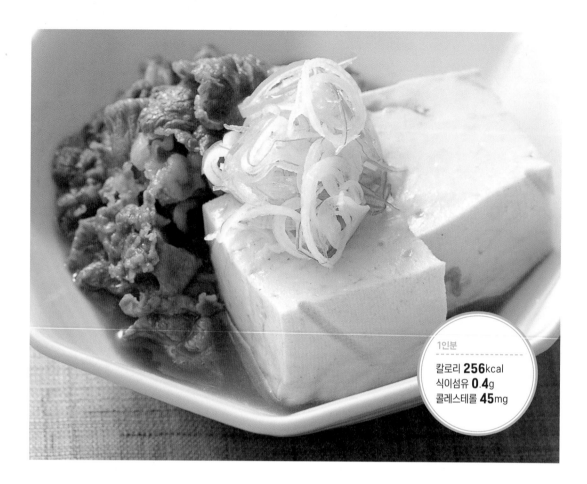

쇠고기 두부 조림

쇠고기는 두부와 함께 먹으면 콜레스테롤의 흡수를
억제할 수 있다.

재료(3인분)

쇠고기(살코기 부위를 얄팍하게 썬 것) 150g, 두부
(단단한 것) ½모(150g), 대파 10㎝, 맛국물 ½컵, 조림
장(간장 1½큰술, 청주 1큰술, 조미술 1큰술, 설탕 2작
은술), 칠미 가루 적당량

이렇게 만드세요

❶ 쇠고기는 3~4㎝ 길이로 썬다.

❷ 두부는 물기를 빼고 4등분한다.

❸ 대파는 얇게 송송 썬 후 물에 헹구어 물기
를 뺀다.

❹ 냄비에 맛국물을 넣고 가열하다가 쇠고기
를 넣는다. 위에 뜬 거품을 걷어내고 먼저
조림장 재료를 넣은 후, 두부를 넣어 약한
중간 불에서 6~7분간 조린다.

❺ 그릇에 담고 두부 위에 대파를 얹어낸다. 기
호에 따라 칠미 가루를 뿌린다.

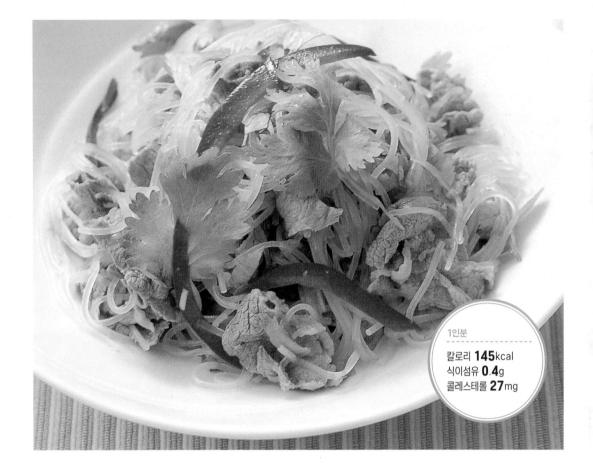

1인분

칼로리 **145**kcal
식이섬유 **0.4**g
콜레스테롤 **27**mg

쇠고기와 당면의 남플라 무침

당면이 들어가 한결 푸짐해졌다. 쇠고기가 좀 모자란 듯해도 한 접시로 든든하다.

재료(3인분)

쇠고기 살코기(얄팍하게 썬 것) 120g, 당면(건조) 50g, 파프리카(빨강) ¼개, 무침장(남플라* 1½큰술, 꿀 1½ 큰술, 레몬즙 1~2큰술), 소금·후추·고춧가루 조금 씩, 고수 잎 조금

이렇게 만드세요

1 쇠고기는 끓는 물에 소금을 조금 넣고 데친 후 물기를 빼고 한 입 크기로 썬다.

2 당면은 따뜻한 물에 약 3분간 담가 불린 후 헹구어 물기를 꼭 짜고 먹기 좋은 크기로 자른다.

3 파프리카는 씨를 빼고 가늘게 썰어 가볍게 물에 헹군 후 물기를 뺀다.

4 볼에 쇠고기, 당면, 파프리카를 넣고 무침장 재료를 넣어 잘 섞어준다.

5 마지막에 소금, 후추, 고춧가루를 뿌려서 버무린 후 그릇에 담아 고수 잎을 뿌려서낸다.

* 생선을 발효시킨 젓국으로 동남아 요리에 많이 쓰인다.

Part 7

<u>Part 7</u>

Q&A로 풀어보는
콜레스테롤과
중성지방에 관한 궁금증

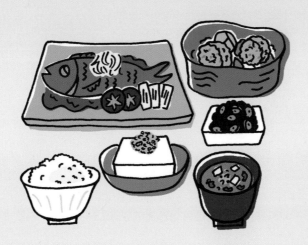

자칫 잘못된 상식에서 비롯된 식사요법으로 건강을 해치는 일이 없으려면,
식사요법의 목적과 내용에 대한 충분한 이해와 바른 지식이 필요하다. 그래서 평소 궁금하거나
신경쓰이던 내용들을 나카야 선생께 직접 묻고 그에 대한 답을 들었다.
특히 지방의 섭취에 주의해야 하는 고지혈증의 식사요법의 특성을 고려하여
지방에 초점을 두고 설명하였으므로,
앞에서 알았던 내용은 재확인하고 부족했던 부분은 충실히 보충하도록 한다.

알기 쉽게 풀어주는

콜레스테롤·중성지방 Q&A

콜레스테롤·중성지방 수치가 높다면 과연 이제부터 무엇을 어떻게 해야 할까?
생활습관과 식사요법에서 무엇을 지키고 무엇에 주의해야 하는지
지금부터 나카야 선생이 일러주는 내용에 귀를 기울여보자.

고콜레스테롤에 관한 Q&A

Q 콜레스테롤 수치가 높아지는 원인에는 어떤 것이 있나요?

A 먼저 잘못된 생활습관(과식, 지방의 과다 섭취, 스트레스 등)을 들 수 있습니다. 그 밖에 지질의 대사 이상을 일으키는 질병이 있다거나 가족성의 유전이 관련된 경우도 있습니다. 여성의 경우는 폐경으로 인해 여성호르몬이 감소하는 것도 콜레스테롤 수치가 높아지는 원인 중의 하나지요.

Q 콜레스테롤 수치가 높다는 것을 스스로 알 수 있는 증상이 있나요?

A 특별한 증상은 없습니다. 동맥경화가 일어나고 나서야 비로소 증상이 나타나게 되지요. 그런데 유전적으로 콜레스테롤 수치가 높은 사람인 경우에는 특징적인 증상이 나타나기도 합니다. 예를 들어, 아킬레스건이 유난히 두꺼워진다거나 위 눈꺼풀에 황색종이 나타나고 아래 눈꺼풀에 콜레스테롤의 덩어리가 나오기도 합니다.

Q 콜레스테롤은 우리 몸에 어느 정도 있는 것이 바람직한가요?

A 갓 태어난 아기의 콜레스테롤 수치는 매우 낮습니다. 다른 동물도 마찬가지지요. 원래 생물의 몸속에는 그다지 많은 콜레스테롤이 존재할 필요가 없기 때문입니다. 그런데 현대인의 콜레스테롤이 증가한 이유는 영양상태가 좋기 때문이죠. 아마 애완동물도 콜레스테롤을 재 보면 꽤 높지 않을까요? 인간의 경우 LDL 콜레스테롤은 적어도 30㎎/dL은 필요합니다. 그보다 낮아서는 안됩니다. 총콜레스테롤도 혈액 속에 80㎎/dL 정도는 필요합니다. 콜레스테롤 수치가 지나치게 낮으면 면역력이 떨어지거나 암에 걸리기 쉽다고 보고된 적이 있습니다.

Q 여성이 갱년기 이후에 콜레스테롤 수치가 높아지는 이유는 무엇인가요?

A 생리가 있는 동안에는 여성호르몬인 에스트로겐이 콜레스테롤 수치의 상승을 억제하여 동맥경화가 일어나지 않도록 지켜줍니다. 그런데 폐경과 함께 에스트로겐의 분비가 급격히 줄어들면 아무래도 콜레스테롤 수치가 높아지게 되겠지요. 생리가 있는 동안에는 콜레스테롤 수치가 다소 높더라도 크게 걱정할 필요는 없지만, 갱년기가 되고 나서 갑자기 콜레스테롤 수치가 높아지면 동맥경화가 진행될 위험이 있습니다. 호르몬이 하던 동맥경화의 예방 기능이 저하된 만큼, 평소의 식사 등 생활습관에 주의해서 동맥경화를 막아야 합니다.

Q 당뇨병의 합병증이 있는 경우에는 어떤 것에 주의해야 하나요?

A 당뇨병의 합병증을 겪고 있는 사람은 동맥경화가 되기 쉽기 때문에 고지혈증만 있는 사람보다도 훨씬 더 엄격한 식사 제한이 필요합니다. 기본적으로는 당뇨병

의 식사요법을 따르면서 식사로 얻는 칼로리의 섭취량을 제한하는 것이 가장 중요하지요. 그렇게 하면서 주식, 육류, 생선, 채소, 과일 등의 식품을 균형 있게 섭취해야 합니다.

Q 부모님에게 유전성 고지혈증이 있습니다. 유전성(가족성) 고지혈증은 식사로 예방할 수 있나요?

A 가족성 고콜레스테롤 혈증은 유전과 관계됩니다. 유전되는 확률이 높기 때문에 예방하는 것이 쉽지가 않죠. 그러나 소아기에는 평소에 식사 등의 생활습관에 주의하면 예방도 가능합니다. 그러나 성인이 되면 콜레스테롤 수치가 높아지기 때문에 이를 식사로만 개선하는 것은 어렵습니다. 그래서 약물에 의한 치료가 필요하지요. 똑같은 가족성이라고 해도 고중성지방 혈증인 경우에는 식사로 개선할 수가 있습니다. 단, 둘 중 어느 쪽이건 최근에는 효과가 좋은 약들이 나와 있어 콜레스테롤 수치, 중성지방 수치를 정상 수준까지 제어할 수가 있습니다.

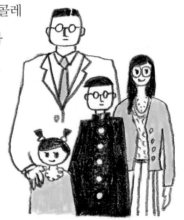

Q 고지혈증이 있는 어린이에게는 어떤 치료가 필요한가요?

A 어린이에게는 약을 사용하지 않습니다. 콜레스테롤은 호르몬의 재료가 되는 등 발육 단계에서 반드시 필요한 것이기 때문에 18세 무렵까지는 영양관리나 식사요법을 통해 상태를 관찰하는 것이 좋겠지요. 약물치료는 발육이 끝난 후부터 합니다. 요즘은 학교에서 실시하는 건강진단에서도 총 콜레스테롤 수치가 높은 유형의 고지혈증을 가진 어린이가 있습니다. 만약 부모 중 어느 한쪽이 고콜레스테롤 혈증인 경우에는 빠른 시기에 검사를 받도록 하세요.

생활습관에 관한 Q&A

Q 동맥경화를 예방하려면 식사 외에 또 어떤 것에 주의해야 하나요?

A 먼저 금연을 꼽을 수 있습니다. 흡연은 몸에 좋은 콜레스테롤로 불리는 HDL 콜레스테롤을 감소시키고 동맥벽에 손상을 입혀 동맥경화를 촉진시킵니다. 담배를 끊으면 모든 것이 좋은 방향으로 작용합니다. 다만, 한 가지 곤란한 점은 살이 찐다는 것이지요. 담배를 끊은 후 1~3개월 동안은 체중이 늘지 않도록 식사에 각별히 신경을 써야 합니다. 그렇게 하면 그 뒤로는 체중이 크게 느는 일이 별로 없을 겁니다. 3개월 정도 지나면 꽤 안정되기 때문에 먹는 양이 조금 늘더라도 살이 잘 찌지 않게 되지요. 금연 외에 동맥경화를 예방하는 방법으로는 적당한 운동이 효과적입니다. 그 밖에 중요한 것은 스트레스가 쌓이지 않도록 하는 것이겠지요.

Q 적당한 운동의 기준을 가르쳐 주십시오.

A 심박수가 적절한 정도로 증가하는 운동을 하세요. 이야기를 주고받을 수 있을 정도의 빠르기로 산책을 하거나 숨은 좀 차더라도 대화가 가능한 정도로 걷는 것이 이상적입니다. 이러한 운동을 하루에 20~30분 이상 되도록 매일 꾸준히 하세요. 적정 운동 강도를 나타내는 심박수는 아래의 식으로 계산합니다. 운동 중 1분 동안의 심박수가 이 수치가 되는 정도를 기준으로 하면 됩니다.

하루 20분이상

138 − [연령 ÷ 2] = 목표 심박수(1분당)

식사요법에 관한 Q&A

Q 선생님은 평소 식생활에서 어떤 점에 신경을 쓰시나요?

A 고기, 생선, 채소를 매일 고루 먹고, 고기만 먹는 날이 없도록 주의하고 있습니다. 술도 하지만 캔 맥주 하나 정도입니다. 캔 두 개를 마시면 700㎖가 되는데, 그러면 이 책에서도 제시한 맥주의 적정 음주량(221쪽 참조)인 중간 병 한 병의 양(500㎖)을 넘어 버리니까요. 아침식사로는 토스트 한 장에 햄 등을 곁들여서 채소 샐러드, 커피와 함께 먹습니다. 밖에서 식사를 할 때는 매번 같은 음식을 먹지 않도록 주의하지요. 라면을 먹을 때는 채소가 많이 들어있는 것을 고릅니다. 그리고 라면 국물에는 기름과 염분이 꽤 많기 때문에 국물은 마시지 않습니다.

Q 식사요법을 시작하고 나서 어느 정도 지나야 콜레스테롤이나 중성지방 수치가 낮아질까요?

A 꾸준히 바르게 실천한다면 보통 1~2개월이면 낮아집니다. 그러나 3개월이 지나도 콜레스테롤이나 중성지방 수치가 떨어지지 않는다면 제한이 더욱 엄격한 식사요법으로 바꾸어야 합니다. 이 책의 '식사요법'에서는 '1단계 식사법'에서 '2단계 식사법'으로 옮겨가는 것이지요.

Q 콜레스테롤 수치가 정상으로 회복되었다면 식사요법을 그만두어도 될까요?

A 식사요법을 하는 목적은 콜레스테롤 수치를 계속 정상치로 유지하여 동맥경화를 예방하는 데 있습니다. 따라서 콜레스테롤 수치가 정상으로 회복되었더라도 그 수치를 지키기 위해서 식사요법을 지속하시기 바랍니다.

Q 고지혈증 약을 복용하고 있습니다. 이런 경우에도 식사요법이 필요한가요?

A 약을 복용하더라도 무엇이건 원하는 대로 먹는다면 콜레스테롤 수치는 높아지게 마련이지요. 그러나 식사에 신경을 쓰면서 약을 복용하면 콜레스테롤이 뚜렷하게 감소됩니다. 가족성 고콜레스테롤 혈증인 경우에는 식사로만 콜레스테롤 수치를 떨어뜨리는 것은 무리지만 약효를 높이기 위해서 식사요법이 필요합니다. 따라서 고지혈증 약을 복용하는 중이라도 식사요법을 병행하는 것이 좋습니다.

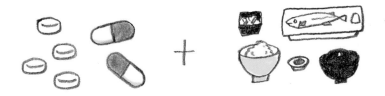

Q 고지혈증을 가진 사람은 간식을 먹어서는 안되나요?

A 간식을 금지하는 것은 아니지만 그렇다고 무엇이든 먹어도 된다는 뜻은 아닙니다. 콜레스테롤 수치만 높은 경우라면 지방이 적고 달걀을 사용하지 않은 것을 고르면 괜찮습니다. 구체적으로는 쌀과자나 사탕, 화과자, 과일 등이 있습니다. 화과자에는 설탕이 많이 들어있기 때문에 중성지방 수치는 높아지지만 콜레스테롤 수치는 오르지 않습니다. 그러나 쿠키나 감자 칩은 기름이 많고 칼로리가 높기 때문에 삼가야 합니다. 중성지방이 높은 사람은 될 수 있는 한 간식은 먹지 않는 것이 좋습니다. 특히 단것을 조심하세요. 꼭 먹고 싶다면 달지 않고 칼로리도 거의 없는 우무(우뭇가사리 등의 해조류를 끓여서 한천질을 거른 다음 틀에 부어 식혀서 굳힌 식품. 국수 모양으로 만들어 초간장을 뿌려 먹기도 한다)나 다시마 초절임(식초를 기본으로 한 조미액에 절인 다시마) 등을 권합니다.

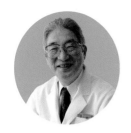

"식사요법은 콜레스테롤과 중성지방 수치를 낮추기 위해 스스로 할 수 있는 가장 효과적인 방법입니다. 꼭 실천하시기 바랍니다."

Q 간식을 먹을 때 주의해야 할 점은 무엇인가요?

A 카스텔라는 달걀과 설탕이 많이 들어있기 때문에, 고지혈증 A~D타입 모두 제한하는 것이 좋습니다. 또 의외로 지방분이 많은 것으로 커피 등에 넣는 크림을 들 수 있습니다. 커피를 자주 마시는 사람은 자신도 모르게 지질의 섭취량이 늘어날 수 있으니 조심하세요.

Q 기름을 제한한 음식을 먹으면 왠지 뭔가 모자라는 느낌이 드는데, 이것을 해결할 만한 좋은 방법이 없을까요?

A 기름을 적게 쓴 제한식은 아무래도 맛이 떨어지는 느낌이 듭니다. 그럴 때는 되도록 서로 다른 맛을 가진 음식을 다양하게 골라 드세요. 된장 맛, 간장 맛, 새콤한 맛, 가다랑어나 다시마의 감칠맛, 양념이나 향신료의 향취, 고소함 등 여러 가지 맛을 내는 음식들로 식탁을 차려 보세요. 시원한 음식과 따끈따끈한 음식 등 온도 차가 있는 것도 좋겠지요. 하나하나의 분량은 적되 가짓수는 많도록 하는 것이 요령입니다. 이렇게 맛에 변화를 주거나 향을 내서 혀의

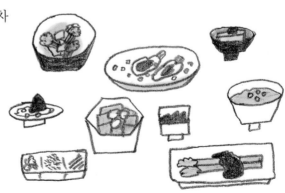

만족감을 채워주세요. 외식을 할 때도 이런 점을 염두에 두고 메뉴를 선택하는 것이 좋습니다.

Q 칼로리를 제한한 식사로는 좀처럼 배가 부르지 않습니다. 어떻게 하면 좋을까요?

A 식사요법을 따르다 보면 칼로리가 높은 것은 조금밖에 먹을 수 없지만, 반대로 칼로리가 낮거나 거의 없는 것은 충분히 먹어도 괜찮습니다. 식사할 때 곤약이나 해조류, 잎채소 등을 적극적으로 활용하세요. 식이섬유도 섭취하고 그 덕에 콜레스테롤도 줄일 수 있으니 일석이조랍니다.

Q 시판되는 기름 중에 건강에 유익한 것으로 알려진 기름은 사용하는 편이 좋은가요?

A 섭취해도 콜레스테롤이나 중성지방 수치가 쉽게 오르지 않는다고 알려진 기름들은 지방의 구조가 일반 기름과 다릅니다. 그 때문에 중성지방 수치를 높이는 작용이 약하고 콜레스테롤 수치가 오르는 것을 억제하는 작용을 하는 것입니다. 그러나 많이 섭취하면 칼로리의 과다 섭취로 이어진다는 점에서는 다른 기름과 마찬가지입니다. 그러므로 사용하는 양에 주의해야 합니다.

Q 건강기능식품은 어떻게 이용하는 것이 좋을까요?

A 건강기능식품이란 인체에 유용한 기능성을 가진 원료나 성분을 사용하여 제조(가공을 포함)한 식품을 말합니다. 그중에는 콜레스테롤 수치가 높은 사람에게 적합한 식품도 있습니다만, 그렇다고 그것만 섭취해서는 안됩니다. 그러한 식품에 의존하지 않더라도 식사요법만으로 효과를 볼 수가 있습니다. 기본적으로 영양의 균형을 이룬 식사를 규칙적으로 하는 것이 중요합니다.

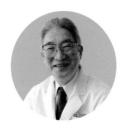

Q 식물성 기름은 동물성 지방에 비해 안심하고 섭취할 수 있나요?

A 식물성 기름 역시 과다 섭취는 금물입니다. 지방의 주요성분인 지방산은 동물성 지질에 많은 포화지방산과 생선의 기름에 많은 불포화지방산으로 나누어집니다. 그런데 예를 들어, 가공식품이나 과자 등에 사용되는 코코넛 오일은 식물성이지만 포화지방산이 많은 기름이므로 너무 많이 섭취하면 혈액 속의 콜레스테롤이나 중성지방 수치가 높아집니다. 반대로 불포화지방산이 많은 오메가-6 계열의 홍화유(사플라워유)는 우리 몸에 해로운 LDL 콜레스테롤을 줄이는 작용을 하지만, 이 역시 과다 섭취하면 우리 몸에 이로운 HDL 콜레스테롤까지 감소시키고 맙니다. 또 어떤 기름이든 지나치게 섭취하면 칼로리를 초과하게 되므로 과다 섭취하지 않도록 주의해야 합니다.

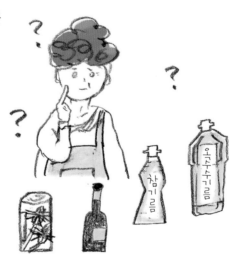

Q 포화지방산과 불포화지방산은 어느 정도의 구성 비율로 섭취하는 것이 좋을까요?

A 예전에는 불포화지방산은 섭취하면 할수록 좋은 것으로 알려졌습니다. 그런데 현재는 불포화지방산도 과다 섭취할 경우 오히려 HDL 콜레스테롤 수치를 떨어뜨린다는 사실이 확인되면서 너무 많이 섭취하지 않는 것이 좋다고 합니다. 불포화지방산을 과다 섭취하면 HDL 콜레스테롤이 감소하고 과산화지질이 늘어날 가능성도 있습니다. 무엇이든 지나쳐서 좋을 것은 없겠지요. 늘 알맞은 양으로 균형을 이루는 것이 좋습니다. 불포화지방산과 포화지방산의 섭취 비율은 1:1에서 1:2 사이가 바람직합니다. 불포화지방산은 아무리 많아도 포화지방산의 2배까지입니다. 그 이상은 섭취하지 않는 것이 좋습니다.

Q 식사요법을 시작하려고 합니다. 여러 가지 식재료의 칼로리와 지질, 콜레스테롤의 함량을 알고 싶은데요.

A 각 식품의 상세한 영양성분을 제시한 '식품 성분표'라는 것이 여러 곳에서 출판되고 있습니다. 그렇지만 매일 영양성분을 계산하는 것은 쉬운 일이 아닙니다. 그보다는 이 책에서 제시하는 '적정 칼로리에 따른 식품별 하루 적정 섭취량'(70쪽, 부록 참조)을 참고하여, 자신의 적정 섭취량에 해당하는 식품의 양이 어느 정도인지를 기억해두고 이를 기준으로 식사요법을 실천하는 것이 효율적입니다.

보이지 않는 지질을 찾아내자

지질은 다양한 식품 속에 우리 눈에 보이지 않는 형태로 들어있다. 그래서 식품마다 한 번에 쉽게 섭취할 수 있는 양을 기준으로 지질, 콜레스테롤, 각 지방산의 함량을 알아보았다.

지질과 콜레스테롤의 양은 수치와 막대그래프(눈금 하나가 지질은 3g, 콜레스테롤은 25mg에 해당하며, 대략적인 양으로 표시했다)로 나타냈다. 원그래프는 식품의 무게를 100%로 했을 때, 지질이 차지하는 비율과 지방산의 구성비를 나타낸 것이다.

※ 수치는 일본과학기술청 자원조사회 편, 「제5차 개정 일본 식품 표준 성분표」를 기초로 한 것이다.
(0)은 추정치, Tr은 미량을 나타낸다. ( ) 속에 * 표시가 된 양은 실제 먹을 수 있는 부분의 양을 나타낸 것이다.

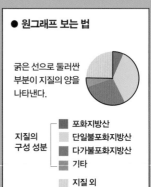

● 원그래프 보는 법

굵은 선으로 둘러싼 부분이 지질의 양을 나타낸다.

지질의 구성 성분
■ 포화지방산
□ 단일불포화지방산
■ 다가불포화지방산
■ 기타
□ 지질 외

유지류

유지류는 영양성분의 100%가 지질이다. 소량이라도 칼로리가 높은 식품이므로 과다 섭취하지 않도록 주의해야 한다.

참기름

1큰술(13g) 중

지질 **13g**

콜레스테롤 **0mg**

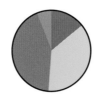

1큰술(13g) 중
■ 포화지방산 **1.85g**
□ 단일불포화지방산 **4.81g**
■ 다가불포화지방산 **5.54g**

버터(가염)

1큰술(14g) 중

지질 **11.34g**

콜레스테롤 **29.4mg**

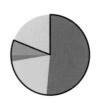

1큰술(14g) 중
■ 포화지방산 **7.20g**
□ 단일불포화지방산 **2.93g**
■ 다가불포화지방산 **0.34g**

마가린

1큰술(14g) 중

지질 **11.42g**

콜레스테롤 **0.7mg**

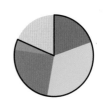

1큰술(14g) 중
■ 포화지방산 **2.73g**
□ 단일불포화지방산 **4.65g**
■ 다가불포화지방산 **3.45g**

우지(쇠기름)

1조각(10g) 중

지질 **9.98g**

콜레스테롤 **10mg**

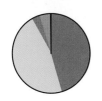

1조각(10g) 중

- 포화지방산　　**4.55g**
- 단일불포화지방산　**4.62g**
- 다가불포화지방산　**0.34g**

옥수수기름

1큰술(13g) 중

지질 **13g**

콜레스테롤 **0mg**

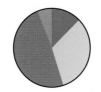

1큰술(13g) 중

- 포화지방산　　**1.63g**
- 단일불포화지방산　**4.23g**
- 다가불포화지방산　**6.33g**

올리브유

1큰술(13g) 중

지질 **13g**

콜레스테롤 **0mg**

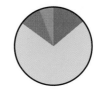

1큰술(13g) 중

- 포화지방산　　**1.82g**
- 단일불포화지방산　**9.20g**
- 다가불포화지방산　**1.23g**

팜유

1큰술(13g) 중

지질 **13g**

콜레스테롤 **0.13mg**

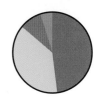

1큰술(13g) 중

- 포화지방산　　**6.19g**
- 단일불포화지방산　**4.89g**
- 다가불포화지방산　**1.22g**

프렌치 드레싱

1큰술(15g) 중

지질 **6.29g**

콜레스테롤 **0.15mg**

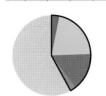

1큰술(15g) 중

- 포화지방산　　**0.48g**
- 단일불포화지방산　**3.19g**
- 다가불포화지방산　**2.27g**

마요네즈(전란 사용)

1큰술(14g) 중

지질 **10.54g**

콜레스테롤 **8.4mg**

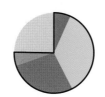

1큰술(14g) 중

- 포화지방산　　**0.94g**
- 단일불포화지방산　**5.00g**
- 다가불포화지방산　**3.82g**

라드(돼지기름)

1큰술(13g) 중

지질 **13g**

콜레스테롤 **13mg**

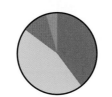

1큰술(13g) 중

- 포화지방산　　**5.14g**
- 단일불포화지방산　**5.92g**
- 다가불포화지방산　**1.34g**

알아두세요!

버터나 우지, 라드 등의 동물성 지방에는 콜레스테롤이나 포화지방산이 많은 편이다. 지나치게 섭취하면 콜레스테롤 수치가 높아지므로 절제하도록 한다.

우유 & 유제품

우유나 치즈 등의 유제품에는 비교적 많은 양의 지질이 들어있다. 특히 우유를 농축한 치즈에는 지방이 많으므로 너무 많이 먹지 않도록 한다.

생크림(유지방 45%)

1큰술(15g) 중

지질 **6.75g**

콜레스테롤 **18mg**

1큰술(15g) 중

■ 포화지방산	**4.33g**
▨ 단일불포화지방산	**1.72g**
▨ 다가불포화지방산	**0.18g**

저지방유

1컵(200ml) 중

지질 **2.1g**

콜레스테롤 **12mg**

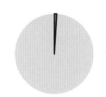

1컵(200ml) 중

■ 포화지방산	**1.40g**
▨ 단일불포화지방산	**0.5g**
▨ 다가불포화지방산	**0.06g**

우유

1컵(200ml) 중

지질 **7.8g**

콜레스테롤 **25mg**

1컵(200ml) 중

■ 포화지방산	**4.81g**
▨ 단일불포화지방산	**1.80g**
▨ 다가불포화지방산	**0.25g**

크림치즈

1조각(20g) 중

지질 **6.6g**

콜레스테롤 **19.8mg**

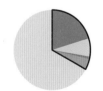

1조각(20g) 중

■ 포화지방산	**4.05g**
▨ 단일불포화지방산	**1.48g**
▨ 다가불포화지방산	**0.18g**

탈지유

1큰술(8g) 중

지질 **0.08g**

콜레스테롤 **2mg**

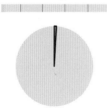

1큰술(8g) 중

■ 포화지방산	**0.04g**
▨ 단일불포화지방산	**0.01g**
▨ 다가불포화지방산	**0.002g**

커피크림
(액상 식물성 유지)

1개(5g) 중

지질 **1.24g**

콜레스테롤 **0.15mg**

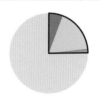

1개(5g) 중

■ 포화지방산	**0.29g**
▨ 단일불포화지방산	**0.87g**
▨ 다가불포화지방산	**0.01g**

생크림(식물성 지방)

1큰술(15g) 중

지질 **5.88g**

콜레스테롤 **0.75mg**

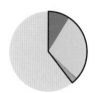

1큰술(15g) 중

■ 포화지방산	**1.36g**
▨ 단일불포화지방산	**4.14g**
▨ 다가불포화지방산	**0.06g**

코티지 치즈

1큰술(15g) 중

지질 **0.68g**

콜레스테롤 **3mg**

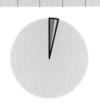

1큰술(15g) 중

- 포화지방산   **0.41g**
- 단일불포화지방산   **0.15g**
- 다가불포화지방산   **0.02g**

까망베르 치즈

1조각(20g) 중

지질 **4.94g**

콜레스테롤 **17.4mg**

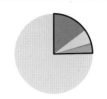

1조각(20g) 중

- 포화지방산   **2.97g**
- 단일불포화지방산   **1.14g**
- 다가불포화지방산   **0.14g**

프로세스 치즈

1조각(20g) 중

지질 **5.2g**

콜레스테롤 **15.6mg**

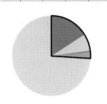

1조각(20g) 중

- 포화지방산   **3.20g**
- 단일불포화지방산   **1.37g**
- 다가불포화지방산   **0.11g**

파르메산 치즈

1큰술(8g) 중

지질 **2.46g**

콜레스테롤 **7.68mg**

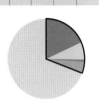

1큰술(8g) 중

- 포화지방산   **1.45g**
- 단일불포화지방산   **0.57g**
- 다가불포화지방산   **0.08g**

플레인 요구르트

100g 중

지질 **3g**

콜레스테롤 **12mg**

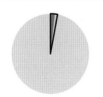

100g 중

- 포화지방산   **1.83g**
- 단일불포화지방산   **0.71g**
- 다가불포화지방산   **0.10g**

알아 두세요!

- 우유나 요구르트는 소화 · 흡수가 좋고 칼슘도 공급해주지만, 의외로 지질이 많은 식품이다. 요구르트는 유제품 중에서는 지질이 적은 편이지만, 이것 역시 너무 많이 먹으면 지질을 과잉 섭취하게 된다. 우유는 하루 1컵 정도, 요구르트는 100g 정도를 기준으로 삼는다. 우유의 지질 섭취량을 줄이려면 저지방유를 마실 것을 권한다.

- 술안주로 나오거나 치즈케이크를 만들 때 쓰이는 크림치즈는 유제품 중에서 지질이 특히 많고, 콜레스테롤 함량도 높은 편으로 1조각에 약 20mg이나 된다. 너무 많이 먹지 않도록 한다.

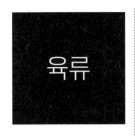

육류

육류는
지질과 콜레스테롤이
많은 식품이다.
지방은 삼겹살이나
닭고기 껍질에 많고,
콜레스테롤은
간에 많다.

쇠고기 안심살
(살코기)

100g 중

지질 **15g**

콜레스테롤 **66mg**

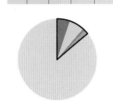

100g 중

■ 포화지방산 **5.79g**
■ 단일불포화지방산 **6.90g**
■ 다가불포화지방산 **0.49g**

쇠고기 등심살

100g 중

지질 **37.4g**

콜레스테롤 **89mg**

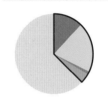

100g 중

■ 포화지방산 **12.00g**
■ 단일불포화지방산 **20.22g**
■ 다가불포화지방산 **1.13g**

쇠고기 양지

100g 중

지질 **50g**

콜레스테롤 **98mg**

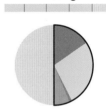

100g 중

■ 포화지방산 **15.54g**
■ 단일불포화지방산 **26.89g**
■ 다가불포화지방산 **1.12g**

돼지고기 안심살

100g 중

지질 **1.7g**

콜레스테롤 **65mg**

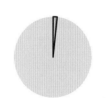

100g 중

■ 포화지방산 **0.48g**
■ 단일불포화지방산 **0.55g**
■ 다가불포화지방산 **0.24g**

돼지고기 등심살
(살코기)

100g 중

지질 **4.6g**

콜레스테롤 **61mg**

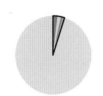

100g 중

■ 포화지방산 **1.55g**
■ 단일불포화지방산 **1.97g**
■ 다가불포화지방산 **0.39g**

돼지고기 삼겹살

100g 중

지질 **40.1g**

콜레스테롤 **70mg**

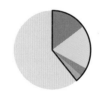

100g 중

■ 포화지방산 **15.39g**
■ 단일불포화지방산 **18.42g**
■ 다가불포화지방산 **3.51g**

소 간

100g 중

지질 **3.7g**

콜레스테롤 **240mg**

100g 중

■ 포화지방산 **0.93g**
■ 단일불포화지방산 **0.48g**
■ 다가불포화지방산 **0.64g**

닭고기 안심살

100g 중

지질 **0.8g**

콜레스테롤 **67mg**

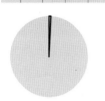

100g 중

- ■ 포화지방산   **0.18g**
- ▨ 단일불포화지방산 **0.21g**
- ■ 다가불포화지방산 **0.13g**

닭고기 다릿살
(껍질 제거)

100g 중

지질 **3.9g**

콜레스테롤 **92mg**

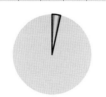

100g 중

- ■ 포화지방산   **1.05g**
- ▨ 단일불포화지방산 **1.55g**
- ■ 다가불포화지방산 **0.56g**

닭고기 다릿살
(껍질 있는 것)

100g 중

지질 **14g**

콜레스테롤 **98mg**

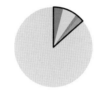

100g 중

- ■ 포화지방산   **3.90g**
- ▨ 단일불포화지방산 **5.83g**
- ■ 다가불포화지방산 **1.97g**

돼지 간

100g 중

지질 **3.4g**

콜레스테롤 **250mg**

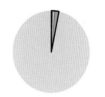

100g 중

- ■ 포화지방산   **0.78g**
- ▨ 단일불포화지방산 **0.24g**
- ■ 다가불포화지방산 **0.75g**

생햄

1장(10g) 중

지질 **1.84g**

콜레스테롤 **9.8mg**

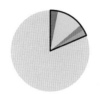

1장(10g) 중

- ■ 포화지방산   **0.66g**
- ▨ 단일불포화지방산 **0.89g**
- ■ 다가불포화지방산 **0.17g**

윈너소시지

1개(15g) 중

지질 **4.28g**

콜레스테롤 **8.55mg**

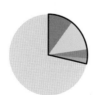

1개(15g) 중

- ■ 포화지방산   **1.52g**
- ▨ 단일불포화지방산 **1.89g**
- ■ 다가불포화지방산 **0.53g**

베이컨

1장(15g) 중

지질 **5.87g**

콜레스테롤 **7.5mg**

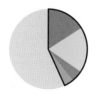

1장(15g) 중

- ■ 포화지방산   **2.22g**
- ▨ 단일불포화지방산 **2.69g**
- ■ 다가불포화지방산 **0.53g**

닭 간

100g 중

지질 **3.1g**

콜레스테롤 **370mg**

100g 중

- ■ 포화지방산   **0.71g**
- ▨ 단일불포화지방산 **0.43g**
- ■ 다가불포화지방산 **0.62g**

살라미 소시지

2조각(30g) 중

지질 **12.9g**

콜레스테롤 **29.1mg**

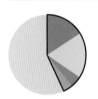

2조각(30g) 중

- 포화지방산　　　　**2.63g**
- 단일불포화지방산　**3.38g**
- 다가불포화지방산　**0.92g**

콘비프(통조림)*

1캔(140g) 중

지질 **18.2g**

콜레스테롤 **95.2mg**

1캔(140g) 중

- 포화지방산　　　　**8.89g**
- 단일불포화지방산　**7.55g**
- 다가불포화지방산　**0.45g**

로스햄

1장(20g) 중

지질 **2.78g**

콜레스테롤 **8mg**

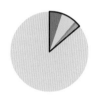

1장(20g) 중

- 포화지방산　　　　**1.00g**
- 단일불포화지방산　**1.14g**
- 다가불포화지방산　**0.28g**

알아
두세요!

베이컨이나 콘비프, 살라미소시지 등의 육가공품에도 지질이나 콜레스테롤이 많은 편이다. 베이컨은 한 번 데쳐서 조리하고, 안주로 나오는 살라미소시지는 너무 많이 먹지 않도록 한다.

알류

달걀이나 생선 알은 고콜레스테롤 식품이다. 콜레스테롤 수치가 높은 사람은 달걀의 경우 하루 1개 정도로 제한한다.

피단*

1개(38g*) 중

지질 **6.27g**

콜레스테롤 **258.4mg**

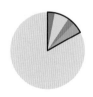

1개(38g*) 중

- 포화지방산　　　　**1.16g**
- 단일불포화지방산　**3.11g**
- 다가불포화지방산　**0.62g**

메추리 알

1개(8g*) 중

지질 **1.05g**

콜레스테롤 **37.6mg**

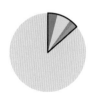

1개(8g*) 중

- 포화지방산　　　　**0.31g**
- 단일불포화지방산　**0.38g**
- 다가불포화지방산　**0.13g**

달걀

1개(50g*) 중

지질 **5.15g**

콜레스테롤 **210mg**

1개(50g*) 중

- 포화지방산　　　　**1.32g**
- 단일불포화지방산　**1.86g**
- 다가불포화지방산　**0.72g**

캐비어

1큰술(13g) 중

지질 **2.22g**

콜레스테롤 **65mg**

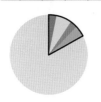

1큰술(13g) 중

- 포화지방산　　　　　**0.41g**
- 단일불포화지방산　　**0.83g**
- 다가불포화지방산　　**0.38g**

연어 알

1큰술(17g) 중

지질 **2.7g**

콜레스테롤 **81.6mg**

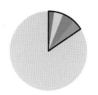

1큰술(17g) 중

- 포화지방산　　　　　**0.41g**
- 단일불포화지방산　　**0.65g**
- 다가불포화지방산　　**0.84g**

대구 알

1개(60g*) 중

지질 **2.82g**

콜레스테롤 **210mg**

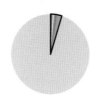

1개(60g*) 중

- 포화지방산　　　　　**0.43g**
- 단일불포화지방산　　**0.49g**
- 다가불포화지방산　　**0.77g**

알아
두세요!

달걀의 콜레스테롤은 노른자에 많고, 흰자에는 100g 중 1mg으로 거의 들어있지 않다. 달걀을 먹더라도 흰자를 활용한 요리라면 콜레스테롤 섭취를 줄일 수 있다.

너트류 &
과실류

종실류는 영양성분의 40 ~60%가 지질이다. 술안주로 즐겨 나오는 아몬드는 하루 약 15g 정도만 먹는다.

땅콩(볶은 것)

15알(15g) 중

지질 **7.41g**

콜레스테롤 **(0)mg**

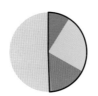

15알(15g) 중

- 포화지방산　　　　　**1.36g**
- 단일불포화지방산　　**3.59g**
- 다가불포화지방산　　**2.27g**

아몬드

10알(15g) 중

지질 **8.13g**

콜레스테롤 **(0)mg**

10알(15g) 중

- 포화지방산　　　　　**0.63g**
- 단일불포화지방산　　**5.26g**
- 다가불포화지방산　　**1.90g**

호두

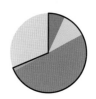

2개(15g) 중

지질 **10.32g**

콜레스테롤 **(0)mg**

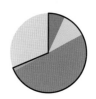

2개(15g) 중

- 포화지방산　　　　　**1.04g**
- 단일불포화지방산　　**1.54g**
- 다가불포화지방산　　**7.53g**

아보카도

1개(170g*) 중

지질 **31.79g**

콜레스테롤 **Tr**

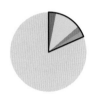

1개(170g*) 중

- ■ 포화지방산 　　**5.41g**
- ▨ 단일불포화지방산 **18.45g**
- ■ 다가불포화지방산 **3.66g**

코코넛밀크

1큰술(13g) 중

지질 **0.03g**

콜레스테롤 **(0)mg**

1큰술(13g) 중

* 지질의 구성 성분이 측정되지 않
은 상태여서 지질의 총량만 원그래
프에 나타냈다.

깨(볶은 것)

1큰술(7g) 중

지질 **3.79g**

콜레스테롤 **(0)mg**

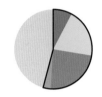

1큰술(7g) 중

- ■ 포화지방산 　　**0.55g**
- ▨ 단일불포화지방산 **1.38g**
- ■ 다가불포화지방산 **1.64g**

알아 두세요!

숲의 버터라고 불리는 아보카도는 샐러드로 만들어 드레싱을 뿌려 먹으면 지질 섭취량이 더욱 늘어난다. 레몬 등의 감귤류나 간장을 활용하여 기름을 사용하지 않고 먹도록 한다.

빵류

과자빵(단맛을 내거나 속에 팥소, 크림, 잼 등을 넣어 만든 빵)이나 크루아상에는 유지가 많이 사용된다. 한 개에 10g 정도의 유지가 쓰이므로 칼로리도 높은 편이다.

크림빵

1개(100g) 중

지질 **10.9g**

콜레스테롤 **130mg**

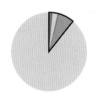

1개(100g) 중

- ■ 포화지방산 　　**1.63g**
- ▨ 단일불포화지방산 **2.15g**
- ■ 다가불포화지방산 **0.59g**

데니시 패스트리

1개(80g) 중

지질 **16.56g**

콜레스테롤 **12.8mg**

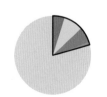

1개(80g) 중

- ■ 포화지방산 　　**3.96g**
- ▨ 단일불포화지방산 **6.50g**
- ■ 다가불포화지방산 **5.10g**

크루아상

1개(45g) 중

지질 **12.06g**

콜레스테롤 **Tr**

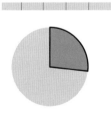

1개(45g) 중

* 지질의 구성 성분이 측정되지 않은 상태여서 지질의 총량만 원그래프에 나타냈다.

식빵

1장(2cm 두께, 60g) 중

지질 **2.64g**

콜레스테롤 **0mg**

1장(2cm 두께, 60g) 중

- ■ 포화지방산 **0.57g**
- □ 단일불포화지방산 **0.87g**
- ■ 다가불포화지방산 **0.95g**

단팥빵

1개(80g) 중

지질 **4.24g**

콜레스테롤 **0mg**

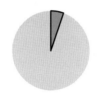

1개(80g) 중

* 지질의 구성 성분이 측정되지 않은 상태여서 지질의 총량만 원그래프에 나타냈다.

롤빵

1개(30g) 중

지질 **2.7g**

콜레스테롤 **Tr**

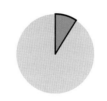

1개(30g) 중

* 지질의 구성 성분이 측정되지 않은 상태여서 지질의 총량만 원그래프에 나타냈다.

알아 두세요!

크루아상이나 데니시 종류에는 버터가 다량 들어있다. 바삭거리고 식감이 가벼워 많이 먹게 되므로 먹을 때는 한 개를 기준으로 하여 절대 과식하지 않도록 한다.

과자류

양과자에는 지질과 당질이 많고, 화과자에는 당질이 많은 것이 특징이다.
과자류를 먹을 때는 지질뿐만 아니라 당질(탄수화물) 함량도 함께 확인하도록 한다.

슈크림

1개(70g) 중

지질 **9.52g**

콜레스테롤 **175mg**

1개(70g) 중

- ■ 포화지방산 **2.85g**
- □ 단일불포화지방산 **4.10g**
- ■ 다가불포화지방산 **1.01g**

쇼트케이크

1개(100g) 중

지질 **14g**

콜레스테롤 **150mg**

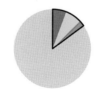

1개(100g) 중

- ■ 포화지방산 **5.32g**
- □ 단일불포화지방산 **6.11g**
- ■ 다가불포화지방산 **0.88g**

애플파이

1개(80g) 중

지질 **14g**

콜레스테롤 **0.8mg**

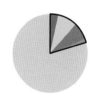

1개(80g) 중

- ■ 포화지방산 **2.90g**
- □ 단일불포화지방산 **5.49g**
- ■ 다가불포화지방산 **3.90g**

밀크초콜릿

1개(70g) 중
지질 **23.8g**
콜레스테롤 **13.3mg**

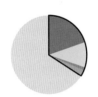

1개(70g) 중

- ■ 포화지방산 **13.87g**
- ▨ 단일불포화지방산 **7.25g**
- ■ 다가불포화지방산 **0.76g**

푸딩

1개(100g) 중
지질 **5g**
콜레스테롤 **140mg**

1개(100g) 중

- ■ 포화지방산 **1.92g**
- ▨ 단일불포화지방산 **1.47g**
- ■ 다가불포화지방산 **0.52g**

사블레

1개(15g) 중
지질 **2.49g**
콜레스테롤 **9.3mg**

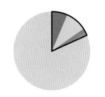

1개(15g) 중

- ■ 포화지방산 **0.75g**
- ▨ 단일불포화지방산 **1.24g**
- ■ 다가불포화지방산 **0.28g**

도넛(이스트 발효)

1개(60g) 중
지질 **12.24g**
콜레스테롤 **13.2mg**

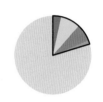

1개(60g) 중

- ■ 포화지방산 **2.04g**
- ▨ 단일불포화지방산 **5.00g**
- ■ 다가불포화지방산 **4.21g**

카스텔라

1조각(50g) 중
지질 **2.3g**
콜레스테롤 **80mg**

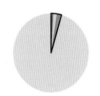

1조각(50g) 중

- ■ 포화지방산 **0.70g**
- ▨ 단일불포화지방산 **0.81g**
- ■ 다가불포화지방산 **0.42g**

간장 맛 쌀과자*

1개(10g) 중
지질 **0.09g**
콜레스테롤 **0mg**

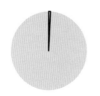

1개(10g) 중

- ■ 포화지방산 **0.03g**
- ▨ 단일불포화지방산 **0.02g**
- ■ 다가불포화지방산 **0.03g**

감자칩

10개(14g) 중
지질 **4.93g**
콜레스테롤 **Tr**

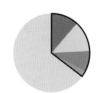

10개(14g) 중

- ■ 포화지방산 **1.60g**
- ▨ 단일불포화지방산 **1.78g**
- ■ 다가불포화지방산 **1.17g**

아이스크림(고지방)

100g 중
지질 **12g**
콜레스테롤 **32mg**

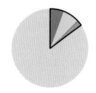

100g 중

- ■ 포화지방산 **7.01g**
- ▨ 단일불포화지방산 **3.75g**
- ■ 다가불포화지방산 **0.58g**

264

벗나무 잎 떡 *

1개(30g) 중

지질 **0.12g**

콜레스테롤 **0mg**

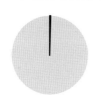

1개(30g) 중

- 포화지방산 **0.03g**
- 단일불포화지방산 **0.01g**
- 다가불포화지방산 **0.06g**

풀빵 *

1개(90g) 중

지질 **0.99g**

콜레스테롤 **21.6mg**

1개(90g) 중

- 포화지방산 **0.23g**
- 단일불포화지방산 **0.23g**
- 다가불포화지방산 **0.28g**

사탕

1개(3g) 중

지질 **0g**

콜레스테롤 **0mg**

1개(3g) 중

- 포화지방산 **0g**
- 단일불포화지방산 **0g**
- 다가불포화지방산 **0g**

가린토(흑설탕 묻힘) *

20g 중

지질 **2.36g**

콜레스테롤 **Tr**

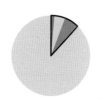

20g 중

- 포화지방산 **0.27g**
- 단일불포화지방산 **0.88g**
- 다가불포화지방산 **1.05g**

●● 과자류에 함유된 당질(탄수화물)의 양(g)

과자류	기준량	당질(탄수화물)
애플파이	1개(80g)	26.2g
쇼트케이크	1개(100g)	47.1g
슈크림	1개(70g)	15.6g
도넛(이스트 발효)	1개(60g)	26.3g
사블레	1개(15g)	11.0g
푸딩	1개(100g)	14.7g
밀크초콜릿	1개(70g)	38.8g
아이스크림(고지방)	100g	22.4g
감자 칩	10개(14g)	7.7g
간장 맛 쌀과자	1개(10g)	8.6g
카스텔라	1조각(50g)	31.6g
풀빵	1개(90g)	43.7g
벗나무 잎 떡	1개(30g)	16.3g
가린토(흑설탕 묻힘)	20g	15.2g
사탕	1개(3g)	2.9g

과자나 스낵에는 팜유(기름야자 과육에서 짠 기름)가 쓰이는 경우가 많다. 팜유는 식물성이지만 포화지방산의 함유량이 많기 때문에 과다 섭취하지 않도록 한다.

* **콘비프** : 쇠고기에 소금 등을 넣어 염장한 후 쪄서 조미료, 향신료 등을 섞은 것. 통조림으로 된 것이 많다.

* **피단** : 오리알에 나무의 재, 소금, 석회, 진흙 등을 발라 발효시킨 것.

* **간장 맛 쌀과자** : 쌀과자 표면에 설탕을 녹인 간장을 바른 것.

* **벗나무 잎 떡** : 밀가루 또는 찹쌀가루로 만든 반죽을 타원형으로 부친 다음, 팥소를 넣고 반으로 접어 소금절임한 벗나무 잎으로 싼 일본의 떡.

* **풀빵** : 밀가루, 달걀, 설탕, 물로 만든 반죽을 우묵하게 파인 틀에 붓고, 팥소나 커스터드 크림 등을 넣어 납작한 원통형으로 구운 빵.

* **가린토** : 밀가루에 달걀 등을 섞어 반죽한 것을 가늘고 길게 잘라 기름에 튀겨 흑설탕이나 백설탕을 묻힌 과자.

지질, 바르게 알고
현명하게 섭취하는 법

지방은 활동을 위한 효율 좋은 에너지원이다.
지방을 구성하는 지방산에는 포화지방산과 불포화지방산이 있다.
이것을 적절한 비율로 섭취하는 것이 올바른 지질 섭취의 핵심이다.

적정량의 지질을 섭취한다

단백질과 당질(탄수화물)은 모두 1g당 4kcal를 낸다. 이에 비해 지질은 1g당 9kcal
의 높은 칼로리를 내므로 활동을 위한 효율 좋은 에너지원이 된다. 또 지방조직과 세
포막, 신경조직을 구성하는 데 반드시 필요한 재료이기도 하다. 게다가 식사로 섭취
한 비타민A나 D와 같은 지용성 비타민의 흡수를 돕는 작용도 한다.

지질을 구성하는 주요성분에 지방산이 있다. 지방산에는 우리 신체에 반드시 필요
하지만 체내에서 충분히 합성되지 못하거나 만들어지지 않는 것이 있다. 그러므로 지
질의 섭취는 지나치게 적어도 좋지 않다. 중요한 것은 적정량(67쪽 참조)을 섭취하는 것
이다.

지방산의 특징을 안다

지방산은 분자 구조의 차이에 따라 '포화지방산'과 '불포화지방산'으로 나누어지

며, 생리작용이 서로 다르다. 따라서 음식을 섭취할 때는 지질의 양뿐만 아니라 어떤 지방산을 어느 정도 섭취하는지도 고려해야 한다.

■ 포화지방산

육류나 버터, 라드 등의 동물성 지방에 많으며, 코코넛 오일 같은 식물성 기름에도 함유되어 있다. 실온에서는 고체로 존재하고 가열하면 녹아서 액체가 된다. 분자 구조에 이중결합이 없어 안정적이다. 융점이 높고 쉽게 산화되지 않는 것이 특징이다. 과다하게 섭취하면 혈중 콜레스테롤이나 중성지방을 늘리는 원인이 되므로, 콜레스테롤이나 중성지방 수치가 높은 사람은 포화지방산이 많은 식품은 절제하는 것이 좋다.

■ 불포화지방산

어패류나 식물성 기름에 함유되어 있으며, 실온에서는 액체로 존재하는 경우가 많다. 분자 구조에 이중결합이 있어 불안정하고 쉽게 산화되는 특징이 있다. 이중결합이 한 개 있는 것을 단일불포화지방산, 두 개 이상 있는 것을 다가불포화지방산이라고 한다. 다가불포화지방산에는 이중결합의 위치에 따라 오메가−3 지방산과 오메가−6 지방산 등이 있으며, 생리작용이 서로 다르다.

올리브유에 함유된 올레산(oleic acid)은 대표적인 단일불포화지방산이다. 우리 몸에서 나쁜 콜레스테롤(LDL)만 감소시키는 작용을 하고, 좋은 콜레스테롤(HDL) 수치는 떨어지지 않는다.

생선에 함유된 오메가−3 지방산인 EPA와 DHA는 혈액의 점도를 낮추어 혈전의 형성을 막고 중성지방 수치를 저하시키는 작용을 한다.

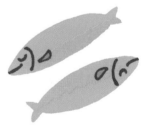

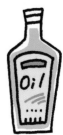

지방산에는 여러 종류가 있으며 그 기능이 서로 다르다. 그러므로 다양한 식품으로 균형 있게 섭취하는 것이 중요하다.

포화지방산이 많은 식물성 유지에 주의한다

식물성 유지에는 일반적으로 불포화지방산이 많지만, 그중 일부는 포화지방산이 많은 것도 있다. 식물성이라면 무조건 몸에 좋을 것이라 생각하여 과다 섭취하기 쉬우므로 주의가 더 필요하다. 자칫하면 불포화지방산과의 섭취 비율이 적절하지 못해 콜레스테롤 수치가 높아질 수 있다.

예를 들어, 시판되는 과자류나 아이스크림 등에 사용되는 코코넛 오일(야자유)은 포화지방산이 많은 기름이다. 또한 초콜릿에 함유된 카카오 기름이나 스낵 과자에 쓰이는 팜유 역시 포화지방산의 함량이 높다. 야자유나 팜유는 식용유로는 거의 사용되지 않지만 시판되는 과자류나 가공식품에는 매우 일반적인 원료로 쓰이고 있다. 눈에 보이지 않는 형태로 식품 속에 들어 있으므로 너무 많이 먹지 않도록 한다. 가공식품 중에는 제품의 용기·포장에 원재료명이 표기되어 있으므로 그 내용을 참고한다.

좋은 콜레스테롤 수치를 떨어뜨리는 식물성 유지에 주의한다

오메가-6 지방산에는 나쁜 콜레스테롤인 LDL 콜레스테롤을 감소시키는 효과가 있다. 그러나 과잉 섭취할 경우 좋은 콜레스테롤인 HDL 콜레스테롤까지 감소시키는 작용을 한다. 오메가-6 지방산이 많은 것으로는 홍화유(사플라워유)나 면실유 등이 있다. 식물성 유지라도 지나친 양을 섭취하는 것은 삼가야 한다.

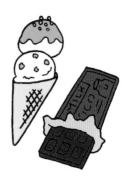

●● 포화지방산이 많은 식품과 그 함량

식품	100g 중의 함량(g)
코코넛 오일	84.9
버터(가염)	51.4
우지(쇠기름)	45.5
라드(돼지기름)	39.5
커피프림(분말·식물성)	32.8
생크림	28.9
밀크초콜릿	19.8
쇠고기 채끝(기름 있는 것)	16.5
프로세스치즈	16.0
돼지고기 삼겹살	15.4
버터케이크(파운드케이크)	15.0
고형 카레	14.9
베이컨	14.8

●● 단일불포화지방산이 많은 식품과 그 함량

식품	100g 중의 함량(g)
올리브유	70.7
마카데미아 너트(볶은 것, 조미한 것)	59.2
참기름	37.0
아몬드	35.1
마가린(소프트 타입)	33.2
옥수수기름	32.5
피스타치오(볶은 것, 조미한 것)	30.9
땅콩(볶은 것)	24.0

●● 오메가-3 지방산이 많은 식품과 그 함량

식품	100g 중의 EPA 함량(g)	100g 중의 DHA 함량(g)
고등어(통조림)	1.7	2.4
마래미(양식)	1.5	1.7
고등어	1.2	1.8
도미	1.1	1.8
방어	0.9	1.8
정어리	1.4	1.1
장어(양념구이)	0.9	1.5
꽁치	0.8	1.4
삼치	0.5	1.2
전갱이	0.4	0.7
참치(살코기)	0.2	0.7

●● 오메가-6 지방산이 많은 식품과 그 함량

식품	100g 중의 함량(g)
홍화유(사플라워유)	72.3
면실유	53.5
콩기름	49.9
호두	41.2
식용유(혼합유)	41.1
대두(일본산)	8.7
두부(단단한 것)	2.2
두유	0.9

*출전 : 일본과학기술청 자원조사회 편, 「제5차 개정 일본 식품 표준 성분표」

지방산은 포화지방산과 불포화지방산으로 나누어진다. 포화지방산은 대부분 동물성 지방에 들어있고, 불포화지방산은 어패류나 식물성 기름에 들어있다.

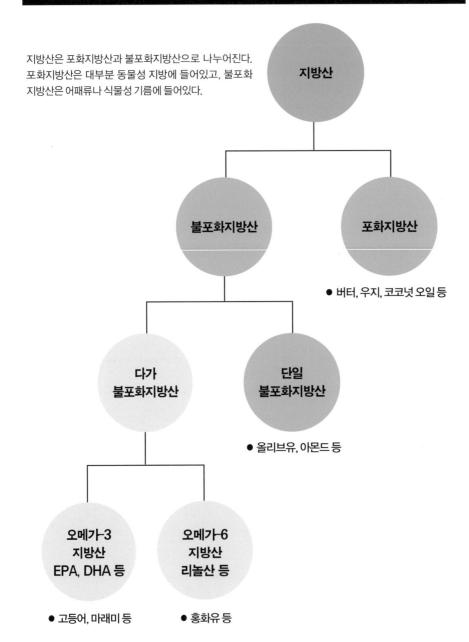

지방산

불포화지방산

포화지방산
● 버터, 우지, 코코넛 오일 등

다가 불포화지방산

단일 불포화지방산
● 올리브유, 아몬드 등

오메가-3 지방산 EPA, DHA 등
● 고등어, 마래미 등

오메가-6 지방산 리놀산 등
● 홍화유 등

지방산의 효율적인 섭취법

식사를 통해 섭취하는 포화지방산과 불포화지방산의 구성 비율은 1:2가 이상적이다. 또한 포화지방산, 단일불포화지방산, 다가불포화지방산의 비율은 건강한 사람인 경우 3:4:3이 바람직한 것으로 알려져 있다. 고지혈증이나 동맥경화 위험군인 경우는 1:1.5:1, 고지혈증인 경우는 0.7:1.5:1로 더욱 엄격하게 제한하기도 한다. 1:1.5:1이나 0.7:1.5:1의 비율을 지키려면 포화지방산이 많은 식품(269쪽 참조)의 섭취를 줄여야 한다.

불포화지방산의 결점은 쉽게 산화되는 것이다. 산화되면 유해한 과산화지질이 생성되어 세포를 손상시키고 동맥경화나 암 등의 원인이 된다. 따라서 불포화지방산이 많은 기름기 있는 생선을 많이 먹는 경우에는 비타민C나 E 등의 항산화 성분, 폴리페놀 등의 항산화 물질을 함유한 식품을 함께 먹도록 한다.

지방산의 섭취가 불균형한 예

● 식사의 내용이 부실하거나 채식 위주로 식물성 식품이 많다

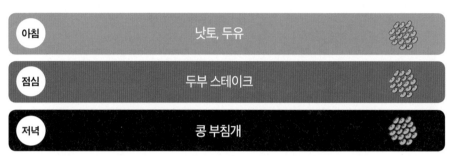

아침	낫토, 두유
점심	두부 스테이크
저녁	콩 부침개

콩·콩 제품은 우리 몸에 단백질을 공급해주는 중요한 식품이다. 육류에 비해 지질이나 칼로리는 더 적으면서 LDL 콜레스테롤을 감소시키는 작용까지 한다. 그러나 식물성 식품만 먹게 되면 불포화지방산의 섭취량이 과다해진다. 콩·콩 제품, 견과류, 채소와 같은 식물성 식품뿐만 아니라 육류나 생선, 우유 등을 하루의 식사에 포함시켜 영양의 균형을 이루도록 한다.

지방산의 섭취가 균형적인 예

● 육류, 생선, 두부를 고루 먹는다

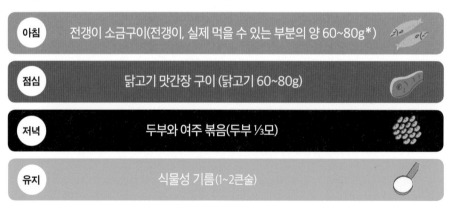

아침	전갱이 소금구이(전갱이, 실제 먹을 수 있는 부분의 양 60~80g*)
점심	닭고기 맛간장 구이 (닭고기 60~80g)
저녁	두부와 여주 볶음(두부 ⅓모)
유지	식물성 기름(1~2큰술)

육류에는 콜레스테롤 수치를 높이는 포화지방산이 많은 반면, 전갱이 같은 생선에는 EPA, DHA 등의 오메가-3 지방산이 풍부하다. 또 콩이나 식물성 기름에는 오메가-6 지방산이 많다. 그러므로 하루 세 끼의 식사에서 육류, 생선, 두부 등의 식품을 고루 먹으면 지방산의 구성이 자연히 균형을 이루게 된다.

＊ 실제로 먹을 수 있는 부분의 양

지방산의 섭취가 불균형한 예

● 동물성 식품이 많다

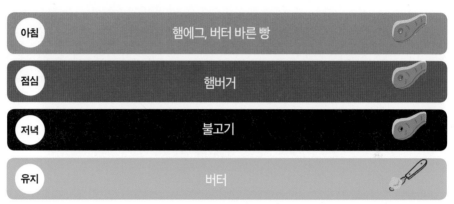

아침	햄에그, 버터 바른 빵
점심	햄버거
저녁	불고기
유지	버터

하루의 식사가 육류에 치우치면 포화지방산의 섭취량이 많아지고, 콜레스테롤이나 중성지방을 감소시키는 불포화 지방산의 섭취량은 상대적으로 줄게 되므로, 지방산의 구성이 불균형해진다. 고기반찬은 하루 한 번으로 하고, 두부 같은 콩 제품이나 생선 반찬을 먹도록 한다. 특히 외식이 잦은 경우에는 하루 세 끼 모두 육류만 먹는 일이 없도록 한다.

지방산의 섭취가 불균형한 예

● 과자류가 많다

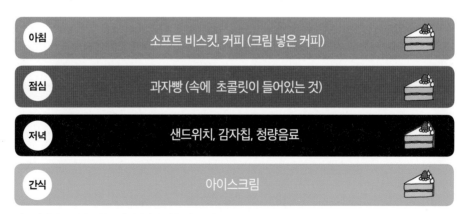

아침	소프트 비스킷, 커피 (크림 넣은 커피)
점심	과자빵 (속에 초콜릿이 들어있는 것)
저녁	샌드위치, 감자칩, 청량음료
간식	아이스크림

비스킷이나 초콜릿 등은 포화지방산이 많은 식품이다. 육류나 버터를 제한해도 유지방이나 식물성 유지가 들어있는 과자를 자주 먹거나 그것을 식사로 대신하면, 포화지방산의 섭취량만 늘어나서 결국 지방산에서 차지하는 포화지방 산의 비율이 높아진다. 커피에 넣는 식물성 커피크림 역시 포화지방산이 많으므로 너무 많이 섭취하지 않도록 한다.

부록

- 적정 칼로리에 따른 식품별 하루 적정 섭취량
- 지항산화 성분(비타민C, 비타민E, 카로틴)을 함유한 식품
- 외식 메뉴 1회 분량의 칼로리와 지질의 양
- 주요 식품의 콜레스테롤 함량

적정 칼로리에 따른 식품별 하루 적정 섭취량

고지혈증 A, B, C 타입의 1단계 식사법과 동맥경화 위험군에 대응한다

> 당질에서 얻는 칼로리가 총 칼로리의 60% 이하, 지질은 25% 이하가 되도록 한다.
> 식이섬유 섭취량은 25g 이상, 콜레스테롤 섭취량은 300mg 이하가 되도록 한다.

자신의 하루 적정 칼로리(67쪽에서 산출)에 가장 가까운 칸을 찾아,
식품별로 하루에 어느 정도의 양을 먹는 것이 적당한지 살펴본다.
평소 자신의 식사와 비교했을 때 무엇이 부족하고 무엇이 과한지 확인한다.
식품별로 대략적인 분량을 기억하여 식사요법을 실천하도록 한다.
276~277쪽 표를 하나의 예로 삼아 여러 가지 다른 식재료로 바꾸어 가면서 매일의 식사에 활용한다.
표 안의 식품 대신 다른 식품을 이용할 때 도움이 될 만한 식품을 '참고'에 제시했다.
표 안의 분량은 모두 실제 먹을 수 있는 부분의 양으로 나타낸 것이다.

술을 마시는 경우

술이 더해지므로 술의 칼로리만큼 칼로리가 초과된다. ①의 곡류·감미료 부분에서 섭취량을 적당히 줄여서 총 칼로리가 초과되지 않도록 한다.
오른쪽 표는 알코올 25g 이하에 해당하는 음주량이다. 이 이상의 음주는 칼로리에 상관없이 삼가는 것이 좋다.

맥주(담색)	중간 병 1병 500ml = 202kcal
일본술	1홉 180ml = 185kcal
와인	와인글라스 2잔 200ml = 145kcal
소주(희석식 소주)	80ml = 177kcal
위스키	더블 60ml = 135kcal

과자를 먹는 경우

찹쌀떡(팥소)	½개 35g = 82kcal
도라야키*	½개 40g = 114kcal
떡꼬치(간장 맛)	1꼬치 50g = 99kcal
사탕	1개 3g = 12kcal
간장 맛 쌀과자	2개 20g = 75kcal
소다크래커	3개 9g = 38kcal

과자를 먹는다면 그 분량만큼의 칼로리를 ①의 곡류·감미료 부분에서 적당히 줄여서 총 칼로리가 초과되지 않도록 한다. A타입 고지혈증은 지질량을 제한해야 하므로 유지가 많이 사용된 양과자는 삼가는 것이 좋다. 단것을 원하면 화과자를 먹는다.
B타입 고지혈증은 설탕 사용량도 제한해야 하므로 과자의 양을 줄이거나 우무처럼 단맛과 칼로리가 적은 것을 먹는다.

* 카스텔라 또는 팬케이크 반죽을 둥글게 구운 것 두 장 사이에 팥소를 넣은 것.

흰 설탕 1큰술과 동일한 칼로리(35kcal)의 감미료

흰 설탕 외의 다른 감미료를 사용할 때 참고하기 바란다. 감미료는 조림 요리나 주스 등에 보이지 않는 형태로 들어 있으므로 주의해야 한다.

그라뉴당	¾큰술
꿀	½큰술 조금 더 되는 양
메이플시럽	⅔큰술

적정 칼로리에 따른 식품별 하루 적정 섭취량(예)

	1,400kcal / 일	1,600kcal /일

① 곡류·감미료

밥
남성용 밥공기 ¾공기(110g)
185kcal
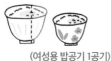
(여성용 밥공기 1공기)

식빵
1.5cm 두께 1장(50g)
158kcal

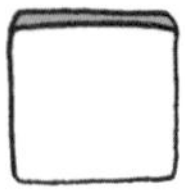

밥
남성용 밥공기 1공기(150g)
252kcal
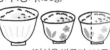
(여성용 밥공기 1⅓공기)

메밀국수(삶은 것)
155g
205kcal
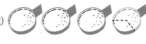

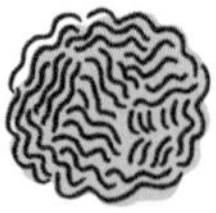

흰 설탕
3⅓큰술(30g)
115kcal

메밀국수(삶은 것)
165g
218kcal

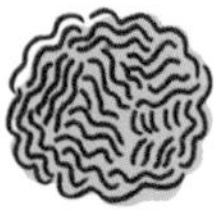

* 과자를 먹거나 술을 마시는 경우는 그 분량의 칼로리만큼 위 식품의 양을 조절한다(부록 '적정 칼로리에 따른 식품별 하루 적정 섭취량'의 설명 참조).

② 유지류·종실류

혼합유(식용유)
½큰술 조금 못 되게(5g)
46kcal

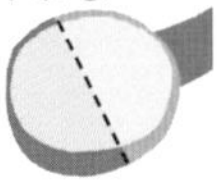

올리브유
½큰술(6.5g)
60kcal

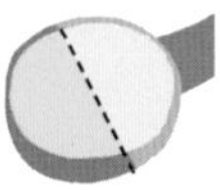

깨
⅔작은술(2g)
12kcal

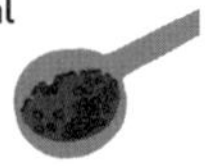

혼합유(식용유)
½큰술(6.5g)
60kcal

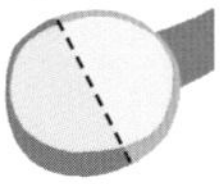

③ 어패류·육류·콩류·콩 제품

전갱이
⅔마리(65g)
폐기량 포함 145g
79kcal

닭고기 가슴살
(껍질 제거)
45g
55kcal

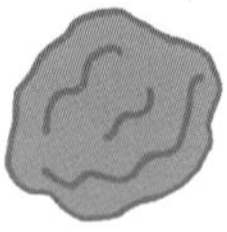

전갱이
⅘마리(80g)
폐기량 포함 180g
97kcal

* 전갱이와 닭고기 가슴살(껍질 제거)은 지방이 적다.

[콩·콩 제품]
콩과 콩 제품에 함유된 '대두 단백질'은 콜레스테롤 수치를 낮추는 기능이 있다. 어패류, 육류와 마찬가지로 단백질을 공급하는 식품이므로 거르지 않고 매일 먹는다.

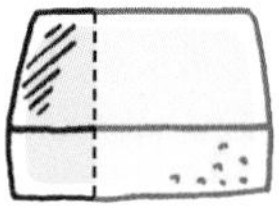

두부(단단한 것)
⅓모(100g)
72kcal

④ 야채류·감자류·버섯류·해조류·과실류

[야채류]
녹황색채소와 담색채소를 더한 하루 목표 섭취량은 300~350g이다. 매끼 100g 이상을 먹도록 한다. 비타민, 미네랄, 식이섬유 외에 동맥경화를 예방하는 항산화 물질을 섭취할 수 있다.

시금치
1단(50g)
10kcal
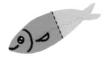

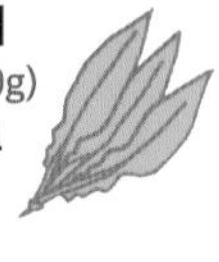

콜리플라워
작은 송이 2개(30g)
8kcal

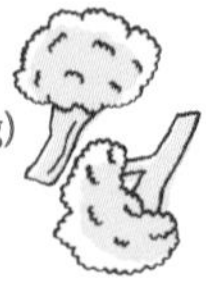

무
100g
18kcal
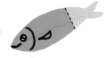

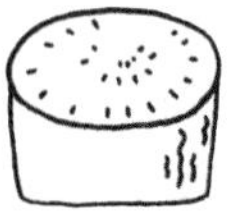

당근
30g
11kcal

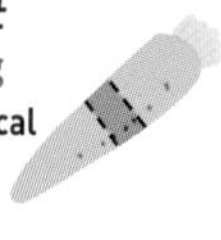

오크라
3개(20g)
6kcal

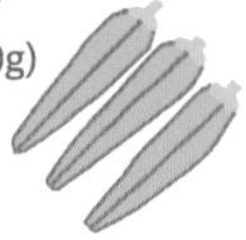

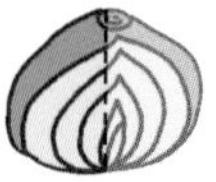

양파
¼개(50g)
19kcal

우엉
30g
20kcal

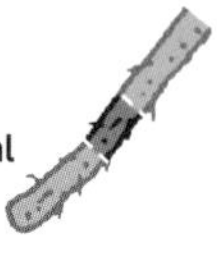

참고 녹황색채소
● 그린아스파라거스 굵은 것 2줄기 50g(11kcal) ● 꼬투리강낭콩 50g(12kcal) ● 고마츠나 1단 50g(7kcal)
● 토마토 ½개 50g(10kcal) ● 피망 중간 것 1개 30g(7kcal) ● 브로콜리 작은 송이 2개 30g(10kcal)

참고 담색채소
● 오이 ½개 50g(7kcal) ● 양배추 잎 1장 50g(12kcal) ● 가지 1개 60g(13kcal)
● 숙주 60g(10kcal) ● 쥬키니호박 ¼개 50g(7kcal) ● 순무 ½개 40g(8kcal)

⑤ 달걀·유제품

[달걀]
달걀은 매일 ½개씩 먹거나 이틀에 한 번 1개를 먹어도 된다. B타입 고지혈증은 콜레스테롤 섭취의 제한이 없기 때문에 달걀은 매일 1개씩 먹을 수 있다. 그 경우 달걀의 칼로리만큼 총 칼로리가 초과되지 않도록 위의 ③어패류·육류·콩류·콩 제품에 해당하는 식품을 감량한다.

달걀
½개(25g)
38kcal
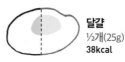

식빵
2cm 두께 1장(60g)
158kcal

밥
남성용 밥공기 1공기
조금 더 되게(170g)
286kcal
(여성용 밥공기 1½공기)
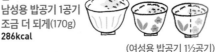

식빵
1.5cm 두께 1장 반(75g)
198kcal
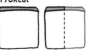

흰 설탕
3⅔큰술(34g)
131kcal
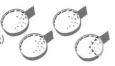

메밀국수
(삶은 것)
190g
251kcal

흰 설탕
4¼큰술(38g)
146Kcal
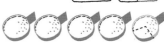

흰 설탕 이외의 감미료를 사용하는 경우도 [부록 Ⅱ]의 설명을 참조한다.

올리브유
⅔큰술(9g)
83kcal

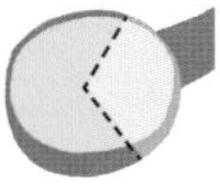

깨
⅔작은술(2g)
12kcal

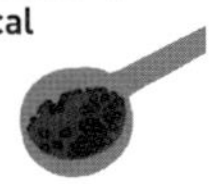

혼합유(식용유)
⅔큰술(9g)
83kcal

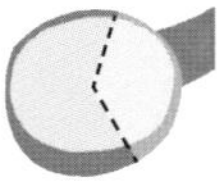

올리브유
⅔큰술(9g)
83kcal

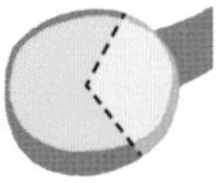

깨
⅔작은술(2g)
12kcal

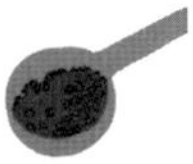

닭고기 가슴살
(껍질 제거)
95g
79kcal

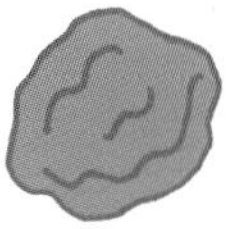

전갱이
1마리(100g)
폐기량 포함 220g
121kcal
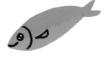

닭고기 가슴살
(껍질 제거)
95g
115kcal

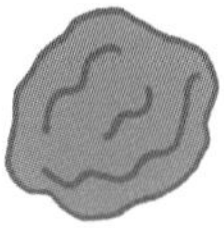

지방이 많은 생선과 고기를 사용할 경우에는 이보다 양을 줄인다.

미소된장(담색된장 강한 맛)
미소된장국 1그릇 분량 ⅔큰술(12g)
23kcal

 참고 **두부**(단단한 것) ⅓모의 칼로리에 해당하는 콩 제품
● 낫토 36g ● 튀김두부 ⅓장 48g
● 유부 1장 약 20g ● 콩비지 ⅘컵 65g
● 두유(조정) 113g ● 콩가루 2½큰술 조금 더 되게 16g

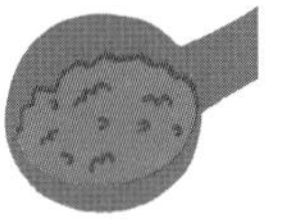

[감자류]
당질이 많고 칼로리가 높으므로 섭취량에 주의해야 한다. 구약 감자로 만드는 '곤약'이나 '실곤약'은 칼로리가 낮고 식이섬유가 풍부하다.

곤약
¼장(50g)
4kcal

감자
½개(50g)
38kcal

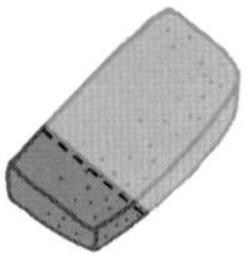

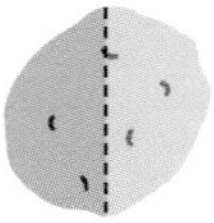

[버섯류·해조류]
식이섬유를 공급해주는 중요한 식품이다. 특히 해조류에는 수용성 식이섬유가 많아 콜레스테롤의 감소에 도움이 된다.

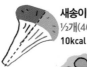
새송이버섯
½개(40g)
10kcal

마른 표고버섯
2장(6g)
11kcal

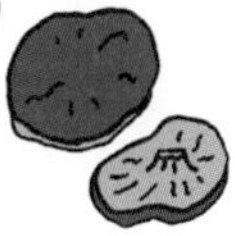

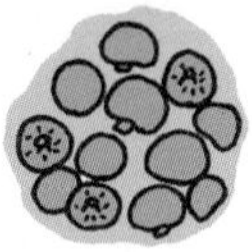

맛버섯
20g
3kcal

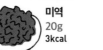
미역
20g
3kcal

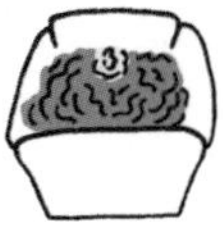

큰실말
50g
2kcal

[과일]
하루에 80~100kcal 분량의 과일을 먹는다. 너무 많이 먹으면 중성지방이 증가한다.

사과
¼개(75g)
41kcal

귤
1개(100g)
46kcal

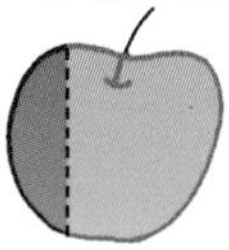

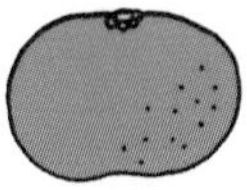

참고 **80~100kcal에 상당하는 과일의 양**
● 사과 ½개 ● 딸기 큰 것 9알 ● 귤 2개
● 그레이프프루트 1개 ● 오렌지 1개
● 배 ½개 ● 복숭아 1개 ● 키위 1개
● 바나나 1개 ● 수박 작은 것 2조각

[유제품]
오른쪽 식품 외에 약 70kcal의 유제품으로는 우유 110g, 저지방우유 150g, 코티지치즈 65g이 있다.

프로세스치즈
1조각(20g)
68kcal

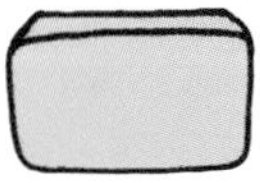

플레인 요구르트
120g
74kcal

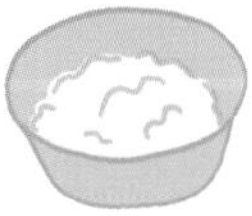

'A타입 고지혈증'의 2단계 식사법을 위한 하루 적정 섭취량

	1,400kcal / 일	1,600kcal /일

❶ 곡류·감미료

밥
남성용 밥공기 1공기
조금 못 되게(140g)
235kcal

식빵
2cm 두께 1장(60g)
158kcal

밥
남성용 밥공기 1공기
조금 더 되게(170g)
286kcal

여성용 밥공기 1¼공기

여성용 밥공기 1½공기

메밀국수(삶은 것)
180g
238kcal

흰 설탕
3⅓큰술(30g)
115kcal

메밀국수(삶은 것)
200g
264kcal

* 과자를 먹거나 술을 마시는 경우는 그 분량의 칼로리만큼 위 식품의 양을 조절한다(부록 '적정 칼로리에 따른 식품별 하루 적정 섭취량'의 설명 참조).

❷ 유지류·종실류

혼합유(식용유)
¼큰술(3g)
28kcal

올리브유
½큰술(6.5g)
60kcal

깨
⅔작은술(2g)
12kcal

혼합유(식용유)
¼큰술(3g)
28kcal

❸ 어패류·육류·콩류·콩제품

전갱이
½마리(40g)
폐기량 포함 90g
48kcal

닭고기 가슴살(껍질 제거)
40g
48kcal

전갱이
⅔마리(50g)
폐기량 포함 110g
61kcal

두부(단단한 것)
⅓모 100g(낫토는 36g)
72kcal

미소된장(담색된장 강한 맛)
⅔큰술(12g)
23kcal

두부(단단한 것)
⅓모 100g(낫토는 36g)
72kcal

* 전갱이와 닭고기 가슴살(껍질 제거)은 지방이 적다.

❹ 야채류·감자류·버섯류·해조류·과실류

시금치
1단(50g)
10kcal

콜리플라워
작은 송이 2개(30g)
8kcal

곤약
¼장(50g)
4kcal

당근
30g
11kcal

오크라
3개(20g)
6kcal

무
100g
18kcal

우엉
30g
20kcal

양파
¼개(50g)
19kcal

감자
½개(50g)
38kcal

❺ 달걀·유제품

[달걀]
달걀은 매일 ½개씩 먹거나 이틀에 한 번 1개를 먹어도 된다.

달걀
½개(25g)
38kcal

278

● 지질에서 얻는 칼로리가 총 칼로리의 20% 이하, 식이섬유 섭취량 25g 이상, 콜레스테롤 섭취량 300mg 이하,
지방산의 구성 비율 '포화지방산 : 단일불포화지방산 : 다가불포화지방산을 1 : 1.5 : 1'이 되도록 섭취한다.

1,800 kcal /일

식빵
1.5cm 두께 1½장(75g)
198kcal

밥
남성용 밥공기 1¼공기
(190g)
319kcal
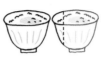

여성용 밥공기 1¾공기

식빵
1.5cm 두께 2장(100g)
264kcal

흰 설탕
4⅓큰술(40g)
154kcal

메밀국수(삶은 것)
230g
304kcal

흰 설탕
4⅓큰술(40g)
154kcal
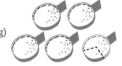

흰 설탕 이외의 감미료를 사용하는 경우도 [부록 Ⅱ]의 설명을 참조한다.

올리브유
½큰술(6.5g)
60kcal

깨
⅔작은술(2g)
12kcal

혼합유(식용유)
½큰술 조금 못 되게(5g)
46kcal

올리브유
½큰술(6.5g)
60kcal

깨
⅔작은술(2g)
12kcal

닭고기 가슴살(껍질 제거)
50g
61kcal

전갱이
¾마리(60g)
폐기량 포함 130g
73kcal
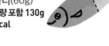

닭고기 가슴살(껍질 제거)
60g
73kcal

미소된장(담색된장 강한 맛)
⅔큰술(12g)
23kcal

두부(단단한 것)
⅓모 100g(낫토는 36g)
72kcal

미소된장(담색된장 강한 맛)
⅔큰술(12g)
23kcal

지방이 많은 생선과 고기를 사용할 경우에는 이보다 양을 줄인다.

새송이버섯
½개(40g)
10kcal

마른 표고버섯
2장(6g)
11kcal

사과
¼개(75g)
41kcal

맛버섯
20g
3kcal

미역
20g
3kcal

큰실말
50g
2kcal

귤
1개(100g)
46kcal

[유제품]
오른쪽 식품 외에 약 55kcal에 해당하
는 유제품으로는 우유 80g, 저지방우유
120g, 코티지치즈 50g이 있다.

프로세스치즈
1조각(16g)
54kcal

플레인 요구르트
90g
56kcal

'B타입 고지혈증'의 2단계 식사법을 위한 하루 적정 섭취량

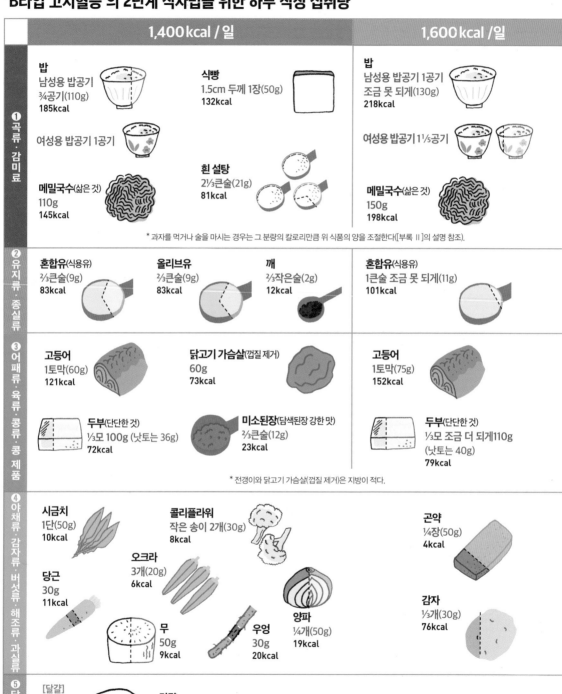

1,400kcal /일			1,600kcal /일

❶ 곡류·감미료

밥
남성용 밥공기
¾공기(110g)
185kcal

여성용 밥공기 1공기

메밀국수(삶은 것)
110g
145kcal

식빵
1.5cm 두께 1장(50g)
132kcal

흰 설탕
2⅓큰술(21g)
81kcal

밥
남성용 밥공기 1공기
조금 못 되게(130g)
218kcal

여성용 밥공기 1⅕공기

메밀국수(삶은 것)
150g
198kcal

* 과자를 먹거나 술을 마시는 경우는 그 분량의 칼로리만큼 위 식품의 양을 조절한다([부록 II]의 설명 참조).

❷ 유지류·종실류

혼합유(식용유)
⅔큰술(9g)
83kcal

올리브유
⅔큰술(9g)
83kcal

깨
⅔작은술(2g)
12kcal

혼합유(식용유)
1큰술 조금 못 되게(11g)
101kcal

❸ 어패류·육류·콩류·콩제품

고등어
1토막(60g)
121kcal

닭고기 가슴살(껍질 제거)
60g
73kcal

두부(단단한 것)
⅓모 100g (낫토는 36g)
72kcal

미소된장(담색된장 강한 맛)
⅔큰술(12g)
23kcal

고등어
1토막(75g)
152kcal

두부(단단한 것)
⅓모 조금 더 되게110g
(낫토는 40g)
79kcal

* 전갱이와 닭고기 가슴살(껍질 제거)은 지방이 적다.

❹ 야채류·감자류·버섯류·해조류·과실류

시금치
1단(50g)
10kcal

콜리플라워
작은 송이 2개(30g)
8kcal

당근
30g
11kcal

오크라
3개(20g)
6kcal

무
50g
9kcal

우엉
30g
20kcal

양파
¼개(50g)
19kcal

곤약
¼장(50g)
4kcal

감자
⅓개(30g)
76kcal

❺ 달걀·유제품

[달걀]
달걀
1개(50g)
76kcal

● 당질에서 얻는 칼로리가 총 칼로리의 50%, 설탕 섭취량 40g 이하, 과일에서 얻는 칼로리 80~100kcal, 알코올 섭취량 25g 이하가 되도록 한다.

1,800kcal /일

식빵
1.5cm 두께 약 1장(55g)
145kcal

밥
남성용 밥공기 1공기
조금 못 되게(150g)
252kcal

여성용 밥공기
1⅓공기

식빵
1.5cm 두께 1¼장(63g)
158kcal

흰 설탕
2¾큰술(25g)
96kcal

메밀국수(삶은 것)
170g
224kcal

흰 설탕
3½큰술(32g)
123kcal

흰 설탕 이외의 감미료를 사용하는 경우도 [부록 Ⅱ]의 설명을 참조한다.

올리브유
1큰술 조금 못 되게(11g)
101kcal

깨
⅔작은술(2g)
12kcal

혼합유(식용유)
1큰술(13g)
120kcal

올리브유
1큰술(13g)
120kcal

깨
⅔작은술(2g)
12kcal

닭고기 가슴살(껍질 제거)
75g
91kcal

미소된장(담색된장 강한 맛)
⅔큰술(12g)
23kcal

고등어
1토막(90g)
182kcal

두부(단단한 것)
⅖모 120g(낫토는 43g)
86kcal

닭고기 가슴살(껍질 제거)
90g
109kcal

미소된장(담색된장 강한 맛)
⅔큰술(12g)
23kcal

지방이 많은 생선과 고기를 사용할 경우에는 이보다 양을 줄인다.

새송이버섯
½개(40g)
10kcal

마른 표고버섯
2장(6g)
11kcal

맛버섯
20g
3kcal

미역
20g
3kcal

큰실말
50g
2kcal

[과일]
하루에 80~100kcal분량의 과일을 먹는다. 너무 많이 먹으면 중성지방이 증가한다.

사과
¼개(75g)
41kcal

귤
1개(100g)
46kcal

참고 **80~100kcal에 상당하는 과일의 양**
● 사과 ½개 ● 딸기 9알 ● 그레이프프루트 1개
● 오렌지 1개 ● 복숭아 1개 ● 배 ½개 ● 귤 2개
● 키위 1개 ● 바나나 1개 ● 수박 작은 것 2조각

[유제품]
오른쪽 식품 외에 약 55kcal에 해당하는 유제품으로는 우유 80g, 저지방우유 120g, 코티지치즈 50g이 있다.

프로세스치즈
1조각(16g)
54kcal

플레인 요구르트
100g
62kcal

항산화 성분(비타민C, 비타민E, 카로틴)을 함유한 식품

비타민C가 많은 식품 하루 권장량 : 성인 남녀 100mg		비타민E가 많은 식품 하루 권장량 : 성인 남성 7~9mg, 성인 여성 7~8mg		카로틴이 많은 식품	
식품	가식부 100g 중(mg)	식품	가식부 100g 중(mg)	식품	가식부 100g 중(mg)
홍피망(파프리카)	170	아몬드(건조)	31.2	푸른 차조기	11000
싹양배추	160	땅콩(볶은 것)	11.4	모로헤이야	10000
노란 피망(파프리카)	150	모로헤이야	6.6	당근	8200
유채	130	단호박	5.1	파슬리	7400
브로콜리	120	고야두부	4.4	신선초	5300
파슬리	120	홍피망	4.3	쑥갓	4500
순무(잎)	82	마	4.1	시금치	4200
콜리플라워	81	피스타치오	4.0	단호박	4000
여주	76	푸른 차조기	3.9	무(잎)	3900
청피망	76	무(잎)	3.8	부추	3500
완두의 어린 싹	74	대두(건조)	3.6	수송나물	3300
감	70	호두	3.6	파드득나물	3200
키위	69	파슬리	3.4	고마츠나	3100
모로헤이야	65	분홍새우	3.4	순무(잎)	2800
딸기	62	아보카도	3.4	크레송	2700
시금치(겨울에 수확한 것)	60	황새치	3.3	유채	2200
네이블 오렌지	60	순무(잎)	3.2	샐러드 잎	2200
꼬투리완두콩	60	청어	3.1	실파	2200
꽈리고추	57	은대구	3.0	청경채	2000
경수채	55	사쿠라새우(데친 것)	2.8	잎파	1900
무(잎)	53	은행	2.8	미나리	1900

*출전 : 일본과학기술청 자원조사회 편, 「제5차 개정 일본 식품 표준 성분표」

외식 메뉴 1회 분량의 칼로리와 지질의 양

요리명	칼로리(kcal)	지질(g)	요리명	칼로리(kcal)	지질(g)
햄버그스테이크 정식	712	39.5	불고기·갈비구이	501	45.6
비프스튜 정식	1025	68.7	피자	538	24.7
연어 뫼니에르 정식	544	23.3	감자 샐러드	217	16.0
닭튀김 정식	543	28.5	미트 스파게티	597	19.8
가자미조림 정식	531	7.7	믹스 샌드위치	389	17.8
팔보채 정식	628	23.4	새우그라탱	560	20.4
새우 칠리소스 정식	643	19.9	새우 볶음밥	573	14.0
고추잡채	722	33.5	치즈버거	296	12.8
쇠고기 감자조림	374	19.1	군만두	420	20.7
돼지고기 생강구이	330	23.4	미소된장 라면	477	5.6
굴튀김	299	18.7	볶음밥	754	27.6
돼지고기 양념수육	491	40.5	중화풍 냉국수	467	7.6
밥	667	8.3	냄비우동	497	7.8
쇠고기덮밥	909	35.8	메밀냉국수	284	1.7
돈가스(안심)	310	15.0	닭고기 달걀덮밥	731	13.0
새우튀김	351	24.7	튀김 메밀국수	459	7.7
장어덮밥	754	20.5	튀김덮밥	805	18.5

* 출전 : 조시에이요우 대학 출판부 간행, 「새로 나온 매일의 식사 칼로리 가이드북」

주요 식품의 콜레스테롤 함량

식품	가식부 100g당			1회 기준 섭취량	
	칼로리(kcal)	지질(g)	콜레스테롤(mg)	기준량	콜레스테롤(mg)
전갱이 중간 것	121	3.5	77	1마리 150g 가식부 83g	64
붕장어 찐 것	194	12.7	180	1마리(60g)	108
까나리 간장조림	282	4.6	280	15g	42
정어리	217	13.9	65	1마리(65g)	42
눈퉁멸 통째 말린 것	239	5.1	220	2마리(30g)	66
마른 멸치	332	6.2	550	10g	55
반건조 잔멸치	206	3.5	390	1큰술(6g)	23
기름절임 정어리	359	30.7	86	1마리(8g)	7
장어(양념구이)	293	21.0	230	1꼬치(100g)	230
가다랑어(봄에 포획)	114	0.5	60	3토막(50g)	30
가다랑어(가을에 포획)	165	6.2	58	3토막(50g)	29
가다랑어포	173	1.1	95	50g	48
보리멸	85	0.4	100	1마리(20g)	20
캐비어(염장)	263	17.1	500	1큰술(13g)	65
금눈돔	160	9.0	60	70g	42
연어(염장)	199	11.1	64	1토막(70g)	45
연어알젓	282	17.4	510	1큰술(16g)	82
고등어	202	12.1	64	65g	42
꽁치	310	24.6	66	1마리(105g)	69
열빙어(반건조)	166	8.1	230	1마리(20g)	46
도미(양식)	194	10.8	72	70g	46
대구	77	0.2	58	70g	41
대구알젓	140	4.7	350	1큰술(16g)	56
청어 알(염장, 물에 담가 염분을 뺀 것)	89	3.0	230	1줄(30g)	69
복어(자지복)	85	0.3	65	70g	46
임연수어(배를 갈라 펼쳐서 말린 것)	142	6.9	82	¼마리 가식부 65g	53
참치(기름 없는 살 부위)	125	1.4	50	50g	25
참치(기름 있는 살 부위)	344	27.5	55	50g	28
참치 통조림	71	0.7	35	40g	14
모시조개	30	0.3	40	1공기(50g)	20
굴(양식)	60	1.4	51	3개(50g)	26
바지락	51	1.0	78	1공기(60g)	47
가리비 패주	97	0.1	33	1개(40g)	13
오징어	88	1.2	270	70g	189
오징어젓	117	3.4	230	1큰술(18g)	41
새우(참새우)	97	0.6	170	중간 것 1마리(폐기량 포함 40g)	31
사쿠라새우(그대로 말린 것)	312	4.0	700	2큰술(7g)	49
게(바다참게) 삶은 것	69	0.6	61	폐기량 포함 100g	27
문어 삶은 것	99	0.7	150	40g	60
성게 알	120	4.8	290	2편(14g)	41
해삼	23	0.3	1	1마리(폐기량 포함 150g)	1

* 출전 : 일본과학기술청 자원조사회 편, 『제5차 개정 일본 식품 표준 성분표』

식품	가식부 100g당			1회 기준 섭취량	
	칼로리(kcal)	지질(g)	콜레스테롤(mg)	기준량	콜레스테롤(mg)
쇠고기 안심살	223	15.0	66	60g	40
쇠고기 등심살(기름 부위 제거)	456	42.5	83	60g	50
닭고기 가슴살(껍질 있는 것)	244	17.2	86	⅓장(60g)	52
닭고기 가슴살(껍질 제거)	121	1.9	73	⅓장(60g)	44
닭고기 안심살	114	1.1	52	2장(80g)	42
닭 간	111	3.1	370	1개(40g)	148
돼지고기 삼겹살	386	34.6	70	50g	35
돼지고기 등심살(기름 부위 제거)	202	11.9	61	60g	37
돼지 간	128	3.4	250	50g	125
베이컨	405	39.1	50	1장(20g)	10
오리 알(피단)	214	16.5	680	½개(35g)	238
메추리 알(물담금 통조림)	182	14.1	490	2개(19g)	93
달걀(전란)	151	10.3	420	1개(50g)	210
달걀(흰자위)	47	Tr	1	1개 분량(30g)	0.3
달걀(노른자위)	387	33.5	1400	1개 분량(20g)	280
우유(홀스타인 종)	66	3.7	12	180ml(186g)	22
저지방 우유	46	1.0	6	180ml(187g)	11
플레인 요구르트	62	3.0	12	120g	14
프로세스치즈	339	26.0	78	1장(20g)	16
파르메산치즈	475	30.8	96	1큰술(6g)	6
크림치즈	346	33.0	99	1조각(25g)	25
마요네즈(전란 사용)	703	75.3	60	1큰술(12g)	7
마요네즈(노른자 사용)	670	72.3	150	1큰술(12g)	18
무염버터	763	83.0	220	1큰술(13g)	29
마가린	758	81.6	5	1큰술(13g)	1
올리브유	921	100	0	1큰술(13g)	0
주요 과자류의 콜레스테롤 함량					
아이스크림	212	12.0	32	중간 것 1컵(80g)	26
슈크림	245	13.6	250	1개(60g)	150
커스터드푸딩	126	5.0	140	1개(100g)	140
쇼트케이크	344	14.0	150	1개(100g)	150
사블레	465	16.6	62	1장(10g)	6
핫케이크	261	5.5	84	1장(50g)	42
파운드케이크(버터케이크)	444	25.6	170	1조각(50g)	85
가린토(흑설탕 묻힘)	441	11.8	Tr	1개(5g)	−
간장 맛 쌀과자	373	1.0	0	1장(10g)	0
양갱	296	0.2	0	1조각(50g)	0
떡꼬치(간장 맛)	197	0.4	0	1꼬치(50g)	0
카스텔라	319	4.6	160	1조각(50g)	80
도라야키	284	2.6	80	1개(70g)	56
찐빵(팥소)	281	5.8	3	1개(80g)	2

*Tr은 미량을 나타낸다.

식재료별 요리 찾아보기

옮긴이 _ 윤혜림

서울대학교 건축학과를 졸업했다. 일본 교토대학에서 건축학 전공으로 공학석사 학위를 받고, 동 대학에서 건축환경공학 전공으로 공학박사 학위를 받았다. 한국표준과학연구원에서 일했고, 지금까지 전공과 관련하여 5권의 책을 내고 7권의 책을 옮겼다.

최근에『부모가 높여주는 내 아이 면역력』,『근육 만들기』,『생활 속 면역 강화법』,『혈압을 낮추는 밥상』,『면역력을 높이는 생활』,『면역력을 높이는 밥상』,『간을 살리는 밥상』,『나를 살리는 피, 늙게 하는 피, 위험한 피』,『마음을 즐겁게 하는 뇌』,『내 몸 안의 숨겨진 비밀, 해부학』,『내 아이에게 대물림되는 엄마의 독성』을 비롯한 다수의 건강서와 자기계발서『잠자기 전 5분』,『코핑』, 자녀교육서『엄마의 자격』 등을 번역했다.

좋은 책의 첫 번째 독자로서 누리는 기쁨에 감사하며, 번역을 통해 서로 다른 글을 잇는 다리를 놓아 저자의 지식과 마음을 독자에게 충실히 전달하려 한다.

콜레스테롤 낮추는 밥상

개정2판 1쇄 인쇄 | 2024년 5월 17일
개정2판 1쇄 발행 | 2024년 5월 21일

감수	나카야 노리아키
요리	이시나베 유타카·다구치 세이코
옮긴이	윤혜림
펴낸이	강효림
편집	지유
디자인	채지연
종이	한서지업㈜
인쇄	한영문화사
펴낸곳	도서출판 전나무숲 檜林
출판등록	1994년 7월 15일·제10-1008호
주소	10544 경기도 고양시 덕양구 으뜸로 130 위프라임트윈타워 810호
전화	02-322-7128
팩스	02-325-0944
홈페이지	www.firforest.co.kr
이메일	forest@firforest.co.kr

ISBN | 979-11-93226-46-9 (13510)